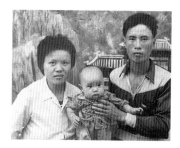

6个月大的张胜兵与父母合影

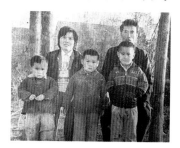

张氏三兄妹与父母全家福（1989）

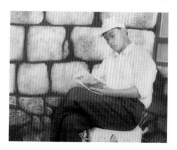

张胜兵高中时期

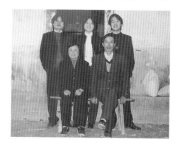

张氏兄妹在老家与父母合影

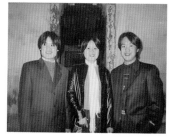

张氏三兄妹在老家合影

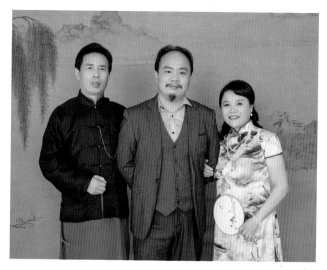

张胜兵36岁与父母合影

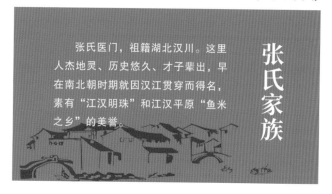

张氏医门，祖籍湖北汉川。这里人杰地灵、历史悠久、才子辈出，早在南北朝时期就因汉江贯穿而得名，素有"江汉明珠"和江汉平原"鱼米之乡"的美誉。

张氏家族

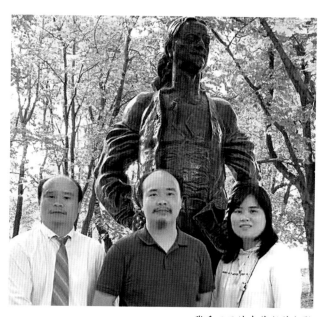

张氏三兄妹在莫斯科合影

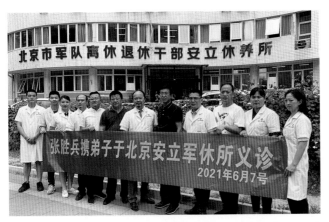

张氏三兄妹北京安立军休所义诊（2021）

张氏三兄妹北京诊所留影

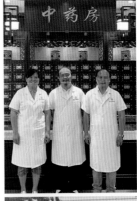

张氏三兄妹北京诊所留影

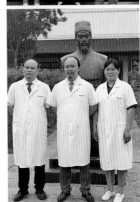

张氏三兄妹湖北蕲春李时珍纪念馆义诊

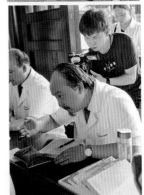

张氏三兄妹湖北蕲春义诊

2019中国"一带一路"国际中医药发展论坛

2019年12月，第三届"一带一路"中医药发展论坛在北京举办。张胜兵兄妹三人亲赴现场。本届论坛以"让世界了解中医药，让中医药走向世界"为主题，旨在促进中医药传承、创新与发展，提升中医药国际影响，推动中医药国际合作，增进"一带一路"沿线国家人民健康福祉。

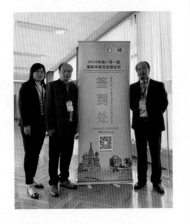

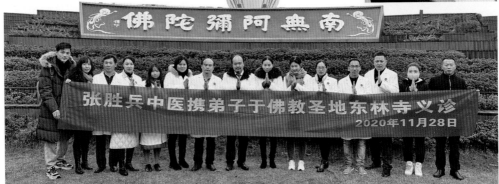

张氏三兄妹东林寺义诊（2020）

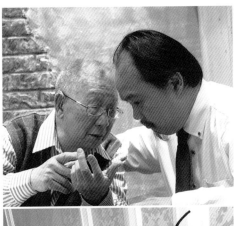

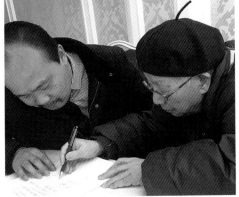

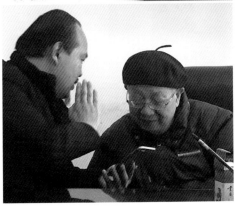

国医大师李今庸教授与爱徒研讨

庸勝堂中醫

自2016年起，张胜兵先后招收了多届弟子，并在之后同兄妹一道携弟子在国内外多地开展义诊活动，为中华医学的传承与发展做出了不懈的努力。

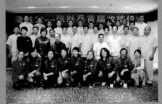
第一届收徒仪式

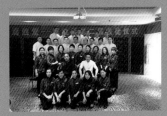
第二届收徒仪式

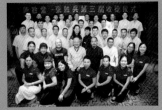
第三届收徒仪式

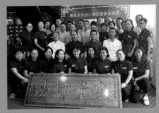
第四届收徒仪式

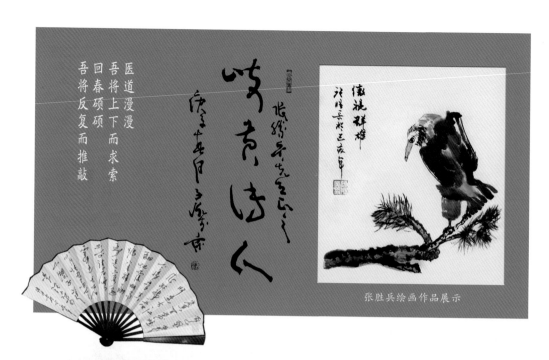

医道漫漫
吾将上下而求索
回春硕硕
吾将反复而推敲

张胜兵绘画作品展示

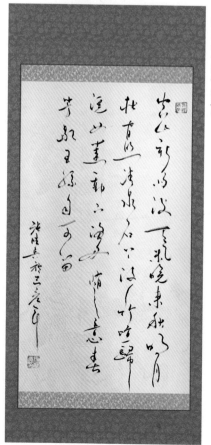

张胜兵书法作品展示

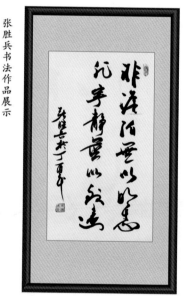

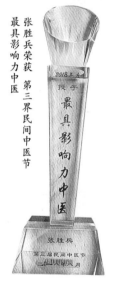

张胜兵荣获 第三届民间中医节
最具影响力中医

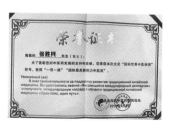

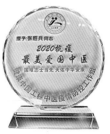

授予张胜兵"2020抗疫最美爱国中医"

医道回春

张氏医门三杰秘案录

当代国医大师
中医泰斗李今庸
秘传弟子张胜兵
三兄妹秘案精华

张胜兵　张利兵　张利芳

著

华龄出版社

HUALING PRESS

图书在版编目（CIP）数据

医道回春：张氏医门三杰秘案录 / 张胜兵，张利兵，
张利芳著 . -- 北京：华龄出版社， 2022.7
ISBN 978-7-5169-2271-2

Ⅰ.①医… Ⅱ.①张… ②张… ③张… Ⅲ.①中医临
床—经验—中国—现代 Ⅳ.① R249.7

中国版本图书馆 CIP 数据核字 (2022) 第 087024 号

| 策划编辑 | 张 喆 | | 责任印制 | 李未圻 |
| 责任编辑 | 郑 雍 | | 装帧设计 | 世纪拓普 |

书 名	医道回春：张氏医门三杰秘案录	作 者	张胜兵 张利兵 张利芳 著
出 版	华龄出版社 HUALING PRESS		
发 行			
社 址	北京市东城区安定门外大街甲 57 号	邮 编	100011
发 行	(010) 58122255	传 真	(010) 84049572
承 印	三河市信达兴印刷有限公司		
版 次	2022 年 7 月第 1 版	印 次	2022 年 7 月第 1 次印刷
规 格	710mm×1000mm	开 本	1/16
印 张	27.75	字 数	350 千字
书 号	ISBN 978-7-5169-2271-2		
定 价	88.00 元		

序

医道回春

医道漫漫，吾将上下而求索；
回春硕硕，吾将反复而推敲。

自从七年前写了人生第一本书《医门推敲》以来，我的人生仿佛开启了一个新的征程。这些年，我一边躬身临床，一边讲课，且笔耕不辍，几乎放弃了所有休息与娱乐。一转眼，我已有七部作品面世了，《医门推敲》五部、《张胜兵解读〈温病条辨〉》和《攻癌救命录》，除了《医门推敲》第一、二部以外，其他五部书在喜马拉雅平台上都有语音版本。另外《张胜兵解读〈金匮要略〉》、《张胜兵品〈伤寒〉》正在此平台火热连载中。在这样的学习和临床氛围下，不仅影响了一部分中医人，更是对我的弟弟、妹妹产生了深远的影响。

我全家行医，皆以中医为终生信仰，弟弟张利兵、妹妹张利芳皆行医多年，且都是中医全科医师。经过十几年的临床和进步，他们的成长和取得的成绩已然让我刮目相看，我也亲自见证了他们很多奇效病案，他们也积累了很多病源和粉丝。应广大粉丝和同仁的呼声，此次我们三兄妹联手写了一本医案秘集——《医道回春——张氏医门三杰秘案录》。

　　中医本不分科，我们三兄妹皆为全科医师，内外妇儿肿瘤癌症各科疾病都接诊，但是由于本书篇幅有限，为了避免重复，因此我们的病案也各有侧重，肿瘤癌症部分由我负责，内科男科杂病部分由我弟弟张利兵负责，而妇科部分由我妹妹张利芳负责。本书收录了十几年来我们兄妹三人的一些经典奇效病案，以及用药心得体会，以此抛砖引玉，为普及中医发一点微弱之光。

　　由于水平有限，加之时间仓促，书中纰漏在所难免，请各位同行专家海涵为感，同时也欢迎不吝斧正，我们将不胜感激！感谢多年来各位中医同仁、病友和群友对我们三兄妹的支持与理解！

　　薪火相传，生生不息；星星之火，可以燎原！我张氏三兄妹愿与有志之士共同努力，将中医传承、发扬下去，为传承中华民族之国粹，护佑炎黄子孙之瑰宝，贡献一份绵薄之力。

张胜兵

2022 年 6 月于武汉

民族的，才是世界的

——记武汉英雄张胜兵三兄妹

中医文化源远流长。从《黄帝内经》《神农本草经》《难经》《伤寒杂病论》到《瘟疫论》《温病条辨》，中医在数千年的历史长河中，为人类的健康做出了不可磨灭的贡献。中医是中华文明的一大瑰宝，凝聚着中华民族的伟大智慧。

我对中医是怀着一颗崇敬之心的，之所以这样说是因为我的专业是中国民族音乐，民族音乐和中医一样都是中华文明的重要组成部分。话说吃五谷杂粮没有不生病的，由于我经常要演出，生活的不规律，导致身体出现了亚健康状态，我也找过很多知名中医，但效果并不理想。直到认识张胜兵大夫，他用针灸和中药对我进行调理，让我恢复了健康！这着实令我震惊，于是我介绍了自己的亲人和朋友找他看病，其中包括我的声乐恩师，他们的疑难杂症在张大夫这里得到了解决，我们大家共同见证了张大夫的实力，也让我对中医是国粹有了更加深刻的认识！作为一名有自己粉丝的民歌歌唱家，我毫无反抗的成为了张胜兵大夫的铁粉！

在问诊之时，我感到张大夫对医疗典籍了若指掌，对病症了然于胸，对用药胸有成竹，单单这一份自信和从容就让我得到不少的慰藉。在服用了张大夫开的几副药剂之后，我的病症有了明显的改善，这让我欣喜万分!

我们的中医经过千年的传承和演变,中医先贤们提出的"望闻问切"之法尤为神奇,在此方面张大夫绝对称得上个中翘楚。他不仅初诊就诊断精确,所开的处方也效果显著,而且他根据我健康状况的变化,不断调整药方和剂量,真正做到了因人制宜,对症下药。

在求医的过程中,我陆陆续续见证了好些张大夫彻底治愈的传奇病症,其中不乏癌症患者,还有失明暴盲,就两次针灸即重见光明,真真当得起妙手回春,杏林圣手之名。

自神农尝百草开始,中医药就与中华民族的繁衍生息结下了不解之缘。在中华民族源远流长的历史长卷中,中医药的发展饱含了无数先辈们的实践成果和呕心沥血,为无数人的健康和生命提供了积极有效的保障。然而"五四"以来,中医就受到西方医学的巨大冲击,中医学的各种理论和诊疗方式在国内受到了诸多质疑之声。中西医这两种不同逻辑基础的医学体系在诊疗的各方面都存在着巨大差异,这本来是东西方文化和思维方式差异造成的,但现实中却成了一些有心之人和无知之人唱衰中医的源泉。我深深的为此感到叹息和遗憾,中医药在国内的处境与民族音乐竟然是如此惊人的相似。

由于从小对于民歌的由衷热爱,我走上了职业歌唱演员的道路,在民族音乐领域也算是深耕多年,并有幸拜师著名歌唱家李谷一恩师和著名声乐大家金铁霖恩师。民歌是中华文化中一颗璀璨的明珠,凝聚着无数我们民族的故事与智慧,承载了很多的梦想与思考。民族歌曲或款款或激昂地述说着我国各个民族不同历史时期的各种动人传说,或行云流水或天马行空地描绘着不同的人面对人间烟火时的小小心绪。令人遗憾的是能够静下心来欣赏这娟娟音符的年轻群体越发地少了，愿意投身于民族音乐事业，并为其添砖加瓦的年轻群体更是寥若晨星。曾几何时，民族音乐作为中华民族音乐中最明亮的那颗星，却在流行和网络音乐中渐显黯淡了。诚然，流行音乐也是璀璨星辰，可是民族音乐同样需要发出灿烂光芒，驱散我们来时的阴霾，照亮我们前进的彼方。我和一大批有着同样梦想的音乐人，都在为民族音乐更加绚烂的明天在努力着。同样地，像张大夫以及无数和他一样怀揣对前人敬畏，对生命尊重，广施厚德仁术的中医们，传承着国医精华，弘扬着中医国粹，为中医正名，为人民造福。

中西医从来不是对立的两极，而是可以结合起来取长补短互相成就，共同为人类健康事业的长足发展不断做出贡献。在全球化的今天，中医药不仅仅服务于中国人民，也同时被世界各国人民逐渐的接受，中医药的成效不断地被证实和检验。音乐不分国界，医学也不分国界。兼具文化底蕴和实践价值的中医学，既是民族的、也是世界的瑰宝。

2020年注定是人类历史和医学史上永载史册的一年，也是所有经历过这场疫情的人刻骨铭心的一年，这场以我的家乡湖北，以武汉，以惟楚有才的荆楚大地为主战场的战疫，在党和国家坚强的领导下，取得了举世闻名的胜利！身在武汉的张胜兵大夫以一位医生的使命，不顾生死，不计报酬，无偿地用中医救治了数千挣扎在死亡线上的老百姓，为配合国家的战疫作出了杰出贡献，一夜之间张大夫成为武汉英雄，其知名度与影响力已经超过了很多娱乐明星，这也是第一次出现医师的名气超过明星，而这也应该是未来社会的风向标！作为民歌歌唱家的我，愿意成为张胜兵大夫这样的德艺双馨的、对社会有贡献的人的终生铁粉！在此我也向社会呼吁：请大家不要过分崇拜明星，真正该崇拜的是对社会有贡献的科学家，工程师，航天员，老师，以及像张胜兵大夫这样的、在灾难来临时不顾生死的救人英雄！或许，大家并不了解一个完整的张胜兵，才会出现网络上对他的褒贬不一，但是，以我对他的了解，无论多少人诋毁他，他在我心目中仍然是独一无二，名垂青史的大英雄！

通过进一步了解，原来张胜兵的弟弟妹妹也是优秀的中医师。古人云：惟楚有才！这四个字用在他们兄妹三人身上再恰当不过了！这让我想到了汉朝建安文学的曹操、曹丕、曹植曹氏三父子，唐宋八大家的苏洵、苏轼、苏辙苏氏三父子，历史变迁，斗转星移，今天我们湖北出了中医娇子张胜兵、张利兵、张利芳张氏三兄妹！值此《医道回春——张氏医门三杰秘案录》出版之际，特寄言数语以贺之！

己亥末，庚子春，荆楚大疫，染者数万计。众惶恐，举国防，胜兵张氏坚守武汉，率白衣郎中百余人抗之。但见九州同心，三月余，疫尽去，国泰民安！

青年歌唱家　冉娅蓉

2022 年 6 月于北京

作者简介

张氏中医，家学渊远，父亲是一名武师及给人专治跌打损伤。高考后，父亲强烈推荐子女报考中医药大学。子承父业，后代皆中医，而尤以当代三兄妹为俊，长兄张胜兵，二弟张利兵，三妹张利芳，全家中医，一门三杰，人称医门三杰。且都毕业于中医药大学，且长兄张胜兵为中医研究生学历，更是国医大师、中医泰斗李今庸教授秘传弟子，张氏三兄妹集民间与学院于一体，经方与时方于一炉，临床疗效与中医理论皆佳，实为当今中医界难得的一股清流。

长兄张胜兵简介：

张胜兵，男，汉族，武汉知名中医，号中医鬼谷子。当代著名中医学家，国医大师李今庸教授称其为"中医未来的希望"，并收其为关门弟子。业内称其为"学院与民间共融，经方和时方皆精"的罕见综合性奇才！能看病，能讲课，能写书，能带徒的"四能"全才！武汉疫情期间留守武汉，研究并著成中医治疗瘟疫专著《张胜兵解读〈温病条辨〉》。其代表作品：《医门推敲》五部，《攻癌救命录》，《张胜兵解读〈温病条辨〉》，《张胜兵解读〈金匮要略〉》，《张胜兵品〈伤寒〉》（前七部已经出版发行，淘宝京东各大新华书店有售，后两部预计将陆续出版）。国医大师李今庸教授弟子，国际中医传承机构"庸胜堂"创始人，俄罗斯中医药学会名誉会长，俄罗斯友谊大学东方医学院客座教授，湖北中医药大学优秀校友，第十五届国际中医药大会（意大利，罗马）讲课专家，第三届"民间中医节"被授予"2018 年度最具影响力中医"称号，2019"一带一路"中美俄国际中医高端论坛（俄罗斯莫斯科）获得"国际优秀中医讲师""国际最具影响力中医"称号，2019 年湖北中医药大学第一临床学院"张胜兵中医奖"创办人。由于多年行医于民间，积累了非常的临床经验，尤擅治疗癌症、肿瘤及内、外、妇、儿、男科、皮肤五官科等疑难杂症及重症，并取得了可喜的疗效。其本人为了发扬国粹，传承中医，推广中医，免费讲解《中医基础理论》《中医肿瘤学》《针灸处方学》《张胜兵解读〈温病条辨〉》《张胜兵解读〈金匮要略〉》和《张胜兵品〈伤寒〉》，并在喜马拉雅平台上连载，任何人皆可免费收听。

二弟张利兵简介：

张利兵，中医医师，本科就读于于湖北中医药大学。自幼受到中医启蒙，在家传中医的影响下和兄长张胜兵的悉心指导下，从事中医临床十五年，积累了丰富的临床经验，在内科、男科、不孕不育症、皮肤病、各类结石、风湿类风湿关节炎、面瘫、中风后遗症，肿瘤癌症等各种疑难杂症的中医药治疗方面尤有心得，得到广大患者的认可。2019 年受邀参加 2019"中俄一带一路"国际中医药发展论坛演讲，并为特约嘉宾，演讲论文被会议论文收录。参与编写了《医门推敲》《张胜兵解读〈温病条辨〉》《攻癌救命录》等书籍。

三妹张利芳简介：

张利芳，中医医师，本科就读于于湖北中医药大学。自幼受到家传中医影响，更受到国医大师的熏陶，在兄长张胜兵医师的指导下，从事中医临床十余年，积累了丰富的临床经验，尤其是对妇科各类疾病，如月经不调、痛经、乳腺增生结节、子宫内膜异位症、子宫肌瘤、宫颈囊肿、附件囊肿、卵巢囊肿、不孕症等病，同时对内科杂病、结石、失眠、痛风、糖尿病、面瘫、风湿、类风湿、颈肩腰腿痛等，有独特的见解。曾受邀2019"中俄一带一路"国际中医药发展论坛演讲特约嘉宾，演讲论文收录于其中。参与编写了《医门推敲》系列、《张胜兵解读〈温病条辨〉》及《攻癌救命录》系列书籍。

内容提要

本书是张氏中医医门三杰临床效案辑录，全书 35 万余字，每个病案都是临床实际接诊的患者，首先详细记录了患者的病情、诊断及所用方药，同时对该疾病的中医认识进行概述，再将本人诊断分析与临床用药思路和经验进行解读，旨在将本人真实实用的临床经验传授大众。后附常用中药，以便于理解案中中药的使用方法。该书上篇为肿瘤治疗篇，收录了长兄张胜兵临床多年来治疗的各类肿瘤 30 余例，内容几乎涵盖了人体大部分肿瘤。中篇为内科杂病治疗篇，收录了二弟张利兵临床治疗内科、男科及各类杂病病案 40 余例，内容详实可信。下篇为妇科疾病治疗篇，收录了三妹张利芳治疗的妇科各类病案 30 余例，基本上包括了妇科各类疾病，具有很高的参考价值。

该书是临床实录，对于中医医师提高临床水平，中医爱好者学习和理解中医具有重要的指导作用，为一本不可多得的临床实战参考书！

目　录

上篇　肿瘤治疗篇

中篇　内科杂症治疗篇

下篇　妇科治疗篇

上篇

肿瘤治疗篇

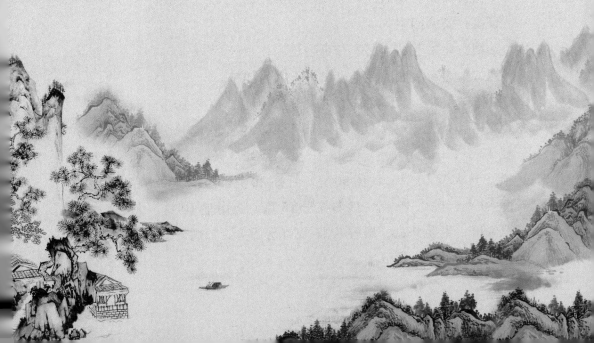

一、脑胶质瘤

1. 病案

姜某，女，23岁，2018年12月21日初诊。

主诉：头痛6个月，伴发癫痫。

病史：患者于2018年6月份因间歇性头痛到医院就诊，经某三甲医院MRI检查示：左额顶部占位，诊断为脑胶质瘤。患者右侧肢体偏瘫，并见每日癫痫发作3～4次，考虑手术风险大，患者放弃手术，曾行甘露醇等脱水对症治疗，症状无明显缓解。后患者病情加重，意识不清，卧床4个多月，双目上视，视力几近丧失，自11月初开始有意识，故至我门诊求诊。

症见：患者肢体瘫软无力，身下有褥疮，每日癫痫发作1～2次，发作时手足抽搐，并见意识丧失，牙关紧咬，口吐痰涎，持续约5～10分钟自行缓解，大小便可，舌红，苔白腻，舌下脉络严重瘀阻，脉滑涩。

西医诊断为：脑胶质瘤，继发性癫痫。

中医诊断为：痫病。

证型：痰瘀闭阻。

治则：化瘀散结、豁痰开窍为法。

拟方：通窍活血汤合半夏白术天麻汤加减。

处方：丹参30克、红花10克、当归10克、川芎10克、赤芍10克、生地10克、地龙10克、法夏30克、茯苓30克、陈皮15克、青皮10克、三棱10克、莪术10克、全蝎10克、蜈蚣3条、水蛭6克、土鳖虫10克、熟大黄10克、黄芪90克、牡蛎30克、鳖甲30、白芷10克、天麻10克、桃仁12克、炒白芥子15克、胆南星10克、大枣7枚、老葱3根、生姜9克、麝香0.15克（分吞）。7剂，每剂加黄酒250毫升，水煎服，一日三次。

二诊：患者家属诉服药后手足抽搐次数明显减少，持续时间亦较前缩短，喉中时有痰鸣，效不更方，守上方继进7剂。

三诊：服药后患者症状明显减轻，期间癫痫只发作一次，继续以上方长期服用，期间患者曾复查头颅MRI，瘤体无明显变化。

首诊即为患者配制丸药一个疗程，同水药配合使用。服药一段时间后，癫痫未再发作，3个月后患者复查头颅MRI，瘤体明显缩小，各种症状消失，生活可以自理。

按：脑瘤及脑转移瘤又称颅内肿瘤，是指生长于颅腔内的新生物。颅内肿瘤分原发性和继发性两大类，原发于颅内的脑膜、脑、神经、血管、颅骨及脑的附件，如脉络丛、脑垂体、松果体等处的肿瘤，称为原发性颅内肿瘤；从身体其他部位的恶性肿瘤扩散而来的称为继发性或转移性肿瘤。

我国古代中医文献中对"脑瘤"这一病名无明确的记载，但在真头痛、癫痫、中风、眩晕、厥逆等疾病中有类似症状的论述。

《灵枢·厥病》云："真头痛，头痛甚，脑尽痛，手足寒至节，死不治。"明确指出了"真头痛"的临床表现和预后。

《灵枢·大惑论》说："故邪中于项，因逢其身虚……入于脑则脑转。脑转则引目系急，目系急则目眩以转矣。"

《素问·奇病论》曰："人有病头痛以数岁不已……当有所犯大寒，内至骨髓，髓者以脑为主，脑逆故令头痛……病名曰厥逆。"

《灵枢·海论》还说："髓海不足，则脑转耳鸣，胫酸眩冒。"

《素问·五脏生成》云："头痛巅疾，上虚下实，过在足少阴、巨阳，甚则入肾。"

《素问·厥论》谓："厥或令人腹满，或令人暴不知人"，又云："巨阳之厥，则肿首头重，足不能行，发为眩仆"。

《中藏经》明确地指出："头目久痛，卒视不明者，死。"

这些论述都与现代颅内肿瘤的临床表现及预后非常相似。

中医学认为"脑为髓海"，故脑瘤乃髓海病变，多因正虚邪实，以肝肾亏虚，风痰瘀毒阻脑为主。脑瘤的形成，主要是由于脏腑虚弱，清阳不升，浊气不降，致血行滞涩，经络不畅，气血津液输布失常，则湿聚为痰，血滞为瘀；另肝为风木之脏，肝肾阴虚，肝阳上亢，化风为火，风、火、痰、瘀互结，清阳失用，痹阻脑络；而风、火、痰、瘀日久则会进一步加重肝肾阴亏，因果交错，变生有形瘤疾。

颅内肿瘤的病位在脑，但与肝、脾、肾等脏腑有关，痰、瘀、毒、虚为其主要的病理因素，主要病机为正虚邪实，邪实在脑，以瘀血痰凝为主；正虚在全身，以气虚和肝肾阴虚多见。

本例病症，即以痰瘀互结，阻闭脑窍为主要病机，因瘤体压迫，造成意识丧失，双目上视，视力几无。由于长期卧床，身体虚弱，气血不通，而致褥疮。亦是由于瘤体压迫导致时发癫痫，而中医将其视为风痰。故我以通窍活血汤加地龙、全蝎、蜈蚣、水蛭、土鳖虫、熟大黄以加大活血化瘀之力度；以法半夏、茯苓、陈皮、天麻、白芷、胆南星、白芥子以化痰开窍；同时又加牡蛎、鳖甲以软坚散结，以消痰瘤；加青皮、三棱、莪术破气行气，以气行则血行，气行则痰消，共起行气化痰消瘀之功；又因久病必虚，更加黄芪90克，一以补气，以防破气而伤正，二以托疮生肌，以促褥疮早愈。

在临床上，既要清除病因，调整气血脏腑功能以治其本，也要通过解除对大脑所造成的压迫，改善癫痫症状以治其标。只有标本兼治，才能收到满意疗效。

2. 常用中药

（1）丹参

出自《神农本草经》，为唇形科植物丹参的根。主产于四川、安徽、江苏、河南、山西等地。其性味：苦，微寒。归心、心包、肝经。具活血调经，祛瘀止痛，凉血消痈，除烦安神之功效。

丹参功善活血祛瘀，性微寒而缓，能祛瘀生新而不伤正，并善能通行血脉，祛瘀止痛，广泛应用于各种瘀血病证，且善调经水，为妇科调经常用药。丹参性寒，既能凉血活血，又能清热消痈，亦可用于热毒瘀阻引起的疮痈肿毒，常配伍清热解毒药用。色丹即赤也，入心经，既可清热凉血，又可除烦安神，既能活血又能养血以安神定志。

《日华子本草》说丹参："养血定志，通理关节，治冷热劳，骨节烦痛，四肢不遂；排脓止痛，生肌长肉；破宿血，补新生血；安生胎，落死胎；止血崩带下，调妇人经脉不匀，血邪心烦；恶疮疥癣，瘿赘肿毒，丹毒；头痛、赤眼；热病犯闷。"

《本草便读》指出："丹参，功同四物，能祛瘀以生新，善疗风而散结，性平和而走血，……味甘苦以调经，不过专通营分。丹参虽有参名，但补血之力不足，活血之力有余，为调理血分之首药。其所以疗风痹去结积者，亦血行风自灭，血行则积自行耳。"

我在临床上用丹参主要用于活血化瘀，并多以 30 克起步，量少了其功用不显，且多与红花以 3∶1 或 2∶1 配合使用，其活血化瘀功效肯定。

（2）红花

出自《新修本草》为菊科植物红花的筒状花冠。主产于河南、湖北、四川、云南、浙江等地。夏收开花，花色由黄转为鲜红时采摘。性味辛，温。归心、肝经。有活血通经、祛瘀止痛之功效。

红花辛散温通，为活血祛瘀、通经止痛之要药，常与当归、川芎、桃仁等相须为用。本品能活血通经，祛瘀消癥，可治疗癥瘕积聚，常配伍三棱、莪术、香附等药。善能通利血脉，消肿止痛，为治跌打损伤，瘀滞肿痛之要药，常配木香、苏木、乳香、没药等药用；或制为红花油、红花酊涂擦。

《本草衍义补遗》："红花，破留血，养血。多用则破血，少用则养血。"

我在临床上多与丹参为对药使用，亦常配伍三棱、莪术等药以发挥其活血化瘀之功。

（3）麝香

出自《神农本草经》，为鹿科动物林麝、马麝或原麝成熟雄体香囊中的干燥分泌物。主产四川、西藏、云南、陕西、甘肃、内蒙古等地。性味辛，温。归心、脾经。麝香辛温，气极香，走窜之性甚烈，有很强的开窍通闭、辟秽化浊作用，为醒神回苏之要药。可用于各种原因所致之闭证神昏。且本品辛香，开通走窜，可行血中之瘀滞，开经络之壅遏，而具活血通经、止痛之效。用治血瘀经闭证，常与丹参、桃仁、红花、川芎等药同用；若癥瘕痞块等血瘀重证，可与水蛭、虻虫、三棱等配伍；治头部瘀血，日久不愈者，常与赤芍、川芎、桃仁等合用，如通窍活血汤。

《神农本草经》："主辟恶气……温疟，蛊毒、痫痓，去三虫。"

《名医别录》："中恶，心腹暴痛胀急，痞满，风毒，妇人产难，堕胎，去面䵟，目中肤翳。"

《本草纲目》："通诸窍，开经络，透肌骨，解酒毒，消瓜果食积，治中风、中气、中恶、痰厥、积聚癥瘕。""盖麝走窜，能通诸窍之不利，开经络之壅遏，若诸风、诸气、诸血、诸痛，惊痫、癥瘕诸病，经络壅闭，孔窍不利者，安得不用为引导以开之通之耶？非不可用也，但不可过耳"。

我在临床多次运用通窍活血汤治疗脑瘤，因瘀血阻闭者，其效颇佳，但其中麝香一味不能少，如果没有麝香则效果不显。曾经治疗一例 13 岁小儿脑瘤，因当时没有麝香用它药代替，治疗了一段时间始终不见效果，后其托人弄到 10 克麝香，加入药中，三五付药即见明显疗效，由此可见，脑部用药非麝香不可达也。由于麝香有堕胎的作用，故孕妇禁用，且此药只可入丸、散，每次 0.03 ～ 0.1 克，不宜入煎剂，所以我每次用此药都是研末让患者吞服。

二、鼻咽癌

1. 病案

患者男，53 岁，2019 年 06 月 19 日初诊。

主诉： 鼻塞，流脓涕 4 年，加重 2 个月。

病史： 患者于 2017 年因鼻塞，流脓涕，涕中带血，色紫黑，而于当地医院就诊，经查诊断为鼻咽癌，一直放化疗治疗。2019 年 4 月复查发现转移到肺部，左肺有 2.1×1.9cm 占位，使用靶向药治疗。近 2 月来，鼻塞，流脓涕加重，出现头疼，以左侧后头部为主，喉咙疼，左耳根部也偶有刺痛感，舌根部偶尔痉挛，肩部也偶有痉挛，以前在他处吃中药进行治疗，后经人介绍到我诊所。

症见： 神疲乏力，少气懒言，间有脓血涕，唇色暗，以前便秘，用了保健品以后则出现便溏，自觉怕冷，舌苔白腻，舌中有裂纹，舌下脉络严重瘀阻，左脉沉滑涩，右脉沉而关弱。

西医诊断： 鼻咽癌肺转移。

中医诊断： 鼻渊。

证型： 痰瘀交阻，气阴两虚。

治则： 化瘀祛痰，气阴两补。

拟方： 消瘰丸、升陷汤、二陈汤、五仙散（自创方《医门推敲》第一部）合方加减化裁。

处方： 射干 10 克、桔梗 10 克、白芷 10 克、天麻 15 克、川芎 20 克、西洋参 10 克、铁皮石斛 10 克、黄芪 30 克、柴胡 6 克、升麻 6 克、浙贝母 30 克、鳖甲 30 克、牡蛎 30 克、蛇莓 30 克、鸡内金 15 克、甘草 10 克、炒麦芽 10 克、炒鸡内金 10 克、炒山楂 10 克、炒神曲 10 克、炒谷芽 10 克、红花 10 克、丹参 30 克、白术 15 克、郁金 10 克、玄参 15 克、北沙参 15 克、法半夏 15 克、陈皮 10 克、远志 12 克、生白芍20克、蔓荆子6克、党参10克、延胡索10克，7付。

另配中药药丸一个疗程（3个月），以治其本。

二诊： 喉咙疼痛好了很多，左后脑部有些木痛，躺下后则疼痛消失，晚上口干舌燥，流黄涕。上方加葛根、天花粉、白花蛇舌草、败酱草、全蝎、蜈蚣。

处方如下：

射干10克、桔梗10克、白芷10克、天麻15克、川芎20克、西洋参10克、铁皮石斛10克、黄芪30克、柴胡6克、升麻6克、浙贝母30克、鳖甲30克、牡蛎30克、蛇莓30克、鸡内金15克、甘草10克、炒麦芽10克、炒鸡内金10克、炒山楂10克、炒神曲10克、炒谷芽10克、红花10克、丹参30克、白术15克、郁金10克、玄参15克、北沙参15克、法半夏15克、陈皮10克、远志12克、生白芍20克、蔓荆子6克、党参10克、延胡索10克、葛根30克、天花粉30克、白花蛇舌草30克、败酱草30克、全蝎10克、蜈蚣2条（共2克），7付。

三诊： 喉咙疼痛消失，后脑部疼痛明显减轻，口干舌燥好转。舌根部、肩部痉挛好转，但还有一些，嘴不能大幅张开。原方再进7剂。

这之后，有一个多月患者没有和我联系，后经助理跟踪，原来患者吃了药以后所有症状基本都消失了，自以为好了，遂自行停药。

四诊： 最近又出现了胃脘痞闷胀气，尿频尿急，夜尿增加，偶有耳根感觉刺疼，舌肩痉挛近一周又出现反复，重新开方如下：

人参10克、黄芩10克、黄连3克、干姜10克、法半夏15克、甘草10克、乌药10克、山药10克、益智仁10克、黄芪30克、生白芍20克、蛇莓30克、土贝母30克、浙贝母30克、生鸡内金15克、全蝎10克、蜈蚣2条（共2克）、炒白芥子15克，7付。

患者后遵医嘱服药，期间稍作加减，经3个月治疗，各种症状消失，一如常人。

按： 鼻咽癌是原发于鼻咽黏膜被覆上皮的恶性肿瘤，鼻咽位于颅底和软腭之间连接鼻腔和口咽，癌瘤常侵犯临近的腔窦、颅底或颅内。鼻咽癌病人虽然见于五大洲的许多国家和地区，但世界上80%左右的鼻咽癌发生在中国。

中医古籍中没有"鼻咽癌"这一病名，在其所载的一些疾病中，与鼻咽癌的体征与症状有许多是一致的。如"血衄：即鼻中出血，金·刘完素《素问玄机原病式》：'衄者，阳热怫郁则血妄行为鼻衄也。'"从中医学的观点来看，鼻咽癌是热毒之邪上犯，损伤血络或灼津成痰，热毒与痰搏结，日久而变生之恶肉。

鼻咽癌的中医治疗原则为攻补兼施。因为肿瘤病因虚致实，又因实致虚，二者互为因果，故治疗必须做到祛实补虚，即扶正与祛邪。二者如果配合适宜，则效果良好。

此例患者病程较长，又经多年放化疗，气阴两虚。故治疗上既要攻邪又要扶正。故以射干、桔梗、白芷这一组药来对治鼻流脓涕，喉咙痛，射干疗咽闭，桔梗、白芷化脓；法半夏、陈皮、远志以化痰凝；浙贝母、鳖甲、牡蛎、蛇莓、郁金、鸡内金软坚散结，又可对肺内转移病灶进行治疗；红花、丹参、川芎活血化瘀；炒麦芽、炒鸡内金、炒山楂、炒神曲、炒谷芽为本人自创五仙散，对于癌症晚期及重症患者脾胃虚弱有良好的作用，脾胃乃后天之本，气血生化之源，脾胃健运则气血可足，正气可复，此为治疗虚证之本也。生白芍配甘草是著名的芍药甘草汤，二药酸甘化阴，能柔肝止痉，因患者舌肩痉挛故加此方。西洋参、铁皮石斛、玄参、北沙参以滋阴；黄芪、党参、白术、柴胡、升麻是补中益气汤加减，以健脾补气。蔓荆子引经药，诸子皆降而蔓荆子独升，此药可引诸药上行头部；天麻、延胡索以止头痛。诸药合用，标本兼顾。

二诊患者正气有所恢复，故加全蝎、蜈蚣虫类药以加强化瘀通络的作用，因久病者必入络，非虫类药不足以通络。因其涕黄稠，故加白花蛇舌草与败酱草以清热解毒，后头木痛，故加葛根、天花粉以止痉。

患者服药后各种症状很快消失，足见中医如辨证精准，常能收到意想不到的疗效。俗话说：药如对证一碗汤，药不对证用船装。

然而在这里要强调，患者吃药疗效明显时，症状常会很快消失，当症状消失以后，万不可自行停药。如自行停药，而病未愈，不仅会发生病情反复，也容易发生病情变化，使再次治疗更加困难，实是得不偿失。

2. 常用中药

（1）射干

出自《神农本草经》，为鸢尾科植物射干的干燥根茎。主产于湖北、河南、江苏、安徽等地。苦，寒。归肺经。善于清热解毒，消痰，利咽。本品苦寒泄降，清热解毒，主入肺经，有清肺泻火，利咽消肿之功，为治咽喉肿痛常用之品。且可降气消痰，以平喘止咳。

《神农本草经》："主咳逆上气，喉痹咽痛，不得消息，散结气，腹中邪逆，食饮大热。"《滇南本草》："治咽喉肿痛，咽闭喉风，乳蛾，疟腮红肿，牙根肿烂，攻散疮痈一切热毒等症。"

此处因本药即可消痰，又可利咽，故与桔梗、白芷同用以治其鼻咽处痰凝之证。

（2）桔梗

药出《神农本草经》，为桔梗科植物桔梗的根。全国大部分地区均有。以东北、华北地区产量较大，华东地区质量较优。性味苦、辛，平，归肺经。宣肺，祛痰，利咽，排脓。

本品辛散苦泄，宣开肺气，祛痰，无论寒热皆可应用。且桔梗因能宣肺泄邪以利咽开音，凡外邪犯肺，咽痛失音者，常配甘草、牛蒡子等用。桔梗性散上行，能利肺气以排壅肺之脓痰，可治肺痈咳嗽胸痛，如桔梗汤（《金匮要略》）；也可配鱼腥草、冬瓜仁等以加强清肺排脓之效，以治肺痈。桔梗又可宣开肺气而通二便，用治癃闭、便秘，此提壶揭盖之法也。因本品性升散，凡气机上逆，呕吐、呛咳、眩晕、阴虚火旺咳血等不宜用，胃、十二指肠溃疡者慎服。用量过大易致恶心呕吐。

《神农本草经》："主胸胁痛如刀刺，腹满肠鸣幽幽，惊恐悸气。"

《珍珠囊药性赋》："其用有四：止咽痛，兼除鼻塞；利膈气，仍治肺痈；一为诸药之舟楫；一为肺部之引经"。

《本草蒙筌》："开胸膈，除上气壅，清头目，散表寒邪，驱胁下刺痛，通鼻中窒塞，咽喉肿痛急觅，逐肺热，住咳，下痰，治肺痈排脓，养血，仍消恚怒，尤却怔忡。"在治疗本病时，以桔梗配伍射干，相须为用，加强其祛痰利咽的作用，且可引药上行，使诸药力达鼻咽部。

（3）白芷

首见《神农本草经》，为伞形科植物白芷或杭白芷的干燥根。白芷产于河南长葛、禹县者习称"禹白芷"，产于河北安国者习称"祁白芷"。产于浙江、福建、四川等省，习称"杭白芷"和"川白芷"。性味辛，温。归肺、胃、大肠经。解表散寒，祛风止痛，通鼻窍，燥湿止带，消肿排脓。

本品辛散温通，祛风解表散寒之力较温和，而以止痛、通鼻窍见长，故为治鼻部疾病之要药。本品善入足阳明胃经，故阳明经头额痛以及牙龈肿痛尤为多用。因其辛温香燥，善除阳明经湿邪而燥湿止带。对于疮疡初起，红肿热痛者，可收散结消肿止痛之功。

《神农本草经》："主女人漏下赤白，血闭阴肿，寒热，风头侵目泪出，长肌肤，润泽。"《本草纲目》："治鼻渊、鼻衄、齿痛、眉棱骨痛，大肠风秘，小便出血，妇人血风眩运，翻胃吐食；解砒毒，蛇伤，刀箭金疮。"

白芷祛风、散寒、燥湿，可宣利肺气，升阳明清气，通鼻窍而止疼痛，故可用治鼻渊，鼻塞不通，浊涕不止，前额疼痛，且能消肿排脓，故于本病中与射干、桔梗联用，以治鼻咽部脓肿浊涕。

三、口腔癌

1. 病案

王某，女，70岁，2015年6月24日初诊。

主诉： 口腔干燥6个月，加重1个月。

病史： 患者素患糖尿病，并于一年前做了冠状动脉搭桥术。6个月前出现口腔干燥，自觉没有唾液，继之出现小泡，满口硬疹，颈部淋巴结肿大，于当地医院确诊为口腔癌淋巴转移，放化疗二个疗程，效果不显，人瘦了30多斤。因年纪大不想做手术，遂经人介绍来我诊所求诊。

症见： 患者身材消瘦，神疲乏力，自述口腔干燥无津液，说话多则口干更甚，且口腔易发疮痛，张口受限，只能进流食，双侧颈部淋巴结肿大。现血糖比较稳定，没有吃降糖药，大便一天2～3次，小便正常，寐差。舌瘦小少苔干燥，脉细数小滑，无力。

西医诊断： 口腔癌淋巴转移。

中医诊断： 口疳。

证型： 气阴两虚，痰凝。

治则： 益气滋阴，化痰散结。

拟方： 清燥汤、消瘰丸、五苓散加减。

处方： 生地30克、天花粉30克、麦冬30克、玄参30克、知母15克、沙参15克、玉竹15克、太子参15克、夏枯草15克、连翘10克、生牡蛎30克、浙贝母30克、鳖甲30克、茯苓15克、茯神15克、桂枝6克、生白术15克、泽泻20克、猪苓15克、西洋参10克、铁皮石斛15克、五味子10克。

7剂，水煎服，日一剂三次口服。

同时根据患者体质情况配制丸药一个病程，配合水药同时服用。

二诊： 患者服药 14 天后口干情况有所缓解，口张开较前增大，其它症状变化不大，脉象较前有力，上方继服。

患者服药 1 个月后，口腔干燥情况完全改善，只是偶尔觉得口干，颈部淋巴结缩小，体重有所增加。在上方基础上略做改动，继续服药。服药 3 个月时，口干症状完全消失，颈部淋巴结扪不到，患者临床治愈。

按： 口腔癌是指发生在固有口腔（包括牙龈、唇内侧黏膜、颊黏膜、硬腭、舌体及口底诸解剖结构）的恶性肿瘤。口腔癌多见于 50 岁以上男性，女性亦有发生。

中国古代医学文献虽无口腔癌的病名，但类似的症状和体征均记载在"茧唇""牙菌""牙疳""口菌""口疳""唇菌""牙蕈"之中。

"茧唇"一词最早见于宋·窦汉卿之《疮疡经验全书》，谓："茧唇者，此证生于嘴唇也，其形似蚕茧，故名之。"对其症状描述也十分详尽，如"始起一小瘤，如豆大，或再生之，渐渐肿大，合而为一，约有寸厚，或翻花如杨梅，如疙瘩，如灵芝，如菌，形状不一。"

并将其成因归结为"皆由六气七情相感而成，或心思太过，忧虑过深，则心火焦炽，传授脾经，或食醋酒厚味，积热伤脾，而肾水枯竭以致之"。

其后，明·王肯堂《证治准绳》亦有"唇肿起白，皮皱裂如唇茧，名曰茧唇，有唇肿重出如茧者，有本细末大如茧如瘤者"的记载。

明·陈实功《外科正宗》则对其症状加以补充，"甚则作痛，饮食妨碍，或破流血"。

清·陈士铎《洞天奥旨》记载口疳有"口生疳疮，皮破涎流，重者每每血出，甚而唇吻腮颊俱烂，此乃胃中有热，又食生冷水果，重添其湿，湿热相兼，因其生疳而至烂"的记载。

唇菌则见于清·余听鸿《外证医案汇编》，曰："唇菌，由心绪烦扰，肝脾气郁而成。"其他如牙菌、牙蕈则分别见于《外证医案汇编》和《疡科心得集》《尤氏喉科》等书中。

所谓"牙菌，生于牙龈，其状紫黑色，高起如小菌状，此属火盛血热，而兼气滞"，"牙蕈形似核桃，坚硬如石，由心胃之火煎而成"。

至于牙疳，《外科证治全书》有"龈肿出血，疼痛臭秽，恶寒恶热"的记载。在预后方面，《医宗金鉴》有茧唇"若溃后如翻花，时津血水者属逆"的记载。《证治准绳》亦有"反为翻花败证矣"的记载。

其病因及发病条件十分复杂，主要与烟酒嗜好、紫外线与电离辐射、慢性刺激与损伤、机体免疫状态，以及东南亚居民、海南人嚼槟榔习惯和非特异感染协同作用有关。

中医认为过食肥甘厚腻及辛辣炙炉之品或因思虑太过，长期烟酒刺激或嚼食槟榔致心脾积热为唇癌及口腔癌的主要病因，而脾、肝、肾脏亏虚不能抗邪是发病的内在条件。心思太过，忧虑过深，气机郁结化火，致使心火焦炽，移热于脾经，结聚于唇和口腔而成；或过食辛辣煎炙，醇酒肥甘厚腻之物，脾胃中焦热盛蕴毒，或脾胃亏损，水湿不运，酿生湿热，或聚湿成痰，湿热火毒之邪瘀结于唇及口腔而发本病。口腔癌病位在脾，病机是火毒痰浊之邪蕴脾，导致其局部气血瘀滞，唇和口腔失荣或火毒蕴结于唇和口腔而成肿块，发病与心、肝、肾、胃关系十分密切，治疗时应注意兼顾肝肾之阴。

然此病例由于患者年纪大，又经放化疗治疗后，身体虚弱，而火毒之邪不显著，表现出一派阴虚干燥之象，故治疗时不可一味以火毒立论，而是根据患者实际情况辨证施治。

本案以清燥汤（《温病条辨》方，麦冬、知母、生地、玄参、人中黄组成）去人中黄，加沙参、玉竹、天花粉，以滋阴润燥，更以夏枯草、连翘以清热解毒，二药更有散结之效，此一药两用也。同时加太子参、西洋参和铁皮石斛更以滋阴而益气；以消瘰丸（玄参、牡蛎、浙贝母）加鳖甲以软坚散结；更因患者上焦阴液不足，实是下焦水液气化不利，水液不足以蒸腾于上，故以五苓散以加强下焦水液气化。地气上为云，天气下为雨。水液上腾，则天气得润也。更加茯神与五味子，一味安神且化湿，一味敛神以安五脏。诸药合用，丝丝入扣，故收效颇佳。

2. 常用中药

（1）夏枯草

出自《神农本草经》，为唇形科植物夏枯草的干燥果穗。全国各地均产，主产于江苏、浙江、安徽、河南等地。夏季果穗呈棕红色时采收，生用。性味辛、苦，寒。归肝、胆经。能清热泻火，明目，散结消肿。

本品苦寒主入肝经，善泻肝火以明目。且清肝明目之中，略兼养肝，配当归、枸杞子，可用于肝阴不足，目珠疼痛，至夜尤甚者；因味辛能散结，苦寒能泄热，常配贝母、香附等药用以治肝郁化火，痰火凝聚之瘰疬；用治瘿瘤，则常配昆布、玄参等用。本品既能清热去肝火，又能散结消肿，可治乳痈肿痛，常与蒲公英同用。

《神农本草经》："主寒热、瘰疬、鼠瘘、头疮，破癥。散瘿结气，脚肿湿痹。"

《本草纲目》："夏枯草治目疼，用砂糖水浸一夜用，取其能解内热，缓肝火也。楼全善云，夏枯草治目珠疼至夜则甚者，神效，或用苦寒药点之反甚者，亦神效。盖目珠连目本，肝系也，属厥阴之经。夜甚及点苦寒药反甚者，夜与寒亦阴故也。夏枯禀纯阳之气，补厥阴血脉，故治此如神，以阳治阴也。"

本案中用夏枯草，取其性寒，既可清热泻火，又可与玄参等药共同软坚散结以治淋巴结肿大，一药两用。

（2）玄参

亦出自《神农本草经》，为玄参科植物玄参的干燥根。性味甘、苦、咸，微寒。归肺、胃、肾经。具有清热凉血，泻火解毒，滋阴之功效。

玄参咸寒入血分而能清热凉血，善治热入营分，身热夜甚、心烦口渴、舌绛脉数者，常配生地黄、丹参、连翘等药用；本品甘寒质润，功能清热生津、滋阴润燥，可治热病伤阴，津伤便秘，常配生地黄、麦冬用，且本品咸寒，有泻火解毒、软坚散结之功，配浙贝母、牡蛎、可治痰火郁结之瘰疬，如消瘰丸。

《神农本草经》："主腹中寒热积聚，女人产乳余疾，补肾气，令人目明。"

《名医别录》："下水，止烦渴，散颈下核，痈肿。"

《本草纲目》："滋阴降火，解斑毒，利咽喉，通小便血滞。"

在这里，用玄参一是可以滋阴润燥，二可软坚散结，且可泻火解毒，对于口腔癌淋巴转移可谓一药三用，非此莫属。

（3）僵蚕

出自《神农本草经》，为蚕蛾科昆虫家蚕4～5月龄的幼虫感染（或人工接种）白僵菌而致死的干燥体。生用或炒用。其性味咸、辛，平，归肝、肺、胃经。具有祛风定惊，化痰散结之功。

僵蚕咸辛平，入肝、肺二经，既能息风止痉，又能化痰定惊，故对惊风、癫痫而挟痰热者尤为适宜。治高热抽搐者，可与蝉衣、钩藤、菊花同用。治急惊风，痰喘发痉者，以本品同全蝎、天麻、朱砂、牛黄、胆南星等配伍；用治破伤风角弓反张者，则与全蝎、蜈蚣、钩藤等配伍。

本品味辛行散，能祛风、化痰、通络，常与全蝎、白附子等同用，如牵正散。而本品味咸，能软坚散结，又兼可化痰，故可用治痰核、瘰疬，可单用为末，或与浙贝母、夏枯草、连翘等化痰散结药同用。亦可用治乳腺炎、流行性腮腺炎、疔疮痈肿等症，可与金银花、连翘、板蓝根、黄芩等清热解毒药同用。在治疗癌症兼有肝风内动而现惊悸抽搐时可以选用。

《神农本草经》："主小儿惊痫、夜啼，去三虫，灭黑皯，令人面色好，男子阴疡病。"

《本草纲目》："散风痰结核、瘰疬、头风、风虫齿痛，皮肤风疮，丹毒作痒，……一切金疮，疔肿风痔。"

另有僵蛹，有抗惊厥、抑制癌细胞等作用；临床实践亦证明，僵蛹具有一定的退热、止咳化痰、镇静、止痉、消肿散结、止遗尿等作用，疗效与白僵蚕相近，可代替白僵蚕药用。

雄蚕蛾为蚕蛾科昆虫家蚕蛾的雄性全虫，性味咸、温，归肝、肾经。可补肝益肾，壮阳涩精。临床多用于治疗阳痿、遗精、白浊、尿血、创伤、溃疡及烫伤等证。

四、喉癌

1. 病案

江某，男，66 岁，东北人。2021 年 09 月 12 日初诊。

主诉：声音嘶哑 6 个月，加重 1 个月。

病史：患者自述 6 个月前因声音嘶哑到当地医院就诊，检查结果为喉部肿物占位，诊断为喉癌，建议进行手术。患者拒绝手术，遂寻求中医治疗，通过我的读者（看过《攻癌救命录》的同行中医）介绍找到我。由于东北离北京很近，就没有来武汉就诊，于是就预约了在北京胜永祥中医诊所就诊（我每周日在这里坐诊，其余时间都在武汉张胜兵中医诊所坐诊）。

症见：患者说话声音嘶哑得很厉害，说话基本听不出来，脉有力而滑，但运行不畅而兼涩象，且有结代。舌红而根部突起，舌下严重瘀阻，脉络曲张的非常严重。

此乃痰瘀热毒蓄积于喉部，故舌根部肿胀突起。

西医诊断：喉癌。

中医诊断：喉痹。

证型：痰瘀热毒互结。

治则：清热解毒，化瘀除痰，宣肺开音。

拟方：参麦桔梗汤、半夏厚朴汤合五仙散加减。

处方如下：

射干 10 克、蝉蜕 10 克、炒僵蚕 10 克、桔梗 10 克、玄参 15 克、浙贝母 30 克、牡蛎 30 克、法半夏 30 克、茯苓 20 克、陈皮 15 克、姜厚朴 10 克、丹参 30 克、红花 15 克、鸡内金 15 克、炒山楂 10 克、炒麦芽 10 克、炒谷芽 10 克、炒神曲 10 克、桑叶 6 克、燀苦杏仁 10 克、夏枯草 15 克、金银花 25 克、连翘 10 克、甘草 10 克、郁金 15 克、龙骨 15 克。7 剂，水煎服。

并为患者配制了丸药三个月，配合水药同时服用。

二诊：患者感觉半夜醒来，舌头整个都是干的，要等一会才能缓过来。在原方基础上加天花粉、猪苓、泽泻、滑石、阿胶。

射干 10 克、蝉蜕 10 克、炒僵蚕 10 克、桔梗 10 克、玄参 30 克、浙贝母 30 克、牡蛎 30 克、法半夏 30 克、茯苓 15 克、陈皮 15 克、姜厚朴 10 克、丹参 30 克、红花 15 克、鸡内金 15 克、炒山楂 10 克、炒麦芽 10 克、炒谷芽 10 克、炒神曲 10 克、桑叶 6 克、燀苦杏仁 10 克、夏枯草 15 克、金银花 25 克、连翘 10 克、甘草 10 克、郁金 15 克、龙骨 15 克、天花粉 30 克、猪苓 15 克、盐泽泻 15 克、滑石粉 15 克（包煎）、阿胶 10 克（烊化兑服）。7 剂，水煎服。

三诊：患者吃了两周药，声音嘶哑有所好转，效不更方，再进 7 剂。

四诊：患者情况继续改善，无新增症状，仍用原方。

五诊：已服药四周，声音嘶哑改善很多。上周方子中去掉杏仁，茯苓由 15 克加到 30 克。

后来由于一些原因，患者不能到诊所面诊，只能在网上进行复诊，并在此方的基础上稍做加减。患者服药 3 个月左右，患者声音嘶哑已经明显好转，于 12 月 5 日到当地医院做了喉镜检查，经对比有明显的改善，治疗效果很好。

按：喉癌为发生于颈前中央，上接咽部，下连气管的恶性肿瘤。为头颈部常见恶性肿瘤之一。

喉癌在中医临床中多属"喉菌""喉疳""喉百叶"等范畴。明·方贤《奇效良方》曰："咽喉间生肉，层层相叠，渐渐肿起，不痛，多日乃有窍子，臭气自出，遂退饮食。"所述症状与喉癌相类似，是关于"喉菌"最早的文献资料。如《喉科指掌》谓喉菌"生子喉内，状如浮萍，略高而厚，色紫。"《囊秘喉书》言喉百叶是"咽喉中有生肉，层层相叠，渐肿有孔出臭气者。"《外科正宗》曰："或因六欲不遂，损伤中气，郁火相凝，遂痰失道停结而成。"指出本病痰火相结而成。《杂病源流犀烛》指出邪正相搏为其病机："邪积胸中；阻塞气道，气不得通，为痰……为血，皆邪正相搏，邪既胜，正不得制之；遂结成形而有块。"《医宗金鉴》载喉疳"初觉咽嗌干燥，如毛刺草常刺喉中，又如硬物溢于咽下。呕吐酸水，哕出甜涎，淡红微肿微痛。日久其色紫晴不鲜，颇似冻榴子色……肿痛日增，破烂腐衣，叠若虾皮，声音嘶哑，喘急多痰，臭腐蚀延，其痛倍增，妨碍饮食，胃气由此渐衰，而虚火益盛…其证投方应病或者十全一、二，否则难救"。

祖国医学认为喉属肺，肝肾经络循行喉部。外邪入侵以风热为多见；内因乃忧思郁怒、肝肾不足。因阴虚阳亢，痰火毒结，肺气失宣，导致失音；喉间肿物结聚，阻塞气道，肺失肃降，热灼肺液故可见咳嗽、气急、痰中带血。晚期可因肿物阻塞而引起呼吸困难。

声音嘶哑，是喉癌最常见的症状，尤其是发生在声门区的癌肿初起即有音哑。呈进行性加重，严重者可完全失音。咽喉部可有异物感，松缩感或吞咽不适等，也是喉癌的早期症状之一

这例患者，通过症状与舌脉结合，为痰瘀热毒互结于喉部，脉象有力为实，滑为痰凝，舌下脉络瘀阻非常严重，脉涩为血瘀，而有结代是脉行不畅，脉气不接而成，舌红为热毒壅炽，舌根部突起是痰瘀热毒蓄积于舌根部而成，对此，治疗原则是清热解毒，软坚散结，化瘀除痰，宣肺开音。

射干、桔梗、蝉蜕、僵蚕，这一组药是针对喉部的。射干苦寒泄降，清热解毒，主入肺经，有清肺泻火，利咽消肿之功，为治咽喉肿痛常用之品。主治热毒痰火郁结，咽喉肿痛。《本草纲目》："射干，能降火，故古方治喉痹咽痛为要药。"桔梗能宣肺泄邪以利咽开音。治咽喉肿痛，热毒盛者，可配射干等以清热解毒利咽。蝉蜕甘寒，长于疏散肺经风热以宣肺利咽、开音疗哑，症见声音嘶哑或咽喉肿痛者，尤为适宜。僵蚕治

19

风热上攻，咽喉肿痛、声音嘶哑。本品味咸，能软坚散结，又兼可化痰，蝉蜕、僵蚕配伍，相得益彰，共奏疏散风热，化痰利咽，息风止痉之功。这一组药是标本兼治的主药。同时桔梗与甘草相伍为经方桔梗汤，专治咽痛。

下一组玄参、浙贝母、牡蛎，乃消瘰丸，是软坚散结常用方剂。玄参即可清热解毒，又可化痰软坚，一药多用，在以前有过介绍，这里不再赘述。

另一组是半夏厚朴汤的变化方，法半夏、茯苓、陈皮、姜厚朴治痰气互结于咽喉部的经典名方，在此化痰为主，故用变方。

丹参、红花是我常用的化瘀药对。鸡内金、炒山楂、炒麦芽、炒谷芽、炒神曲是五仙散，因患者喉部有占位，饮食受到影响，健脾开胃，增加患者的气血生化，培补正气，攻不忘补。同时生鸡内金更有软坚之功，在此乃一药两用。

桑叶、杏仁乃取桑杏汤之清肺润燥，因喉属肺，桑叶为桑科植物桑的干燥叶。甘寒质轻，轻清疏散，即能疏散风热，又能清肺热、润肺燥。金银花、连翘是清热解毒的药对，合银翘散方意，在此重用金银花25克，取其清热解毒之功效，而且患者用药之后，没有任何不适，还感觉吃了之后很舒服，是药证相合也。

夏枯草清肝火且有软坚之功，此解热毒消积；郁金疏肝气尚有解郁之效，乃可化痰化瘀。至于龙骨与牡蛎相配伍，散结安神，是我治脉结代常用药对，在此即可对治脉结代，又与前药相配，软坚散结。

诸药合用，标本兼治，故疗效颇佳。我曾经不止一次说过，见癌不治癌，只治证！我们治的是中医的证，大家看所用的药，没有一味所谓的抗癌的药，都是常用的中药，而治疗效果却比较理想，主要就是用的是中医思维，眼中没有癌症的限制，用的药都是针对病机，对的是证。

2. 常用中药

（1）蝉蜕

出自《名医别录》，为蝉科昆虫黑蚱若虫羽化时脱落的皮壳。夏、秋二季采集，除去泥土、杂质，晒干。生用。味甘，性寒，归肺、肝经。具有疏散风热，利咽开音，透疹，明目退翳，息风止痉的功效。

性味甘寒可清热，其质轻上浮，故长于疏散肺经风热，宣肺利咽、开音疗哑，故风热感冒，温病初起，症见声音嘶哑或咽喉肿痛者，尤为适宜。用治风热感冒或温病初起，发热恶风，头痛口渴者，常配伍薄荷、牛蒡子、前胡等药。治疗风热火毒上攻之咽喉红肿疼痛、声音嘶哑，与薄荷、牛蒡子、金银花、连翘等药同用。

因本品宣散透发，疏散风热，透疹止痒，可治风热外束，麻疹不透，常与麻黄、牛蒡子、升麻等同用；治风湿浸淫肌肤血脉，皮肤瘙痒，常配荆芥、防风、苦参等同。

本品既能疏散肝经风热，又可凉肝息风止痉，故可治小儿急慢惊风，破伤风证。此外，该药能镇静安神，还常用以治疗小儿夜啼不安。

《本草纲目》："治头风眩运，皮肤风热，痘疹作痒，破伤风及疔肿毒疮，大人失音，小儿噤风天吊，惊哭夜啼，阴肿。"

我在本案中用之与射干、桔梗、僵蚕配伍，用治喉部癌症所致声音嘶哑，即取其可利咽开音而又能清热之作用，其它三味在前面做过介绍。

（2）连翘

首见《神农本草经》，为木犀科植物连翘的干燥果实。秋季果实初熟尚带绿色时采收，除去杂质，蒸熟，晒干，习称"青翘"；果实熟透时采收，晒干，除去杂质，习称"老翘"或"黄翘"。青翘采得后即蒸熟晒干，筛取籽实作"连翘心"用。生用。味苦，微寒，归肺、心、小肠经。本品苦寒，主入心经，既能清心火，解疮毒，又能消散痈肿结聚，故有"疮家圣药"之称。用治痈肿疮毒，常与金银花、蒲公英、野菊花等解毒消肿之品同用，若疮痈红肿未溃，常与穿山甲、皂角刺配伍；若疮疡脓出、红肿溃烂，常与牡丹皮、天花粉同用；用治痰火郁结，瘰疬痰核，常与夏枯草、浙贝母、玄参、牡蛎等同用，共奏清肝散结，化痰消肿之效。苦能清泄，寒能清热，故入心、肺二经，长于清心火，散上焦风热，常与金银花、薄荷、牛蒡子等同用，治疗风热外感或温病初起，头痛发热、口渴咽痛；本品又有透热转气之功，与水牛角、生地、金银花等同用，还可治疗热入营血之舌绛神昏，烦热斑疹；兼有清心利尿之功，多与车前子、白茅根、竹叶、木通等药配伍，治疗湿热壅滞所致之小便不利或淋沥涩痛。

《神农本草经》："主寒热，鼠瘘、瘰疬、痈肿、恶疮、瘿瘤、结热、蛊毒。"

《珍珠囊》："连翘之用有三：泻心经客热，一也；去上焦诸热，二也；为疮家圣药，三也。"

连翘与金银花，均有清热解毒作用，既能透热达表，又能清里热而解毒。对外感风热、温病初起、热毒疮疡等证常相须为用。区别是：连翘清心解毒之力强，并善于消痈散结，为疮家圣药，亦治瘰疬痰核；而金银花疏散表热之效优，且炒炭后善于凉血止痢，用治热毒血痢。在此两药同用，为解热毒之常用药对，如热毒炽盛，常可加野菊花、紫花地丁等共用。

五、甲状腺癌

1. 病案

某男，44岁。2016年9月24日初诊。

主诉：左甲状腺及颈部淋巴结肿大2月余。

病史：患者于6月底发现左侧颈部有肿物突起，自觉无疼痛，恶心，短时期消瘦，盗汗等症状，遂于8月5日行双侧甲状腺彩超检查示：

左侧结节性甲状腺肿（甲状腺包膜光整，实质回声不均匀，在实质内见多个椭圆形低回声结节，较大一个约 4.1cm×3.0cm），较大结节伴出血囊性变，诊断为甲状腺癌。患者惧怕手术而转中医治疗，遂来我处就诊。

症见：患者左颈部可扪及鸡蛋大小肿块，边缘光整，质地坚硬，有压痛，肤色正常，能伴随吞咽上下移动，颈淋巴结肿大。潮热，手脚心热，偶有偏头痛，纳可，大便时干时稀，舌头颜色偏暗，舌苔白腻，舌下脉络严重瘀阻，脉滑数。

西医诊断：甲状腺癌，淋巴转移。

中医诊断：石瘿。

证型：痰瘀互结，气阴两虚。

治则：祛痰化瘀，滋阴益气。

拟方：四海舒郁丸、消瘰丸、半夏厚朴汤、小柴胡汤加减化裁。

处方：浙贝母30克、牡蛎30克、玄参30克、海藻30克、昆布30克、蛤壳30克（先煎）、夏枯草30克、连翘10克、法半夏30克、胆南星10克、炒芥子15克、穿破石30克、猫爪草30克、鳖甲30克、丹参30克、红花10克、水蛭6克、土鳖虫10克、熟大黄15克、桔梗10克、射干15克、僵蚕10克、厚朴15克、苏叶10克、茯苓15克、郁金15克、全蝎10克、蜈蚣3条、醋山甲粉3克、山慈菇15克、甘草10克、黄药子10克、木鳖子10克、青木香10克、栀子10克、柴胡25克、黄芩10克、青皮10克、三棱10克、莪术10克、陈皮15克、西洋参10克（另煎）、铁皮石斛10克、黄芪30克、知母10克。7剂，水煎服，一日一剂，三次温服。

同时根据患者情况配制张氏抗癌丸一个疗程。

二诊：服药15剂后，肿块质地较前稍变软，体积缩小。在原方加当归10克、川芎10克，以加强活血消瘿功效。

后基本守前方，症状逐步好转，颈部表面甲状腺肿块突起已不明显，继以前方加减。患者按照此法服药3个月，检查颈部深触能扪及肿块，复查双侧甲状腺彩超示：左侧甲状腺低回声，结节较大一个约1.7cmX1.0cm，无出血性囊性变。患者继服药一个疗程，颈部肿块消失，深触未扪及，无不适症状。

按：甲状腺癌以女性发病较高，甲状腺癌多发生于青壮年，平均年龄不足40岁。男女之比为1:2～3。中医学没有甲状腺癌的病名，但文献记载"石瘿"相当于西医的"甲状腺恶性肿瘤"。其特点是肿块质地坚硬，有的坚硬如石，随吞咽运动而上下活动度很差，或推之不动等为主要症状。

石瘿病名首见于《备急千金要方·瘿瘤》，《外台秘要·瘿病方》一书中有"石瘿不可治"的记载。《三因极一病证方论·瘿瘤证治》论述了石瘿的肿块特点是"坚硬不可移"，强调"不可妄决，破则脓血崩溃，多致夭枉。"并应用"破结散"治疗，还采用了动物的甲状腺作为药物治疗。《普济方·诸疮肿瘿瘤门》对包括石瘿在内的瘿病，出现咽喉噎塞症状等，有系列的治疗方法和方药。《外科正宗·瘿瘤论》指出本病"坚硬如石，举动牵强，咳嗽生痰，皮寒食少者"为逆证。此书和《医宗金鉴·外科心法要诀》都制定了理气开郁、化痰消坚、补肾养血、散坚行瘀等治疗方法，拟定了海藻玉壶汤、调元肾气丸、通气散坚丸、活血散瘿汤等作为治疗本病证的常规方剂。

甲状腺癌的发生主要由于情志内伤，肝脾气逆，痰浊内生，气郁痰浊，结聚不散，气血为之壅滞，且血随气滞而成瘀，积久瘀凝成毒，气滞、痰浊、瘀毒三者瘤结而成，为本病的主要病机。一般多属实证邪毒为主，治疗时重在祛邪解毒。结合病机当疏肝理气解郁，化痰软坚散结，活血化瘀消瘿。如病邪迁延日久白愈，气血暗耗，阴精受损，则痰气瘀毒，壅结愈甚，以致肿块增大迅速，质地坚硬，根固不移，终成虚实夹杂之证，应详加辨治。

本患者正值壮年，身体不虚，多由情志不遂而致气郁痰凝血瘀而成，病久更现潮热，五心烦热，盗汗之症，故治以化瘀除痰，软坚散结，益气养阴之法。法半夏、茯苓、陈皮、胆南星、炒芥子以化痰，桔梗、射干、僵蚕、厚朴、苏叶、甘草以利咽化痰消肿；以丹参、红花、水蛭、土鳖虫、熟大黄、全蝎、蜈蚣活血化瘀，且以虫类药以通络；浙贝母、牡蛎、玄参、海藻、昆布、蛤壳、醋山甲、夏枯草、连翘、猫爪草、鳖甲、穿破石、山慈菇、郁金、黄药子、木鳖子、青木香大量软坚散结药以加大散结之功；柴胡、黄芩合小柴胡汤之意以治少阳头痛；青皮、三棱、莪术行气破气；西洋参、铁皮石斛、黄芪滋阴益气，知母、栀子、连翘以清热。本方乃大方合方，只因患者正气尚足，病邪较重，故攻伐之药较多，如换作正气虚损之人，或正气不足的患者，用药不可如此，切记切记！

2. 常用中药

（1）海藻

首见《神农本草经》，为马尾藻科植物海蒿子或羊栖菜的藻体。前者习称"大叶海藻"，后者习称"小叶海藻"。主产于沿海地区。味咸，性寒。归肝、肾经。或消痰软坚，利水消肿。咸能软坚，消痰散结，为治瘿瘤常用药品，常配昆布、贝母等药用；治瘰疬，常与夏枯草、玄参、连翘等同用。本品有利水消肿之功，但单用力薄，多与茯苓、猪苓、泽泻等利湿药同用。传统认为反甘草，但临床也每有配伍同用者，我在临床上也常用。

《神农本草经》："主瘿瘤气，颈下核，破散结气，痈肿癥瘕坚气，腹中上下鸣，下十二水肿。"

《本草蒙筌》："治项间瘰疬，消颈下瘿囊；利水道，通癃闭成淋，泻水气，除胀满作肿。"

《本草纲目》："海藻，咸能润下，寒能泄热引水，故能消瘿瘤、结核、阴肿之坚聚，而除浮肿、脚气、留饮、痰气之湿热，使邪气自小便出也。"

（2）昆布

出于《名医别录》，为海带科植物海带或翅藻科植物昆布的叶状体。

性味咸，寒。归肝、肾经。亦可消痰软坚，利水消肿，常与海藻相须而用。《名医别录》："主十二种水肿，瘿瘤聚结气，瘘疮。"崔禹锡《食经》："治九瘘风热，热瘅，手脚疼痹，以生啖之益人。"《本草经疏》；"昆布咸能软坚，其性润下，寒能除热散结，故主十二种水水肿，瘿瘤聚结气，瘘疮。东垣云：瘿坚如石者，非此不除。正咸能软坚之功也。详其气味、性能、治疗，与海藻大略相同。"

在治疗瘿瘤之病时，海藻、昆布是一对常用药对，属专病专药，二者配伍对甲状腺疾病具有化痰软坚散结之功效。

（3）黄药子

首见《滇南本草》，为薯蓣科植物黄独的块茎。主产于湖北、湖南、江苏等地。秋冬两季采挖。除去根叶及须根，洗净，切片晒干生用。其性味苦，寒。有毒。归肺、肝经。具有化痰散结消瘿，清热解毒之功效。本品能化痰软坚，散结消瘿，《斗门方》治项下气瘿结肿，单以本品浸酒饮；亦可与海藻、牡蛎等配伍同用。

本品能清热解毒，可单用或配其他清热解毒药同用，可治疮疡肿毒，咽喉肿痛，毒蛇咬伤。此外，本品还有凉血止血作用，可用于血热引起的吐血，衄血，咯血等；并兼有止咳平喘作用，亦可治咳嗽、气喘、百日咳等。

《开宝本草》："主恶肿疮瘘，喉痹，蛇犬咬毒。"

《本草纲目》："凉血，降火，消瘿。解毒。"

《萃金裘本草述录》："治肺热咳嗽，唾血，鼻衄，舌衄，舌肿，咽喉肿痛。"

本品有毒，不宜过量。如多服、久服可引起吐泻腹痛等消化道反应，并对肝肾有一定损害，故脾胃虚弱及肝肾功能损害者慎用。服用过量可引起口、舌、喉等处烧灼痛，流涎，恶心，呕吐，腹痛腹泻，瞳孔缩小，严重者出现黄疸。中毒救治：除一般常规处理外，内服蛋清水或葛根糊、活性炭。也可用大量绿豆汤，或生姜30克榨汁，用白米醋60ml，甘草10克、加水煎成500ml饮用。

（4）海蛤壳

亦出于《神农本草经》，为帘蛤科动物文蛤和青蛤等的贝壳。生用或煅用，捣末或水飞用。性味咸，寒。归肺、胃经。清肺化痰，软坚散结。本品能清肺热而化痰清火，用治热痰咳喘，痰稠色黄，常与瓜蒌仁、海浮石等同用；治痰火内郁，灼伤肺络之胸胁疼痛咯吐痰血，常配青黛同用。味咸，能软坚散结，常与海藻、昆布等同用，以治瘿瘤瘰疬。此外，本品有利尿、制酸之功，可用于水气浮肿，小便不利及胃痛泛酸之证。研末外用，可收涩敛疮，治湿疮、烫伤。

《神农本草经》："主咳逆上气，喘息，烦满，胸痛寒热。"

《药性论》："治水气浮肿，下小便，治嗽逆上气，项下瘤瘿。"

《本草纲目》："清热利湿，化痰饮，消积聚，除血痢，妇人血结胸。"

以上为治疗瘿瘤瘰疬常用药物，取其软坚散结，化痰消瘿之功，属专病专药，然而古医家认为海藻与甘草相反，黄药子有毒故在使用时需谨慎，如无一定把握和临床经验，最好慎用。

六、乳腺癌

1.病案

郝某，女，56岁。2011年6月21日初诊。

主诉：双乳腺占位1年余，加重1月余。

病史：患者平素性格抑郁，好生闷气，于2010年4月双乳房出现结块，经检查显示：左乳9～10点钟方向20.3×16.3×16.1mm占位，右乳1～2点钟方向10.2×7.3×8.8mm点位，先以乳腺结节进行治疗，其效不显。

2011年5月初因不慎骨折，后乳房结块进一步增大，进行病理检查诊断为乳腺癌。因患者不想手术治疗，故因人介绍来我诊所就诊。

症见：患者默默不爱说话，声低，双侧乳房肿块坚硬，凹凸不平，与周围分界不清，不红、不热、不痛。口干口苦，烦热眠差，舌淡苔白腻，舌下瘀阻，脉弦滑。

西医诊断：乳腺癌

中医诊断：乳岩

证型：气滞血瘀，痰瘀互结。

治则：疏肝理气，活血化瘀，化痰消结。

拟方：青皮甘草汤、导痰汤合消瘰丸加减化裁

处方：柴胡 10 克、三棱 10 克、莪术 10 克、青皮 10 克、生甘草 10 克、法半夏 30 克、茯苓 20 克、陈皮 15 克、胆南星 15 克、炒白芥子 30 克、橘核 10 克、鳖甲 30 克、浙贝 30 克、牡蛎 30 克、龙骨 15 克、丹参 30 克、红花 15 克、猫爪草 30 克、夏枯草 15 克、土鳖虫 10 克、全蝎 10 克、蜈蚣 3 条、炮山甲粉 3 克（吞服）、丝瓜络 10 克、水蛭 6 克、川断 15 克、骨碎补 15 克、炒酸枣仁 30 克、远志 15 克，7 剂。

同时量身配制丸子药一付，与水药同时服用。

二诊：用药 7 剂，患者睡眠转佳，骨折已基本好转，口干口苦好转，上方去炒酸枣仁、远志、川断、骨碎补，加山慈菇 10 克，继服 7 剂。

后患者在此方基础上稍做加减，继续服药。

患者先后服药 3 个月，于 9 月底微信发来检查结果，双乳肿块明显缩小，化验糖类抗原、癌胚抗原皆正常。

按：乳腺癌是发生于乳点腺上皮组织的恶性肿瘤，严重危害妇女身心健康甚至危及生命，男性少见。乳癌见于中医文献中的"乳岩""乳石痈""奶岩""翻花奶"等。

隋代《诸病源候论·乳石痈候》中曾记述："石痈之状，微强不甚大，不赤微痛热……但结核如石。"对本病的特征做了概括的描述。

元代《格致余论·乳硬论》称本病为"妳岩"，认为其由"忧怒郁闷，朝夕积累，脾气消阻，肝气横逆"而成，"以其疮形嵌凹似岩穴"，故称"妳岩"，为"不可治"之证，预后凶险。

明代薛己《校注妇人大全良方·疮疡门·乳痈乳岩方论》称之为"乳

岩"，指出"若初起，内结小核，或如鳖棋子，不赤不痛。积之岁月渐大，峻岩崩破如熟榴，或内溃深洞，血水滴沥，此属肝脾郁怒，气血亏损，名曰乳岩，为难疗"。

中医认为本病为正虚邪犯，乳络空虚，风寒之邪乘虚而入，经络阻滞，致气滞血瘀，结于乳中而结块。清代《张氏医通》谓："乳岩属肝脾二经久郁，气血亏损。"肝气郁结致肝肾阴虚，冲任失调，气滞血凝，结聚于乳。七情内伤，气血紊乱，经络瘀涩，结滞乳中。明代《医学正传》谓："此症多生于忧郁积忿中年妇女。"元代《格致余论》谓："若不得于夫，不得于舅姑，忧怒抑郁，朝夕积累，脾气消阻，肝气积逆，遂成隐核……名曰乳岩。"《古今医彻》谓："女子心性偏执善怒者，则发而为痈，沉郁者则渐而成岩。"

中医经络学说认为乳头属足厥阴肝经，乳房属足阳明胃经，外属足少阳胆经。乳癌的病位在乳房，病根在肝肾，病机与肝、胆、脾胃、肾关系密切。其病机特点是内虚与毒聚并存，内虚是冲任失调、忧郁伤肝、思虑伤脾、肝气郁结致肝肾阴虚，毒聚为痰浊滞结、瘀毒郁积、聚结成块。

本患者平素情绪抑郁，情志不畅，致使肝气失于调达，阻滞乳中经络及胁络，气滞血瘀，痰浊滞结，日久变生乳中结块。故治疗当以行气化瘀，除痰散结为则。

方以柴胡疏肝解郁，使肝气得以条达，三棱、莪术、青皮以行气破皮；法半夏、茯苓、陈皮、胆南星、白芥子以化痰浊；橘核、鳖甲、浙贝、牡蛎、猫爪草、夏枯草共同软坚散结；丹参、红花活血化瘀；土鳖虫、全蝎、蜈蚣、炮山甲粉、丝瓜络、水蛭以活血通络，因久病必瘀，久病入络，非虫类药不足以通经活络也；川断、骨碎补以促进骨折愈合，炒酸枣仁、远志养血安神。二诊患者症状好转，更加山慈菇以加强软坚散结之功效。全方集行气破气、祛痰化瘀、散结通络药一方，患者服用后疗效满意。

2.常用中药

（1）山慈菇

出于《本草拾遗》，为兰科植物杜鹃兰、独蒜兰或云南独蒜兰的干燥假鳞茎。前者习称"毛慈菇"，后二者习称"冰球子"。主产于四川、贵州等地。味甘、微辛，凉。归肝、脾经。可清热解毒，消痈散结。本品味辛能散，寒能清热，故有清热解毒，消痈散结之功效。常用于治疗痈疽发背，疔疮肿毒，瘰疬痰核，蛇虫咬伤，内服外用均可。然本品有解毒散结消肿之功，近些年来本品广泛地用于癥瘕痞块和多种肿瘤。如以本品配伍土鳖虫、穿山甲、蝼蛄等同用，治疗肝硬化，对软化肝脾，恢复肝功，有明显效果；若与蚤休、丹参、栀子、浙贝母、柴胡、夏枯草等制成复方，对甲状腺瘤有较好疗效。

《本草拾遗》："主痈肿疮瘘，瘰疬结核等，醋磨敷之。"《本草纲目》："主疔肿，攻毒破皮。解诸毒，蛇虫、狂犬伤。"《本草新编》："山慈菇，玉枢丹中为君，可治怪病。大约怪病多起于痰，山慈菇正消痰之药，治痰而怪病自除也。或疑山慈菇非消痰之药，乃散毒之药也。不知毒之未成者为痰，而痰之已结者为毒，是痰与毒，正未可二视也。"

我在治疗各种肿瘤、癌症、结节时尤其是乳腺癌、甲状腺癌、肺癌等病时，常用此药与它药配伍。但由于近两年内由于该药价格上涨，对于一般经济不太宽裕的患者也都谨慎使用，以减轻患者负担。

（2）猫爪草

见于《中药材手册》，为毛茛科植物小毛茛的块根。主产于长江中下游各地。秋末或早春采挖，除去茎叶及须根，洗净晒干，生用。味甘、辛，微温。归肝、肺经，具有化痰散结，解毒消肿的功效。常用于瘰疬痰核。因本品味辛以散，能化痰浊，消郁结，宜于痰火郁结之瘰疬痰核，内服外用均可，多配伍夏枯草、玄参、僵蚕等药共用。另本品可疗疮，治蛇虫咬伤。多取本品解毒消肿之效，临床多用鲜品捣敷患处。

我在临床上常以本药配伍山慈菇，二药皆可散结，一者可化痰，一者可消痈，二者共用可增加散结之力，又可治痈化痰，故为治肿瘤癌症常用药对。

（3）牡蛎

出于《神农本草经》，为牡蛎科动物长牡蛎、大连湾牡蛎或近江牡蛎的贝壳。我国沿海一带均有分布。生用或煅用，用时需打碎。其味咸，微寒。归肝、胆、肾经。

本品具有重镇安神，潜阳补阴，软坚散结。因本品质重能镇，有安神之功效，用治心神不安，惊悸怔忡，失眠多梦等症，常与龙骨相须为用，亦可配伍朱砂、琥珀、酸枣仁等安神之品。

一般对本品多用于治肝阳上亢，头晕目眩。因本品咸寒质重，入肝经，有平肝潜阳，益阴之功。如镇肝息风汤，大定风珠多用此药以潜阳息风。

然本品味咸，可软坚散结，可治痰核，瘰疬，瘿瘤，癥瘕积聚。我在治疗肿瘤、癌症方面多用此品，并以30克起步，少则散结作用不强，如治痰火郁结之痰核，瘰疬，瘿瘤等，常与浙贝母、玄参等配伍；治气滞血瘀的癥瘕积聚，常与鳖甲、丹参、莪术等同用。

另本品煅后有与煅龙骨相似的收敛固涩作用，通过不同配伍可治疗自汗，盗汗，遗精，滑精，尿频，遗尿，崩漏，带下等滑脱之证。如治自汗，盗汗，常与麻黄根、浮小麦等同用，如牡蛎散；治肾虚遗精，滑精，常与沙苑子、龙骨、芡实等配伍，如金锁固精丸；治尿频，遗尿可与桑螵蛸、金樱子、益智仁、龙骨等同用；治疗崩漏，带下证，又常与海螵蛸、山茱萸、山药、龙骨等配伍。煅牡蛎还有制酸止痛作用，可治胃痛泛酸，与乌贼骨、浙贝母共为细末，内服常取效。

在临床上龙骨与牡蛎常共同使用，为常用药对，两药均有重镇安神、平肝潜阳、收敛固涩作用，均可用治心神不安、惊悸失眠、阴虚阳亢、头晕目眩及各种滑脱证。然龙骨长于镇惊安神，且收敛固涩力优于牡蛎；牡蛎平肝潜阳功效显著，又有软坚散结之功。

《神农本草经》："惊恚怒气，除拘缓，鼠瘘，女子带下赤白。"

《海药本草》："主男子遗精，虚劳乏损，补肾正气，止盗汗，去烦热，治伤寒热痰，能补养安神，治孩子惊痫。"

《本草备要》："咸以软坚化痰，消瘰疬结核，老血疝瘕。涩以收脱，治遗精崩带，止嗽敛汗，固大小肠。"

附：乳腺结节病案

某女，43岁，2012年5月20日初诊。

主诉：乳腺结节一年。

病史：患者一年前右侧乳腺出现一个结节，患者未在意，近期左侧乳腺也出现多个小结节，故于我入求诊。患者易生气，微畏寒，吹空调有轻微刺骨冷的感觉，偶尔头晕，胫骨外侧肌肉有酸痛，足底部干燥脱皮，大便成型，但解不干净（既往有结肠炎病史），睡觉一定要盖肚子，胃口差，偶尔打嗝泛酸，喜温喜饮水，口干不苦，睡眠可，月经周期正常，月经量少，经期有腰部酸胀痛两天，白带正常。舌淡苔白，边有齿痕，脉弦滑。

既往史：结肠炎多年，经常发荨麻疹。

西医诊断：乳腺结节。

中医诊断：乳癖。

证型：气滞痰凝，脾肾阳虚。

治则：疏肝理气，补阳化痰。

拟方：逍遥散加减。

处方：柴胡10克、香附10克、青皮10克、甘草10克、元胡10克、茯苓10克、生白术10克、当归10克、生白芍10克、陈皮10克、生牡蛎30克、大贝30克、丹参15克、红花10克、僵蚕12克、全虫10克、蜈蚣2条、水蛭3克、土鳖虫10克、丝瓜络10克、仙茅

10 克、淫羊藿 10 克、巴戟天 10 克、菟丝子 10 克、枸杞 10 克、黄芪 30 克、三棱 10 克、莪术 10 克、法夏 10 克、炒白芥子 6 克。

另配中药药丸一个疗程（3 个月），以治其本。

二诊：本月月经量较上月增加少许，有稍大血块，色红，白带正常，晨起肺腧附近有酸胀感，左胸云门至膻中穴一片偶尔有痛感，畏冷稍好转，动即出汗，汗稍多，胃口可，小便常，大便成型，有解不干净的感觉，睡眠好，心情好。

处方：柴胡 10 克、香附 10 克、青皮 10 克、甘草 10 克、元胡 10 克、茯苓 10 克、生白术 10 克、当归 10 克、生白芍 10 克、陈皮 10 克、生牡蛎 30 克、大贝 30 克、丹参 15 克、红花 10 克、僵蚕 12 克、全虫 10 克、蜈蚣 2 条、水蛭 3 克、土鳖虫 10 克、丝瓜络 10 克、仙茅 10 克、淫羊藿 10 克、巴戟天 10 克、菟丝子 10 克、枸杞 10 克、黄芪 30 克、三棱 10 克、莪术 10 克、法夏 10 克、炒白芥子 6 克、炒王不留行 15 克。

三诊：本月月经量较之前增加，血块多，色红，白带正常，大便量增加，小便常，胃口可，睡眠好，心情稍烦躁，右腋下及右手臂有不舒服的感觉，不胀不痛，效不更方。

初诊服用水剂 20 付，二诊服用水剂 20 付，三诊服用水剂 18 付。复查乳腺结节消失。

我治疗癌症、肿瘤、结节的方子都比较大，属于很多时方合在一起以加强其功效。因为对于复杂的病情，要快、准、狠，所以方子稍微显得大一些。不管大方小方，能够救命就是好方，不管时方经方，能够治病就是良方。

七、肺癌

1.病案

姜某，女，53 岁，2018 年 4 月 10 日初诊。

主诉：咳嗽 1 年。

病史：患者 1 年前无明显诱因出现咳嗽，无痰，胸前区隐痛，自行服药调理后未见明显缓解，遂到医院就诊，经 CT 检查提示：左上肺多发性结节，诊断为左上肺癌，周围型。遂进行西药化疗，每月一次治疗（具体药物不详），咳嗽减轻，但喉中觉得有异物感，咳不出。患者于 2018 年 3 月复查胸部 CT：影像双肺多发性结节。现患者欲求中医治疗，遂经人介绍于门诊就诊。

症见：精神尚可，胸闷痛，干咳少痰，口干多饮、食欲较差，大便秘结，睡眠较浅，多梦，偶有盗汗，手足心发热，舌红苔黄腻，脉滑涩小数。

西医诊断：肺癌。

中医诊断：肺痿，梅核气。

证型：痰气互结，阴虚肺燥。

治则：清热滋阴，化痰散结。

拟方：半夏厚朴汤、二陈汤、泻白散等加减。

方药：法半夏 30 克、浙贝母 30 克、生牡蛎 30 克、生龙骨 15 克、生鳖甲 30 克、厚朴 15 克、苏叶 10 克、茯苓 20 克、陈皮 15 克、桔梗 10 克、枳实 10 克、青皮 10 克、灵芝 15 克、龟板 15 克、黄芩 10 克、桑白皮 10 克、地骨皮 10 克、丹参 15 克、红花 10 克、天花粉 30 克、胆南星 10 克、炒白芥子 15 克、穿破石 15 克、丝瓜络 10 克。7 剂，水煎服。

同时根据患者体质与病情配制丸药 3 个月，以治其本。

二诊： 患者咳嗽减轻，胃口转好，精神状态改善，手脚心还有点烧，继用原方基础上加西洋参10克。后来患者在此方基础上略作加减，坚持水药加丸药进行治疗。

患者各种症状消失，身体状态良好，医院说她这个病复发后，治疗效果会很差。9月份复查，各项指标均正常，如今健如常人。

按： 肺癌是严重危害人类健康的恶性肿瘤之一。中国的肺癌年发病人数将超过100万，成为世界第一肺癌大国。

在中国古文献中未见肺癌的病名，但有不少类似肺癌的记载。根据本病的临床表现，肺癌可归属于中医学"咳嗽""肺痿""痰饮""肺积""息贲""肺壅"等范畴。

《素问·咳论》曰："肺咳之状，咳而喘息有音，甚则唾血……而面浮气逆。"《素问·玉机真脏论》曰："大骨枯槁，大肉陷下，胸中气满，喘息不便，内痛引肩项，身热，脱肉破䐃，真脏见，十日之内死。"此描述极似肺癌晚期咳嗽、胸痛、发热诸症及恶病质状态。

汉·张仲景描述的肺痿症状、病机和治法方药，以及采用养阴、甘温法治疗"肺痿"（似今之肺癌），对肺癌的病机证治具有指导意义。《金匮要略·肺痿肺痈咳嗽上气病脉证治第七》云："肺痿吐涎沫而不咳者，其人不渴，必遗尿，小便数……此为肺中冷，必眩，多涎唾，甘草干姜汤温之……大逆上气，咽喉不利，止逆下气者，麦门冬汤主之。"

宋代的《济生方》对息贲的临床表现有了更详细的描述，如《济生方·积聚论治》云："息贲之状，在右胁下，覆大如杯，喘息奔溢，是为肺积，诊其脉浮而毛，其色白，其病气逆背痛，少气喜忘，目瞑肤寒，皮中时痛或如虱喙，或如针刺。"并有息贲汤治疗肺积，定喘丹用于久咳喘促，经效阿胶丸治劳嗽咳血等具体方药。

明·张景岳《景岳全书·虚损》云："劳嗽，声哑，声不能出，或喘息气促者，此肺脏败也，必死。"此描述与晚期肺癌纵隔转移压迫喉返神经而致声嘶等临床表现相似，并指出其预后不良。

清·沈金鳌所著《杂病源流犀烛》对肺癌的病因病机和治疗都有详细的记载，书中提到："邪积胸中，阻塞气道，气不得通，为痰……为血，皆邪正相搏，邪既胜，正不得制之，遂结成形而有块。""息贲肺积病也……皆由肺气虚，痰热壅结，宜调息丸、息贲丸，当以降气清热，开痰散结为主。"

总之，宋以前，古人对肺癌的症状、病机、辨证分型、方药已有初步认识；宋元明清时期，对肺癌的症状、病机、辨证分型、治法方药等均有广泛而深入的研究。

本病病位在肺，与脾肾密切相关，多由七情内伤，气逆气滞，而气为血帅，气机逆乱，血行瘀滞；或思虑伤脾，脾失健运，聚湿生痰，痰贮于肺，肺失宣降，气滞血瘀，痰凝毒聚，局部结而成块。脾为生痰之源，脾虚则水谷精微不能生化输布，致湿聚生痰，肺为贮痰之器，痰浊留于水之上源，阻滞肺络，痰瘀为患，结于胸中，肿块逐渐形成，故本病的发病与痰、热、虚密切相关。肺失肃降，脾失健运，痰浊内生；"肺为娇脏，喜润而恶燥"，肺肾阴虚，肺叶失润，或"肺热叶焦"；肺气不足，肺脾肾虚，痰热互结，终成本病。

本例患者即有痰凝血瘀，又有阴虚肺热，又有明显的痰气互结之梅核气，故以半夏厚朴汤以化痰理气，以二陈汤加胆南星、炒白芥子祛湿化痰，以浙贝母、生牡蛎、生鳖甲来软坚散结，桔梗、枳实、青皮以行气，灵芝、龟板、生龙骨潜阳安神，黄芩、桑白皮、地骨皮以清肺部郁热、丹参、红花、穿破石、丝瓜络活血化瘀兼通络脉。诸药合用以达标本兼顾之功。

2. 常用中药

（1）鳖甲

出自《神农本草经》，为鳖科动物鳖的背甲。味甘、咸，性寒。归肝、肾经。有滋阴潜阳，退热除蒸，软坚散结之功效。

本品善能滋养肝肾之阴，适用于肝肾阴虚所致阴虚内热、阴虚风动、阴虚阳亢诸证，长于退虚热、除骨蒸，故尤为临床多用。治疗温病后期，阴液耗伤，邪伏阴分，夜热早凉，热退无汗者，常与丹皮、生地、青蒿等品同用，如青蒿鳖甲汤。治疗阴血亏虚，骨蒸潮热者，常与秦艽、地骨皮等品同用。治阴虚风动，手足瘛疭者，常与阿胶、生地、麦冬等品同用。本品味咸，还长于软坚散结，适用于肝脾肿大等癥瘕积聚，常与活血化瘀、行气化痰药配伍。

《神农本草经》："主心腹癥瘕坚积，寒热，去痞息肉……"。

《本草汇言》："除阴虚热疟，解劳热骨蒸之药也。厥阴血闭邪结，渐至寒热，为癥瘕，为痞胀，为疟疾，为淋沥，为骨蒸者，咸得主之。"

（2）龟甲

亦出《神农本草经》，为龟科动物乌龟的腹甲及背甲。味甘，寒。归肾、肝、心经。能滋阴，潜阳，益肾健骨，养血补心。

本品长于滋补肾阴，兼能滋养肝阴，故适用于肝肾阴虚而引起上述诸证。对阴虚阳亢头目眩晕之证，本品兼能潜阳，常与天冬、白芍、牡蛎等品同用，如镇肝息风汤。治阴虚内热，骨蒸潮热，盗汗遗精者，常与滋阴降火之熟地、知母、黄柏等品同用。

因龟甲长于滋肾养肝，又能健骨，故多用于肾虚之筋骨不健，腰膝酸软，步履乏力及小儿鸡胸、龟背、囟门不合诸症，常与熟地、知母、黄柏、锁阳等品同用，如虎潜丸。小儿脾肾不足，阴血亏虚，发育不良，出现鸡胸、龟背者，宜与紫河车、鹿茸、山药、当归等补脾益肾、益精养血之品同用。

本品且可入于心肾，又可以养血补心，安神定志，适用于阴血不足，心肾失养之惊悸、失眠、健忘，常与石菖蒲、远志、龙骨等品同用，如孔圣枕中丹。

《神农本草经》："主……小儿囟不合"。

《本草纲目》："补心、补肾、补血，皆以养阴也……观龟甲所主诸病，皆属阴虚血弱"。

龟甲与鳖甲，均能滋养肝肾之阴、平肝潜阳。均宜用于肾阴不足，虚火亢旺之骨蒸潮热、盗汗、遗精及肝阴不足，肝阳上亢之头痛、眩晕等症。但龟甲长于滋肾，鳖甲长于退虚热。此外，龟甲还兼有健骨、补血、养心等功效，还常用肝肾不足，筋骨痿弱，腰膝酸软，妇女崩漏、月经过多及心血不足，失眠、健忘等证。鳖甲还兼软坚散结作用，还常于腹内癥瘕积聚，此为两者不同之处。我在临床上滋肾健骨多以龟甲，软坚散结多以鳖甲，且多用到30克以上，如两者合用，则滋阴潜阳，清虚热之功效更强。

（3）天南星

出自《神农本草经》，为天南星科植物天南星、异叶天南星或东北天南星的块茎。秋、冬二季采挖，除去须根及外皮，晒干，即生南星；用姜汁、明矾制过用，为制南星；用牛胆汁拌制而成则为胆南星。其味苦、辛，温。有毒。归肺、肝、脾经。

本品性温而燥，有较强的燥湿化痰之功。治湿痰阻肺，咳喘痰多，胸膈胀闷，常与半夏相须为用，并配枳实、橘红，如导痰汤；若配黄芩等，可用于热痰咳嗽，如小黄丸。本品归肝经，走经络，善祛风痰而止痉厥可治风痰眩晕、中风、癫痫、破伤风。治风痰眩晕，配半夏、天麻等；治风痰留滞经络，半身不遂，手足顽麻，口眼㖞斜等，则配半夏、川乌、白附子等，如青州白丸子；治破伤风角弓反张，痰涎壅盛，则配白附子、天麻、防风等，如玉真散。治癫痫，可与半夏、全蝎、僵蚕等同用，如五痫丸。

胆南星为天南星用牛胆汁拌制而成的加工品。性味苦、微辛，凉。归肝、胆经。功能清热化痰，息风定惊。适用于中风、癫痫、惊风、头风眩晕、痰火喘咳等证。我在临床多用此品以化痰清热，常配炒白芥子。

《开宝本草》："主中风，麻痹，除痰，下气，破坚积，消痈肿，利胸膈，散血堕胎。"

《本草纲目》："治惊痫，口眼㖞斜，喉痹，口舌疮糜，结核，解颅。"

《本经逢原》："南星、半夏皆治痰药也。然南星专走经络，故中风、麻痹以之为导；半夏专走肠胃，故呕吐、泄泻以之为向导。"

生天南星对皮肤、粘膜均有强刺激性，人口嚼生天南星，可使舌、咽、口腔麻木和肿痛，出现粘膜糜烂，音哑、张口困难，甚至呼吸缓慢、窒息等。误服本品中毒者，可服鲜姜汁或鲜姜汤解毒。

（4）白芥子

出自《新修本草》，为十字花科植物白芥的种子。果实成熟时割取全株，晒干后打下种子。生用或炒用。味辛，温。归肺、胃经。

白芥子辛温，能散肺寒，利气机，通经络，化寒痰，逐水饮。治寒痰壅肺，咳喘胸闷，痰多难咯，配苏子、莱菔子，如三子养亲汤；若悬饮咳喘胸满胁痛者，可配甘遂、大戟等以豁痰逐饮，如控涎丹。若冷哮日久，可配细辛、甘遂、麝香等研末，于夏令外敷肺俞、膏肓等穴，是三伏贴配方中的主要成分。

本品温通经络，善散"皮里膜外之痰"，又能消肿散结止痛。常用于治阴疽流注，肢体麻木，关节肿痛。如治痰湿流注所致的阴疽肿毒，常配鹿角胶、肉桂、熟地等药，以温阳化滞，消痰散结，如阳和汤；若治痰湿阻滞经络之肢体麻木或关节肿痛，可配马钱子、没药等，如白芥子散，亦可单用研末，醋调敷患处。

《本草纲目》："利气豁痰，除寒暖中，散肿止痛。治喘嗽反胃，痹木脚气，筋骨腰节诸痛。"

《本草经疏》："白芥子味极辛，气温。能搜剔内外痰结，及胸膈寒痰，冷涎壅塞者殊效。"

《药品化义》："白芥子……横行甚捷，……通行甚锐，专开结痰，痰属热者能解，属寒者能散。痰在皮里膜外，非此不达，在四肢两胁，非此不通。若结胸证，痰涎邪热固结胸中及咳嗽失音，以此同苏子、枳实、瓜蒌、杏仁、芩连为解热下痰汤，诚利气宽胸神剂。"

我在临床上常用此药与胆南星各等分，取其化痰软坚散结，尤其是治久病入络，皮里膜外之痰，非此莫属。

附：肺癌水肿案

患者女，56岁，2017年10月5日初诊。

主诉：胸水、腿肿1个月。

病史：患者9个多月前发现咳嗽、胸痛在当地医院诊断为左肺原发性支气管肺癌，肺癌，入院治疗，左肺功能基本丧失了，左侧胸腔积液，同时伴有纵膈淋巴、胸膜、骨转移，左侧耻骨上支和耻骨联合转移。今年4月底的时候联系助理，后决定出院到我诊所接受中医治疗。

症见：步行缓慢，精神状态萎靡，面色萎黄，说话有气无力，动则气喘，在左肋部置有胸水引流管，左肋、腹部麻木疼痛，小腿、脚都肿的很厉害，按之深陷不起。纳差，小便偏黄，大便秘结，有时需要用开塞露才能解出一些。舌尖、舌边有瘀点，舌苔厚腻，舌下瘀阻，脉滑涩小数。

西医诊断：肺癌。

中医诊断：水肿。

证型：肺肾两虚，痰瘀互结。

治则：补肺纳气，化痰利水。

拟方：葶苈大枣泻肺汤，五苓散、二陈汤、升陷汤、五仙散加减。

处方：葶苈子15克、大枣10个、桂枝10克、泽泻20克、茯苓20克、生白术20克、车前子10克、车前草15克、法半夏15克、陈皮15克、炒五仙各10克、元胡10克、香附10克、炒五灵脂10克、水蛭6克、土鳖虫10克、没药6克、桔梗6克、枳壳10克、沉香6克、蛤蚧1只、党参15克、黄芪60克、升麻6克、柴胡6克、甘草6克、地龙10克、当归30克。7剂。

该病是本虚标实，虚实夹杂之证，治疗上既要祛痰化瘀以攻邪，又要补益气血以扶正，方以葶苈大枣泻肺汤，五苓散加车前子、车前草以温阳利水以消胸水、水肿，以二陈汤加水蛭、土鳖虫、没药、当地、地龙以祛痰化瘀通络，以升陷汤加党参、沉香、蛤蚧以益气纳气，以五仙散培补脾胃，以扶正，加香附、元胡、炒五灵脂以行气止痛，桔梗、枳壳一升一降以调理胸中气机，大气一转，气血运转正常。患者开始服药喝下去就吐出来了，家属很着急，于是助理就告诉她让她象喝茶一样慢慢喝，不拘时间，只要能喝下去就喝。喝了药以后患者排尿特别多，一天要排10多次，水肿也慢慢消下去了，原来的水肿也全都消了。七剂中药只喝了五剂，下肢的水肿就完全消掉了，中医治疗的效果就是这样神奇。另配中药药丸一个疗程（3个月），以治其本。

附：肺结节病案1

某男，50岁，2016年5月5日初诊。

主诉：头昏、胸闷、乏力五个月余。

病史：患有高血压五年，一直用其他治疗手段的效果不理想。近5月来胸闷、头昏，遇劳加重，休息后会有缓解，而且发作的时候会出现紧张、胆怯、心慌、烦躁，脸部发红，站不稳，需要休息。在医院检查有肺左叶背段有小结节。脉象滑涩。舌红苔腻，色淡黄，舌下严重瘀阻。

西医诊断：高血压，肺结节。

中医诊断：肝阳上亢，肺积。

证型：肝肾阴虚，痰凝血瘀。

拟方：天麻钩藤饮、镇肝熄风汤合温胆汤加减。

处方：生龙骨15克、生牡蛎15克、代赭石30克、怀牛膝30克、杜仲20克、天麻15克、钩藤15克（后下）、益母草15克、丹参30克、红花15克、生白芍10克、茵陈6克、川楝子6克、龟板15克、黄芩10克、栀子10克、菊花10克、枸杞10克、泽泻15克、法半夏15克、蔓荆子10克、竹茹10克、茯苓15克、陈皮15克、枳实

10 克、甘草 10 克、全瓜蒌 20 克、淡豆豉 10 克，7 付。

第一次的处方主要以镇肝熄风，滋阴潜阳为主，主要是针对患者头昏的治疗，二诊时，患者提出了自己还有肺结节，要求一并治疗。由于患者的基础体质，而且肺结节在中医也是痰凝血瘀而致，故在上方的基础上去淡豆豉，加了浙贝 30 克、生牡蛎加到 30 克，加鳖甲 30 克。

三诊：患者口干口苦，苔白厚腻，色淡黄，在上方基础上加山慈菇 10 克、胆南星 10 克、炒白芥子 30 克、元胡 10 克、柴胡 25 克。

处方如下：

生龙骨 15 克、生牡蛎 30 克、代赭石 30 克、怀牛膝 30 克、杜仲 20 克、天麻 15 克、钩藤 15 克（后下）、益母草 15 克、丹参 30 克、红花 15 克、生白芍 10 克、茵陈 6 克、川楝子 6 克、龟板 15 克、黄芩 10 克、栀子 10 克、菊花 10 克、枸杞 10 克、泽泻 15 克、法半夏 15 克、蔓荆子 10 克、竹茹 10 克、茯苓 15 克、陈皮 15 克、枳实 10 克、甘草 10 克、全瓜蒌 20 克、浙贝 30 克、山慈菇 10 克、胆南星 10 克、炒白芥子 30 克、元胡 10 克、柴胡 25 克。7 付。

另配中药药丸一个疗程（3 个月），以治其本。

后来患者就没有来复诊，直到前几天，患者欣喜地告诉之，他一直吃这个方子，前几天去医院复查，肺部的结节消失了，还推荐朋友到我处看病。

附：肺结节病案 2

某患者，女，56 岁，2020 年 11 月 6 日初诊。

主诉：双肺多发结节 2 个月。

病史：患者 2020 年 1 月查出右侧乳腺癌，进行了 8 次化疗，于当年 6 月份做了右侧乳腺癌改良根治手术，随后服用卡培他滨方案化疗 2 个疗程，由于出现明显的药物副作用而暂停用药。患者服用化疗药后，手脚痛，尤其是脚痛得更厉害，走路都痛，于是寻求中医治疗。近期CT检查显示：右乳术后改变，右侧胸壁软组织稍增厚，右腋窝及胸壁未见明确淋巴结影；左乳见少许斑点状钙化灶。双肺多发实性小结节，较大者位于左肺下叶后基底段，大小约为4mm×2mm。

症见： 面色萎黄，倦怠无力，没有胃口，吃什么都不香，喜暖。得病前易郁闷，现精神尚好，大便日1～2次。脉滑涩而沉，舌质淡，边有瘀点，苔白。

西医诊断： 乳腺癌，肺结节病。

中医诊断： 肺积。

证型： 气血两虚，痰瘀互结。

治则： 益气健脾，软坚散结。

拟方： 五仙散、黄芪四君子汤、消瘰丸加减治疗。

处方如下：

炒山楂10克、炒神曲10克、炒麦芽10克、炒谷芽10克、炒鸡内金10克、太子参10克、五味子10克、黄芪15克、党参10克、茯苓30克、茯神15克、甘草10克、炒白术10克、浙贝母30克、鳖甲30克、玄参10克。

由于患者一年内做了多次化疗，还做了一次手术，身体状态不太好，这个时候不能用大剂量的攻伐药去治什么肿瘤、癌症，而应该先慢慢培补正气，改善生活质量，正所谓缓则治其本，方中以炒五仙以健脾开胃，四君子汤加黄芪、太子参以加强健脾补气之力，同时稍稍加了茯神和五味子以安神，加浙贝母、鳖甲和玄参以软坚散结消结节。

二诊： 患者吃了上方5剂以后，反馈没有什么明显变化，仍无胃口，味觉变淡，走路脚痛。师父在上方的基础上改鳖甲为醋鳖甲，加醋元胡10克。

三诊： 患者吃了上方14剂，手脚都不那么痛了，胃口也开始好转，睡眠、大小便正常。这个时候，患者的正气已经有了一点恢复，于是就要加大化痰祛瘀的力度，故加炒白芥子，胆南星、法夏、青皮、桔梗、丹参、红花、生牡蛎。

处方如下：

炒山楂10克、炒神曲10克、炒麦芽10克、炒谷芽10克、炒鸡内金10克、太子参10克、五味子10克、黄芪15克、党参10克、茯苓30克、茯神15克、甘草10克、炒白术10克、浙贝母30克、醋鳖甲30克、炒白芥子15克、胆南星10克、法半夏10克、青皮10克、桔梗10克、红花10克、丹参30克、生牡蛎30克、玄参15克。

四诊： 患者吃了上方2周，各种情况进一步改善，只是感觉到有些口干，加天花粉15克、山慈菇10克。另配中药膏滋一个疗程（3个月），以治其本。

五诊： 患者又吃了上方大概1个多月，基本没有什么不适，最近几天有些腹胀，睡觉不太好，故加陈皮15克、厚朴10克、炒酸枣仁15克、远志12克。

患者吃了本方以后，所有症状都好转，没有任何不适，于是患者就守方，吃了三个多月。最近几天去医院复查，让医生大吃一惊，CT显示：胸廓对称，气管居中。双肺透亮度正常，两侧肺纹理走行自然，肺野内未见明显异常密度影。双侧肺门大小、形态及结构正常；纵隔影无增宽，心影大小、形态正常。双侧膈面光滑，肋膈角锐利。胸部骨质未见异常。胸部软组织未见异常。右侧乳房缺如。上腔静脉置管末端约平第8胸椎下缘。诊断意见：两肺及心膈未见异常。右侧乳腺术后改变。

如果不是还有右侧乳腺术后改变的明显特征，让人根本无法相信前后是一个人的检查结果。

八、食管癌

1. 病案

患者女，76岁，四川省人，2015年10月24日初诊。

主诉： 吞咽困难，呃逆1个月。

病史： 患食管癌一年余，现吞咽困难，吃东西就噎，头晕，一受凉就晕，脾气暴躁，呃逆，一打嗝则觉得食道就很舒服，时有心慌心悸，胸闷，无口干口苦，胃口尚可，大小便正常，寐可。

症见： 舌胖大，舌中稍有裂纹，苔白而根稍腻，舌下脉络严重瘀阻。左脉寸沉弱滑涩，关浮有力，略结代；右脉寸尺沉滑涩，关中取有力滑涩，沉取尢。

西医诊断： 食管癌。

中医诊断： 噎膈。

证型： 痰瘀互结，气机阻滞。

治则： 消痰化瘀，利咽降气。

拟方： 启膈散加减治疗。

处方： 川贝母10克、浙贝母30克、沙参15克、丹参30克、桔梗10克、生龙骨15克、生牡蛎15克、红花10克、柿蒂6克、射干10克、郁金10克、砂仁3克、茯苓10克、法夏10克、陈皮10克、厚朴10克、灵芝10克、西洋参10克、铁皮石斛10克、人参10克，7剂。

同时根据患者情况定制了一个疗程的丸剂。

二诊： 患者症状未见明显变化，加炒白芥子6克，继服7剂。

三诊： 患者吃东西有所改善，呃逆减轻，在上方基础上木蝴蝶3克、蝉蜕6克，继服7剂。

四诊： 患者吃东西还是有点卡，总体良好。在上方基础上加僵蚕

10 克。7 剂。

川贝母 10 克、浙贝母 30 克、沙参 15 克、丹参 30 克、桔梗 10 克、生龙骨 15 克、生牡蛎 15 克、红花 10 克、柿蒂 6 克、射干 10 克、郁金 10 克、砂仁 3 克、茯苓 10 克、法夏 10 克、陈皮 10 克、厚朴 10 克、灵芝 10 克、西洋参 10 克、铁皮石斛 10 克、人参 10 克、炒白芥子 6 克、木蝴蝶 3 克、蝉蜕 6 克、僵蚕 10 克，7 剂。

之后患者在这个方子的基础上适当的增减药物吃了近 8 个月的药，同时服用了两个疗程的定制丸剂，效果非常不错，最近患者的儿子和我们联系说老人的食道癌彻底治愈了。

近 80 岁的人了，癌症都能治愈，真的是让人感到非常高兴。不管是患者还是患者家属对医生的信任和配合治疗是这例患者痊愈的关键。

按： 食管癌是指发生于食管黏膜上皮的恶性肿瘤，是人类较为常见的恶性肿瘤之一，中国是世界上食管癌发病率和病死率最高的国家。

食管癌见于中医文献的"噎""膈""噎膈""反胃""翻胃"等。《内经》认为本病与热邪及情志有关，如《素问·阴阳别论》谓："三阳结，谓之隔。"《素问·通评虚实论》曰："隔塞闭绝，上下不通，则暴忧之病也。"并指出此病病邪在胃，如《灵枢·四时气》曰："食饮不下，膈塞不通，邪在胃脘。"

隋·巢元方在《诸病源候论》中根据病因的不同而将"噎"分为"五噎"，"膈"分为"五膈"："夫五噎，谓一曰气噎，二曰忧噎，三曰食噎，四曰劳噎，五曰思噎……噎者，噎塞不通也。""五膈气者，谓忧膈、恚膈、气膈、寒膈、热膈也。"并列出了各种"膈"的证候。

明·李中梓认为与脾虚痰郁有关，"脾胃受伤，血液渐耗，郁气而生痰，痰则塞而不通，气则上而不下，妨碍道路，饮食难进，噎塞所由成也。"明·张介宾认为其病机在于气结和阴伤，"气不行，则噎膈病于上，精血枯涸，则燥结病于下。"张介宾也指出："劫少年少见此证，而惟中衰耗伤者多有之，此其为虚为实概可知矣。"可用温脾滋肾法:"食入反出者,以阳虚不能化也,可补可温,其治尤易……凡治噎膈大法,当以脾肾为主。盖脾主运化,而脾之大络布于胸膈;肾主津液,而肾之气化主乎二阴。故上焦之噎膈,其责在脾;下焦之闭结,其责在肾。治脾者宜从温养,治肾者宜从滋润,舍其二法,他无捷径矣。"

迨至清代,程国彭《医学心悟·噎膈》指出:"凡噎膈症,不出胃脘干槁四字。"李用粹于《证治汇补·噎膈》认为噎"有气滞者,有瘀血者,有火炎者,有痰凝者,有食积者,虽有五种,总归七情之变,由气郁化火,火旺血枯,津液成痰,痰壅而食不化也……有因色欲过度,阴火上炎,遂成膈气,宜作死血治;二陈加当归、桃仁、香附、砂仁、白术、沉香、韭汁、姜汁治之。"其化痰行瘀之治法,后世多有效法。

食管癌病位在食道,属胃气所主,病变脏腑归属于胃,又与肝、脾、肾三脏密切相关。病因以内虚为本,为脾胃气虚、七情所伤及酒食过度损伤脾胃所致。气血津液运行受阻,气滞、痰阻、血瘀阻滞于食道,使食道狭窄;或造成津伤血耗,失于濡润,食道干涩,发为本病。

临床初起咽部或食道内有异物感,吞咽时噎塞不顺,以硬食为甚,饮食尚可咽下,胃脘不适,烧灼痛,进食痛甚,胸内疼痛。继则固体食物难以下咽,汤水可入,终致汤水不入,食入即吐,甚则吐白沫,或如赤豆汁,吞咽时胸膈疼痛,大便燥结如羊屎,形体羸瘦,肌肤甲错,面容憔悴,精神疲惫;末期大肉尽脱,形销骨立而危殆难医。

吞咽困难是食管癌的常见症状,我在临床多用启膈散加减,效果很理想。

启膈散,出自清·程国彭之《医学心悟》,组成、沙参、丹参、茯苓、川贝母、郁金、砂仁壳、荷叶蒂、杵头糠。本方理气开郁,润燥化痰。

启膈散以开郁消瘀与润燥生津之品同用,并于降逆散结之中伍以醒胃升阳之品,主要用于治疗痰气郁滞于胸膈之证,乃"通噎膈,开关之剂"。方中砂仁壳理气醒胃,"气味薄、燥性小,肝旺胃弱者用之合宜""但缺乏砂仁温中散寒的效力"。临床上可用砂仁代替。荷叶蒂，即荷叶的基部，能健脾祛湿，升发脾阳，其作用与荷叶同，但"其味厚胜于他处也"。临床报道中多用荷叶代替。杵头糠即米皮糠的内衣，为稻米的种皮，具有开胃下气之功，是前人治疗噎膈的常用药物；北方亦有采用高粱糠者，发酵后取末冲服重用，以取消食化滞之功。

本方主要用于治疗食管瘘、胃贲门癌、胃食管反流病、贲门失弛缓症、食管功能性疾病等病症；也用于治疗梅核气、胸痹等上焦，中焦相关部位病症。

在上例病案全程治疗中，方子并没有多少变化，就是在启膈散的基础上加加减减，这就是中医守方。

正如名中医岳美中前辈，在其《论医集》中说："治急性病要有胆有识，治慢性病要有方有守"，说明治疗慢性病"守方"的重要性。因此作为一名中医，要对中医的医理有一定的信心，要有定见，不能人云亦云，也不能治疗一段时间没见到想要的效果就觉得自己思路不对，要改方。

同时也要说明一点，在守中也要有变，一是根据患者的兼症，做一定的加减变化，二是有些药品现在不常用，也不容易得到，也要学会变通和替代，在使用时，我一般用柿蒂来替代启膈散中的荷叶蒂，临床效果还是满意的。

2. 常用中药

（1）柿蒂

出自《本草拾遗》，为柿树科植物柿的干燥宿萼。秋、冬二季果实成熟时采摘或食用时收集，洗净、晒干。生用。性味苦、涩，平。归胃经。主要功效为降气止呃。本品味苦降泄，专入胃经，善降胃气而止呃逆，为止呃要药。因其性平和，故凡胃气上逆所致各种呃逆均可以应用。治胃寒呃逆，常配丁香、生姜等同用；若治虚寒呃逆，常与人参、丁香同用；胃热呃逆，可配伍黄连、竹茹等同用；痰浊内阻之呃逆，配伍半夏、陈皮、厚朴等同用；若命门火衰，元气暴脱，上逆作呃，则须配伍附子、人参、丁香等。

《本草纲目》："古方单用柿蒂煮汁饮之，取其苦温能降逆气也。"

《济生方》："柿蒂散加以丁香、生姜之辛热，以开痰散郁，盖从治之法，而昔人常用之收效矣。"

《本草求真》："柿蒂味苦性平，虽与丁香同为止呃之味，然一辛热一苦平，合用兼得寒热兼济之妙。"

（2）川贝母

出《神农本草经》，为百合科植物川贝母，暗紫贝母，甘肃贝母或梭砂贝母的鳞茎。前三者按不同性状习称"松贝"和"青贝"；后者称"炉贝"。主产于四川、云南、甘肃等地。性味苦、甘，微寒。归肺、心经。具有清热化痰，润肺止咳，散结消肿之功效。

川贝母性寒味微苦，能清泄肺热化痰，又味甘质润能润肺止咳，尤宜于内伤久咳，燥痰、热痰之证。治肺阴虚劳嗽，久咳有痰者，常配沙参、麦冬等以养阴润肺化痰止咳；治肺热、肺燥咳嗽，常配知母以清肺润燥，化痰止咳。

本品能清化郁热，化痰散结。治痰火郁结之瘰疬，常配玄参、牡蛎等药用；治热毒壅结之乳痈、肺痈，常配蒲公英、鱼腥草等以清热解毒，消肿散结。

注意本品不宜与乌头类药材同用。脾胃虚寒及有湿痰者不宜用。

《神农本草经》："主伤寒烦热，淋沥邪气，疝瘕，喉痹，乳难，金疮，风痉。"

《本草汇编》"治虚劳咳嗽，吐血咯血，肺痿肺痈，妇人乳痈，痈疽及诸郁之证。"

《本草汇言》："贝母，开郁，下气，化痰之药也，润肺消痰，止咳定喘，则虚劳火结之证，贝母专司首剂。"

九、胃癌

1. 病案

病案一

患者孙某，男，68岁，2017年7月3日初诊。

主诉：吞咽困难、呃逆1月余。

病史：患者1998年做了胃小弯大切手术，残胃壁明显增厚。后查出患有糖尿病和高血压，以药物维持至今。2017年6月，出现呃逆，打嗝严重，吃饭吞咽困难，饭后打嗝更明显，到某医院进行治疗，经检查为低分化胃腺癌。按医院医生建议做了2个疗程的化疗，作用不明显，医生再次建议进行放疗，如放疗效果再不理想就只有进行手术治疗。家属听后毅然拒绝进行放疗。患者的一个亲戚是中西医结合科医生，对我有所了解，推荐其到我们诊所诊治。

症见：患者形体消瘦，精神萎靡，面色㿠白，嗝声不断，自述吃东西难以下咽，食入即吐，寐差，大便干，夜尿5～6次，舌体胖大，舌下瘀阻，脉滑涩，左关小豆。

西医诊断：残胃癌。

中医诊断：噎膈。

证型：痰气交阻，脾虚痰凝，气滞血瘀，气阴两虚。

治则：开郁化痰，润燥降气，理气化瘀，气阴两补。

拟方：沙参麦冬汤合启膈散加减。

处方：沙参10克、丹参10克、浙贝母15克、砂仁3克、柿蒂3克、郁金10克、灵芝30克、炒五仙各10克、太子参10克、炒酸枣仁30克、茯神15克、合欢皮15克、车前子10克、玄参15克、元胡10克、人参10克、西洋参10克、铁皮石斛10克、乌药10克、山药10克、益智仁10克、炒白术10克、茯苓15克、陈皮10克、生地15克、麦冬 15 克、玫瑰花 10 克、红花 10，7 付。

同时根据患者具体病情配制丸药一个疗程，配合水药治疗。

二诊： 患者吃了七付药以后复诊，打嗝明显好转，只是偶尔还会有打嗝，睡眠大好，饭量明显增加，夜尿明显减少，一夜只有 2～3 次，精神状态转佳，再来我处笑呵呵地和工作人员打招呼，就象变了一个人一样。自吃中药开始，停了降压药和降糖药，而血压和血糖竟然全部正常了。现惟大便稍干，双腿有点麻，活动以后减轻。在上方基础上玄参加到 30 克，加黄芪 30 克、鸡血藤 15 克、川芎 10 克。

病案二

患者刘某，男，72 岁，2018 年 11 月 3 日初诊。

主诉： 朝食暮吐 2 周余。

病史： 患者一年前诊断为胃癌，看了很多地方也不见起色，近 2 周出现早晨吃的东西，到了晚上就会都吐出来，而且一点也没有消化，人也变得越来越消瘦，属于典型的"朝食暮吐"。到诊所的时候虽然是 11 月份，天气虽已转凉，但他穿的衣服差不多是别人的一倍。常干哕，自觉气机上逆，矢气少，大便也少，寐差多梦，舌体胖大苔腻稍腐，舌下脉络严重瘀阻，左脉滑涩小结代，右尺滑小豆，关重按弱。

西医诊断： 胃癌。

中医诊断： 反胃。

证型： 脾胃虚寒，肾阳虚衰，火不暖土。

治则： 温脾暖胃，补肾温阳，降气止呕，益火暖土。

拟方： 吴茱萸汤，理中丸，四逆汤合橘皮汤加味。

处方如下：

吴茱萸 10 克、人参 10 克、生姜 25 克、大枣 6 枚、干姜 10 克、白术 10 克、炙甘草 10 克、黑附片 10 克、香附 10 克、陈皮 10 克、炒枳壳 10 克、柿蒂 3 克。5 付，水煎服，一日三次。

患者吃了一付反馈，吐得更厉害了，原来是白天吃的东西到晚上才吐，现在是吃了就吐了！此是药力过猛了，病情由寒转热的好现象！

于是让他减量，一付药吃两天，药量减半后，明显好转。吃了几付药之后，不仅吐好转了，而且消化也好了，能吸收了，大便也正常多了，于是二诊时在原方的基础上加了炒五仙加强健胃消食之功。另配中药药丸一个疗程（3个月），以治其本。

按：胃癌是指起源于胃黏膜上皮细胞的恶性肿瘤，其发病部位包括贲门、胃体、幽门。胃癌是最常见的恶性肿瘤之一。胃癌主要见于中医文献"胃反""反胃""翻胃""膈症""积聚"等范畴。

胃反之病名首见于东汉《金匮要略·呕吐哕下利病脉证治》篇："朝食暮吐，暮食朝吐，名曰胃反。"明确指出本病的病机主要是脾胃损伤，不能腐熟水谷。隋·巢元方《诸病源候论·胃反候》对《金匮要略》之说有所发挥，"荣卫俱虚，其血气不足，停水积饮，在胃脘则脏冷，脏冷则脾不磨，脾不磨则宿谷不化。其气逆而成胃反也。"强调了荣卫俱虚，血气不足在致病中的作用。

金元时期，朱丹溪《丹溪心法·反胃》提出"反胃大约有四：血虚、气虚、有热、有痰"之说，治疗上主张根据气、血、痰、热偏重不同辨证选方，"血虚者四物为主，气虚者四君子为主，热以解毒为主，痰以二陈为主"。

明·《景岳全书·反胃》有："或以酷饮无度，伤于酒湿，或以纵食生冷败其阳……总之，无非内伤之甚，致损胃气而然。"

明·李中梓根据临床实际，对反胃的病机提出了不同的意见。他在《医宗必读·反胃噎膈》中曰："反胃大都属寒，然亦不可拘也。脉大有力，当作热治，脉小无力，当作寒医。色之黄白而枯者为虚寒，色之红赤而泽者为实热，以脉合证，以色合脉，庶乎无误。"丰富了反胃的辨证内容。

清·沈金鳌《杂病源流犀烛·噎塞反胃关格源流》对反胃的病机作出了较为系统的总结："反胃原于真火衰微，胃寒脾弱，不能纳谷，故早食晚吐，晚食早吐，日日如此，以饮食入胃，既抵胃之下脘，复返而出也。若脉数，为邪热不杀谷，乃火性上炎，多升少降也。"

六淫外邪，从皮毛及脏腑，稽留不去，脏腑受损，阻滞气机，痰湿内生，瘀血留滞，脾胃升降失常，当升不升，当降不降，则成朝食暮吐，或暮食朝吐。而忧思伤脾，脾伤则气结；恼怒伤肝，肝火横逆犯胃；脾胃升降失和，受纳运化水谷失常，而引起进食噎塞难下，或食入良久反吐。饮食失当，或饥饱失调，或恣食肥甘厚腻，损伤脾胃，运化功能失常，饮食停留，终至尽吐而出。但不管是外因、内因、不内外因，终由素体虚弱，脾胃虚寒；或劳倦过度，久病脾胃受伤，均致中焦受纳运化无权，水谷留滞。《医宗必读·反胃噎膈》曰："大抵气血亏虚，复因悲思忧患，则脾胃受伤……脾胃虚伤，运行失职，不能腐熟五谷，变化精微，朝食暮吐，暮食朝吐，食虽入胃，复反而出，反胃所由成也。"

胃癌的病变在脾胃，与肝肾两脏密切相关。胃主受纳，脾主运化。若因六淫外侵，七情受困，或饮食所伤，或素体不足，均致脾胃运化失常。肝主疏泄，肝郁气滞，影响脾胃气机的升降；疾病日久，脾肾阳虚，无法腐熟水谷，均致饮食停留。而气滞血瘀，痰湿内阻，是本病的主要病理特点。

今所举两个病案，病机完全不同，一为痰气互结，气阴两虚，故用启膈散加减治疗，因启膈散在前已做介绍，在此从略，主要介绍一下第二个病案的用药思路。在此要先说一下重点：食入即吐者为热，朝食暮吐者为寒！

这个病案，看似简单的十几味药，实是蕴含着几个经方，更包含着临证灵活加减化裁的思路。

首先我们看一下，这其中有几个经方：一是吴茱萸汤，二是理中丸，三是四逆汤，四是橘皮汤，都是治呕哕的经方。

吴茱萸汤。《伤寒论》中的组成是：吴茱萸一升（洗），人参三两，生姜六两（切），大枣十二枚（擘），分别见于阳明篇、少阴篇和厥阴篇。

《伤寒论》原文：

食谷欲呕者，属阳明也，吴茱萸汤主之。

少阴病，吐利，手足厥冷，烦躁欲死者，吴茱萸汤主之。

干呕，吐涎沫，头痛者，吴茱萸汤主之。

吴茱萸汤现多用于脾胃虚寒或肝经寒气上逆，而见吞酸嘈杂，或头顶痛、干呕、吐涎沫，舌淡苔白滑，脉沉迟者。

理中丸方组成为：人参、炙甘草、白术、干姜各三两。

《伤寒论》原文：霍乱，头痛、发热、身疼痛、热多欲饮水者，五苓散主之；寒多不用水者，理中丸主之。

主治温中散寒，健胃。用于脾胃虚寒，呕吐泄泻，胸满腹痛，及消化不良见上述证候者。

四逆汤组成：附子、炙甘草、干姜。四逆汤大家都知道是回阳救逆的名方，《伤寒论》中但凡是肾阳虚或整体阳虚都，都用附子，而关于呕的见于霍乱篇，原文为：呕而脉弱，小便复利，身有微热，见厥者，难治，四逆汤主之。

而橘皮汤则见于《金匮要略》的《呕吐哕下利病脉证治第十七》，原文如下：

干呕，哕，若手足厥者，橘皮汤主之。橘皮汤方：橘皮四两生姜半斤。右二味，以水七升，煮取三升，温服一升，下咽即愈。

这四个方子都是治呕哕的，我为什么选择这几个经方呢，看其舌脉并不完全符合条文，这就涉及到一个关键点，学习经方甚至是学习中医的关键，那就是病机，重要的说三遍：病机、病机、病机！！

因为患者虽然自己不觉得冷，但穿的衣服比正常人厚，是有阳虚，而他的症状是典型的朝食暮吐。"朝食暮吐，暮食朝吐，宿谷不化，名曰胃反（反胃）。"朝食暮吐者是胃中有寒，致使胃失和降，吃的东西也不能消化，即宿谷不化。而与之相对的是"食入即吐"，这种情况就是胃中有热了。

虽然患者有很多症状，而其主症就是朝食暮吐，而这个病的病机就是胃中虚寒，我们抓住了这个病机，故用吴茱萸汤、理中丸和四逆汤合方。

而患者还有自觉气机上逆，矢气少，大便少，所以就加了理气的香附、陈皮、炒枳壳，柿蒂。香附疏肝解郁，理气宽中，可用于脾胃气滞，脘腹痞闷，陈皮理气健脾，燥湿化痰，在这里又与生姜合为橘皮汤，治呕。而枳壳，更是宽中下气之品，《药性赋》中有：宽中下气枳壳缓而枳实速也。在这里用枳壳就是用它宽中下气之力较缓，因病人久病正气较虚。至于柿蒂，取其降气止呃。众药合用，即可治胃虚寒之本，又可理气降逆，治呕哕之标。至于第一付药，患者吃了之后，由朝食暮吐，变成了食入即吐，是由于本方大热，骤然入胃，胃所不纳，而药热在胃，胃气上逆而吐。于是改为减量服用，则不再呕吐，由于胃阳恢复，患者胃口好转，也能够消化食物了。

2. 常用中药

（1）吴茱萸

出于《神农本草经》，为芸香科植物吴茱萸、石虎或疏毛吴茱萸的干燥近成熟果实。味辛、苦，性热；有小毒。归肝、脾、胃、肾经。可散寒止痛，降逆止呕，助阳止泻。

吴茱萸辛散苦泄，性热祛寒，主入肝经，既散肝经之寒邪，又疏肝气之郁滞，为治肝寒气滞诸痛之主药。每与生姜、人参等同用，治厥阴头痛，干呕吐涎沫，苔白脉迟等；常与小茴香、川楝子、木香等配伍，治寒疝腹痛；与桂枝、当归、川芎等同用，可治冲任虚寒，瘀血阻滞之痛经；与木瓜、苏叶、槟榔等配伍，治寒湿脚气肿痛，或上冲入腹，如鸡鸣散。

本品辛散苦泄，性热祛寒，善能散寒止痛，还能疏肝解郁，降逆止呕，兼能制酸止痛。常与干姜、甘草同用，可治霍乱心腹痛，呕吐不止；与半夏、生姜等同用，可治外寒内侵、胃失和降之呕吐；配伍黄连，可治肝郁化火，肝胃不和的胁痛口苦，呕吐吞酸。本品性味辛热，能温脾益肾，助阳止泻，为治脾肾阳虚，五更泄泻之常用药，多与补骨脂、肉豆蔻、五味子等同用。

《神农本草经》：“主温中下气，止痛，咳逆寒热，除湿，血痹，逐风邪，开腠理。”

《本草纲目》：“开郁化滞，治吞酸，厥阴痰涎头痛，阴毒腹痛，疝气血痢，喉舌口疮。”《本草经疏》：“吴茱萸，辛温暖脾胃而散寒邪，则中自温、气自下，而诸证悉除。”

（2）生姜

最早见于《名医别录》，为姜科植物姜的新鲜根茎。味辛，性温。归肺、脾、胃经。解表散寒，温中止呕，温肺止咳。

生姜辛散温通，能温胃散寒，和中降逆，其止呕功良，素有“呕家圣药”之称，随证配伍可治疗多种呕吐。因其本为温胃之品，故对胃寒呕吐最为适合，可配伍高良姜、白豆蔻等温胃止呕药。若胃热呕吐者，可配黄连、竹茹、枇杷叶等清胃止呕药。某些止呕药用姜汁制过，能增强止呕作用，如姜半夏、姜竹茹等。

辛散温通，本品能发汗解表，祛风散寒，但作用较弱，故适用于风寒感冒轻证，可单煎或配红糖、葱白煎服。平时感受风寒之初，如及时喝一碗生姜红糖水，可预防风寒感冒。本品更多是作为辅助之品，与桂枝、羌活等辛温解表药同用，以增强发汗解表之力。

本品辛温发散，能温肺散寒、化痰止咳，对于肺寒咳嗽，不论有无外感风寒，或痰多痰少，皆可选用。此外，生姜对生半夏、生南星等药物之毒，以及鱼蟹等食物中毒，均有一定的解毒作用。如遇天南星、半夏中毒的喉舌麻木肿痛，或呕逆不止、难以下食者，可取生姜汁冲服。

《名医别录》：“主伤寒头痛鼻塞，咳逆上气。”

《药性论》：“主痰水气满，下气；生与干并治嗽，疗时疾，止呕吐不下食。”

《医学启源》：“温中去湿。制厚朴、半夏毒。”

（3）干姜

出自《神农本草经》为姜科植物姜的干燥根茎。味辛，性热。归脾、胃、肾、心、肺经。主温中散寒，回阳通脉，温肺化饮。

干姜辛热燥烈，主入脾胃而长于温中散寒、健运脾阳，为温暖中焦之主药。多与党参、白术等同用，治脾胃虚寒，脘腹冷痛等；常配高良姜，治胃寒呕吐；可与黄芩、黄连、人参等同用，治上热下寒，寒热格拒，食入即吐者，如干姜黄芩黄连人参汤；治中寒水泻，可单用为末服，亦可与党参、白术、甘草等同用。

干姜辛热，守而不走，有温阳守中，回阳通脉的功效。治心肾阳虚，阴寒内盛所致亡阳厥逆，脉微欲绝者，每与附子相须为用，如四逆汤。

本品辛热，入肺经，善能温肺散寒化饮。常与细辛、五味子、麻黄等同用，治寒饮喘咳，形寒背冷，痰多清稀之证，如小青龙汤。

《神农本草经》："主胸满咳逆上气，温中，止血，出汗，逐风湿痹，肠澼下痢。生者尤良。"

《珍珠囊》："干姜其用有四：通心阳，一也；去脏腑沉寒痼冷，二也；发诸经之寒气，三也；治感寒腹痛，四也。"

《本草求真》："干姜，大热无毒，守而不走，凡胃中虚冷，元阳欲绝，合以附子同投，则能回阳立效，故书有附子无姜不热之句。"

（4）附子

出自《神农本草经》，为毛茛科植物乌头的子根的加工品。加工炮制为盐附子、黑附片（黑顺片）、白附片、淡附片、炮附片等。本品辛、甘，大热。有毒。归心、肾、脾经。回阳救逆，补火助阳，散寒止痛，为"回阳救逆第一品药"。

附子走而不守，能上助心阳、中温脾阳、下补肾阳。常与干姜、甘草同用，治吐利汗出，发热恶寒，四肢拘急，手足厥冷，或大汗、大吐、大泻所致亡阳证；本品能回阳救逆，人参能大补元气，二者同用，可治亡阳兼气脱者，如参附汤；若寒邪入里，直中三阴而见四肢厥冷，恶寒倦卧，吐泻腹痛，脉沉迟无力或无脉者，可与干姜、肉桂、人参同用。

附子辛甘温煦，有峻补元阳、益火消阴之效，凡肾、脾、心诸脏阳气衰弱者均可应用。配肉桂、山茱萸、熟地等，可治肾阳不足，命门火衰所致阳痿滑精、宫寒不孕、腰膝冷痛、夜尿频多者；配党参、白术、干姜等，可治脾肾阳虚、寒湿内盛所致脘腹冷痛、大便溏泻等；与茯苓、白术等同用，可治脾肾阳虚，水气内停所致小便不利、肢体浮肿者；若治心阳衰弱，心悸气短、胸痹心痛者，可与人参、桂枝等同用；治阳虚兼外感风寒者，常与麻黄、细辛同用，如麻黄附子细辛汤。

本品气雄性悍，走而不守，能温经通络，逐经络中风寒湿邪，故有较强的散寒止痛作用。凡风寒湿痹周身骨节疼痛者均可用之，尤善治寒痹痛剧者。本品有毒，宜先煎 0.5～1 小时，至口尝无麻辣感为度。附子反半夏、瓜蒌、贝母、白蔹、白及。生品多外用，内服须炮制。若内服过量，或炮制、煎煮方法不当，可引起中毒。

《神农本草经》："主风寒咳逆邪气，温中，金疮，破癥坚积聚，血瘕，寒湿踒躄，拘挛膝痛，不能行步。"

《本草汇言》："附子，回阳气，散阴寒，逐冷痰，通关节之猛药也。诸病真阳不足，虚火上升，咽喉不利，饮食不入，服寒药愈甚者，附子乃命门主药，能入其窟穴而招之，引火归原，则浮游之火自熄矣。凡属阳虚阴极之候，肺肾无热证者，服之有起死之殊功。"

《本草正义》："附子，本是辛温大热，其性善走，故为通十二经纯阳之要药，外则达皮毛而除表寒，里则达下元而温痼冷，彻内彻外，凡三焦经络，诸脏诸腑，果有真寒，无不可治。"

十、结肠癌

1. 病案

宁某某，女，82 岁。2018 年 5 月 3 日初诊。

主诉：脓血便 1 周余，加重 2 天。

病史：患者为结肠癌晚期，本次因大便次数过多于 1 周前住院治疗。

每日大便20～30次，排脓样稀血便，腹疼拒按，伴气短、无力、怕冷，大小便需人扶持，在医院用药治疗（具体药物不详）1周未见明显效果，近两日大便排出血块。因患者为高龄癌症晚期，本已推辞，但家属两三请求用中药治疗，并声明"治不好不怪医生，不用医生负责"，感其心诚遂应诊。舌质偏淡，苔白腻而腐，中间黑色为服药后染苔。

西医诊断：结肠癌。

中医诊断：便血。

证型：脾阳虚，脾不统血，气血不足。

治则：健脾温中，养血止血，涩肠止泻。

拟方：黄土汤合桃花汤加减。

灶心土30克、仙鹤草30克、赤石脂30克、干姜10克、三七10克、茜草炭10克、地榆炭10克、炒白术10克、甘草10克、黑附片6克、炒黄芩6克、生地10克、阿胶10克（烊化）、粳米30克。一剂，水煎服。

患者在医院住院不敢让医生知道，只能偷服中药，一剂中药当晚仅服一次，大便次数明显减少，一夜仅便2～3次，翌日晨便血即止，医院医师在查房时知道血便止后，惊叹"治疗这么多天，终于见效！"，家属心知是中药效果，又不能明说，只能诺诺。另配中药药丸一个疗程（3个月），以治其本。

按：结肠癌是发生在结肠（包括升结肠、横结肠、降结肠和乙状结肠）的癌症，是人类最常见的恶性肿瘤之一。结肠癌属中医文献中"肠积""脏毒""肠澼""癥瘕"等范畴。

《灵枢·五变》谓："人之善病肠中积聚者……则胃肠恶，恶则邪气留之，积聚乃伤，肠胃之间，寒温不次，邪气稍至，蓄积留止，大聚乃起。"《灵枢·刺节真邪》："虚邪入至于身也深，寒与热相搏，久留而肉著……邪气居其间而不及，发为筋瘤……肠瘤……昔瘤。"指出了肠中积聚及肠瘤的发病过程。

隋代巢元方在《诸病源候论》中认为："癥者，由寒温失节，致脏腑之气虚弱，而食饮不消，聚结在内，染渐生长，块段盘牢不移动者是也。"指出其腹中包块，盘牢不移的特点。

《证治要诀·大小肠门》有载："诸病坏证，久下脓血，或如死猪肝色，或五色杂下，频出无禁，有类于痢。"指出肠潞有类于痢疾。

金元四大家之一的朱丹溪在其《丹溪心法》中云："坐卧湿地，醉饮房劳，生冷停寒，酒面积热，以致荣血失道，渗入大肠，此肠风脏毒之所由作也。"进一步指出了其病因。

中医学将结肠癌的病因概括为内因和外因。内因包括正气亏虚和情志失调；外因包括感受外邪、环境因素和饮食所伤。根本病变机制是机体阴阳失调，正气虚弱。湿热、火毒、瘀滞属病之标，脾虚、肾亏、正气不足乃病之本，二者互为因果，由虚而致积，因积而益虚，久则积渐大而体更虚。

便血，血从肛门而出，或随大便夹杂而下，或下纯血，为结肠癌的主要症状。这例患者已是癌症晚期，便血不止，患者每日大便 20～30 次，排脓样稀血便，大小便需人扶持，如不及时止血，则正气虚衰，势必危矣。急则治其标，当前应以止血为要，患者腹疼拒按，伴气短、无力、怕冷，舌质偏淡，苔白腻是脾阳虚衰之证，故以黄土汤与桃花汤加减。

黄土汤组成：甘草、干地黄、白术、附子、阿胶、黄芩、灶心土。主治：阳虚便血。大便下血，先便后血，或吐血、衄血，以及妇人崩漏，血色暗淡，四肢不温，面色萎黄，舌淡苔白，脉沉细无力者。

灶心土温中收涩止血，为君。灶心土煎汤代水煮药，阿胶烊化。附子、白术脾肾双补；阿胶、生地滋阴养血；黄芩可以止血，又可佐制温热以防动血；甘草和药益气调中。黄芩其性苦寒，但有附子等大量温热药于方中，则无碍方之大意，且其可以防止诸温热之品动血之嫌。

桃花汤组成：赤石脂、干姜、粳米，温中涩肠止痢。主治：虚寒痢。下痢不止，便脓血，色黯不鲜，日久不愈，腹痛喜温喜按，舌淡苔白，脉迟弱或微细。

更加仙鹤草补虚止血，三七活血止血、茜草炭和地榆炭凉血止血，诸药合用，温中止血，药专力宏，故一剂而血止。

2. 常用中药

（1）灶心土

最早见于《名医别录》，为烧木柴或杂草的土灶内底部中心的焦黄土块，又名伏龙肝。性味辛，温。归脾、胃经。功效温中止血，止呕，止泻。

本品性温，能温暖中焦，收摄脾气而止血，为温经止血之要药。对脾气虚寒，不能统血之出血病证，皆可应用，尤其对吐血、便血的疗效更佳。单以本品用水淘汁，和蜜服，可治吐血、衄血；凡脾气虚寒之大便下血、吐血、衄血、崩漏等，以之与附子、白术、地黄等同用，如黄土汤。

本品性温质重，长于温中和胃而降逆止呕。主治脾胃虚寒，胃气不降所致的呕吐，与干姜、半夏、白术等同用；也可用治反胃、妊娠呕吐。又能涩肠止泻，主治脾虚久泻，常配伍附子、干姜、白术等。若治胎前下痢，产后不止者，可以山楂、黑糖为丸，用本品煎汤代水送服。

《名医别录》："主妇人漏中，吐下血，止咳逆，止血，消痈肿毒气。"

《本草汇言》："伏龙肝，温脾渗湿，性燥而平，气温而和，味甘而敛，以藏为用者也。故善主血失所藏，如《金匮》之疗先便血；《名医别录》方之止妇人血漏，漏带赤白；《蜀本草》之治便血血痢，污秽久延；《杂病方》之定心胃卒痛，温汤调服七剂即定。他如藏寒下泄，脾胃因寒湿而致动血络，成一切失血诸疾，无用不宜尔。"

《本草便读》："伏龙肝即灶心土，须对釜脐下经火久炼而成形者，具土之质，得火之性，化柔为刚，味兼辛苦。其功专入脾胃，有扶阳退阴散结除邪之意。凡诸血病，由脾胃阳虚而不能统摄者，皆可用之，

《金匮》黄土汤即此意。"

（2）赤石脂

出于《神农本草经》，为硅酸盐类矿物多水高岭石族多水高岭石。研末水飞或火煅水飞用。甘、涩，温。归大肠、胃经。

本品甘温调中，味涩质重，入于胃肠，长于涩肠止泻，尚可止血，为久泻久痢，下痢脓血之常用药物。治泻痢日久，滑脱不禁，脱肛等证，常与禹余粮相须为用，如赤石脂禹余粮汤；若虚寒下痢，便脓血不止者，常与干姜、粳米同用，如桃花汤。

本品味涩能收敛止血，质重入于下焦，而以崩漏、便血者为多用。治崩漏，常与海螵蛸、侧柏叶等同用；治便血、痔疮出血，常与禹余粮、龙骨、地榆等药同用。本品既可固冲，又可止带，配伍鹿角霜、芡实等药，可用于妇女肾虚带脉失约日久而赤白带下者。另外用有收湿敛疮生肌的功效，可与龙骨、乳香、没药、血竭等同用，研细末，掺于与疮口。

在桃花汤中本品用法较特殊，一半水煎服，一半研粉吞服，尤需注意。

《神农本草经》："主泻痢，肠澼脓血，下血赤白。"

《名医别录》："疗腹痛肠澼，下痢赤白，……女子崩中漏下，产难胞衣不出"。

《本经逢原》："赤石脂功专止血固下。仲景桃花汤下痢便脓血者，取石脂之重涩，入下焦血分固脱，……火热暴注，初痢有积滞者勿用"。

（3）地榆

出自《神农本草经》，为蔷薇科植物地榆或长叶地榆的根。前者产于我国南北各地，后者习称"绵地榆"，主要产于安徽、浙江、江苏、江西等地。性味苦、酸、涩，微寒。归肝、大肠经。凉血止血，解毒敛疮。

地榆味苦寒入血分，长于泄热而凉血止血；味兼酸涩，又能收敛止血，可用治多种血热出血之证。又因其性下降，故尤宜于下焦之出血。常配伍生地黄、白芍、黄芩、槐花等，用治便血因于热甚者；常与槐角、防风、黄芩、枳壳等配伍，用治痔疮出血，血色鲜红者；可与生地黄、黄芩、牡丹皮等同用，用治血热甚，崩漏量多色红，兼见口燥唇焦者。本品苦寒兼酸涩，功能清热解毒，凉血涩肠而止痢，对于血痢不止者亦有良效。

本品苦寒能泻火解毒，味酸涩能敛疮，为治水火烫伤之要药，可单味研末麻油调敷，或配大黄粉，或配黄连、冰片研末调敷。但对于大面积烧伤病人，不宜使用地榆制剂外涂，以防其所含鞣质被大量吸收而引起中毒性肝炎。

止血多炒炭用，解毒敛疮多生用。

《神农本草经》："主妇人乳疒至痛，七伤，带下病，止痛，除恶肉，止汗，疗金疮。"

《本草纲目》："地榆，除下焦热，治大小便血证。止血，取上截切片炒用，其梢能行血，不可不知。杨士瀛云：诸疮痈者加地榆，痒者加黄芩。"

《本草正》："味苦微涩，性寒而降，既消且涩，故能止吐血、衄血，清火明目，治肠风血痢及女人崩漏下血，月经不止，带浊痔漏，产后阴气散失，亦敛盗汗，疗热痞，除恶肉，止疮毒疼痛。凡血热者当用，虚寒者不相宜也。作膏可贴金疮，捣汁可涂虎、犬、蛇、虫伤毒，饮之亦可。"

十一、肝癌

1. 病案

病案一

患者男性，71 岁，2019 年 6 月 2 日初诊

主诉：腹水、咳吐白痰 2 周。

病史：该患者是一个重症肝癌患者，甲胎蛋白已经超过了 2000，医院不再收治，直接通知家属让出院回家，患者家属没有办法。患者

在家里用靶向药 4 天，出现严重的药物反应，呕吐，大便失禁，极度虚弱，不能下床行走。停药第二日，可正常吃饭，体力恢复了很多，但腹部明显隆起，轻按会疼，不能左右侧躺，平躺舒适。胃胀，纳少，咳嗽吐白色痰，只能平躺不能侧卧，睡 1～2 小时就会咳醒，如果侧卧就咳嗽，严重腹水，两脚水肿，舌红中有裂纹苔稍黄。

西医诊断：肝癌。

中医诊断：臌胀。

证型：虚劳水泛。

治则：益气化痰，健脾利水。

拟方：葶苈大枣泻肺汤、五仙散、四君子汤、温胆汤加减治疗。

处方：炒五仙各 10 克、葶苈子 15 克、大枣 10 个、法半夏 15 克、茯苓 15 克、厚朴 10 克、陈皮 15 克、车前草 30 克、浙贝母 30 克、竹茹 10 克、枳实 10 克、甘草 10 克、灵芝 30 克、红花 10 克、炒牛蒡子 15 克、人参 10 克、炒白术 10 克、泽泻 15 克。3 剂，水煎服。

二诊：患者女儿反馈当天下午 14 点半左右喝第一碗 150 毫升的量，之后矢气增加，三个小时之内小便两次，颜色变浅。次日咳嗽加重，咳嗽的厉害，吐出来都是白色的痰。虽然有消肿的迹象，但咳嗽的厉害了，气短气喘的明显，手脚无力，不能左右侧躺，会引发咳嗽。只仰卧时会舒服些。

遂改方：猪苓 15 克、姜黄 10 克、黄芩 10 克、黄连 6 克、滑石 30 克，2 剂。

三诊：患者肝区不象昨天那么胀了，出汗后人感觉轻松许多。

处方：猪苓 15 克、茯苓 15 克、生白术 15 克、薏苡仁 30 克、冬瓜皮 15 克、车前草 30 克、黄芪 30 克。

四诊：患者昨晚和早上可自己起床入厕，不用人扶着了，饮食正常，体力渐强，饮食正常，肝区目前没有痛感，身体不出汗，燥热全部集中在脖子以上。脖子以上潮湿，不是大汗。

处方：猪苓 15 克、姜黄 10 克、黄芩 10 克、黄连 3 克、滑石 30 克、茯苓 15 克、生白术 15 克、薏苡仁 30 克、冬瓜皮 30 克、车前草 30 克、砂仁 3 克、炒王不留行 15，2 剂。

四诊：患者尿量增加，睡眠质量转好，时长超过 3 小时，气力恢复。自用药以来水肿渐消，遂改方如下：

处方：西洋参 10 克、铁皮石斛 10 克、黄芪 30 克、当归 10 克、猪苓 15 克、姜黄 10 克、黄芩 10 克、黄连 3 克、滑石 30 克、茯苓 15 克、生白术 15 克、薏苡仁 30 克、冬瓜皮 15 克、车前草 15 克、砂仁 3 克、炒王不留行 15 克、葶苈子 15 克、大枣 10 个，3 付。

五诊：睡眠好转，有力气，咳嗽减轻，改方。

处方：知母 10 克、炒神曲 10 克、炒山楂 10 克、炒麦芽 10 克、炒谷芽 10 克、炒鸡内金 10 克、西洋参 10 克、铁皮石斛 10 克、黄芪 30 克、当归 10 克、猪苓 15 克、姜黄 10 克、黄芩 10 克、黄连 3 克、滑石 15 克、茯苓 15 克、生白术 15 克、薏苡仁 30 克、冬瓜皮 15 克、车前草 15 克、砂仁 3 克、炒王不留行 15 克、葶苈子 15 克、大枣 10 个。2 剂。

六诊：患者咳嗽依旧，加玄胡、紫菀、款冬花。

七诊：咳嗽缓解，现在最明显的就是咳嗽时伴有白色泡沫状粘液，像痰比痰清淡。水肿基本消褪了！更方以小青龙汤。

处方：麻黄 10 克、桂枝 10 克、生白芍 10 克、干姜 10 克、细辛 3 克、法夏 10 克、五味子 10 克、炙甘草 10 克、生姜 3 片、大枣 3 个。

八诊：这周比之前消瘦了，晚上频繁起夜上厕所，没有食欲，两条腿站久点就酸胀，身子虚弱，没力气。肚脐以下胀胀的感觉。

处方：葶苈子 15 克、麻黄 10 克、桂枝 10 克、生白芍 10 克、干姜 10 克、细辛 3 克、法夏 10 克、五味子 10 克、炙甘草 10 克、生姜 3 片、大枣 3 个、桑白皮 10 克、知母 10 克、铁皮石斛 10 克、炒神曲 10 克、炒山楂 10 克、炒麦芽 10 克、炒谷芽 10 克、炒鸡内金 10 克、乌药 10 克、山药 10 克、益智仁 10 克、黄芪 60 克、人参 10 克、升麻 6 克、柴胡 6 克、桔梗 6 克、茯神 15 克、灵芝 30。

九诊：不咳嗽了，也没有白色的泡沫痰了。

处方：铁皮石斛10克、炒神曲10克、炒山楂10克、炒麦芽10克、炒谷芽10克、炒鸡内金10克、黄芪60克、人参10克、升麻6克、柴胡6克、桔梗6克、茯神15克、灵芝30克、车前草15克、冬瓜皮15克、泽泻15克、车前子10克、醋鳖甲30克、浙贝30克、郁金15克、丹参15克、红花10克、当归10克、炒白芍10克、枸杞10克、五味子10克、法夏15克、胆南星10克、炒白芥子10克、茯苓15克。

后患者在此方基础上稍做加减，症状全部改善。另配中药药丸一个疗程（3个月），以治其本。

病案二

患者男性，40岁，广西人，2014年5月27日初诊。

主诉：腹胀、气喘3周。

病史：患者患有肝硬化，并出现了腹水，近3周来出现腹胀，气喘，遇劳加重，上午精神还好些，下午则感到很累，只想躺着，精神状态较差。睡眠困难，经常彻夜不眠，已经有3～4年了。

症见：右胁部叩击痛，腰酸，时有口苦，时有偏头痛（少阳经）。脾气急躁，胃口不好，不爱吃东西。大便少，时稀时干，有时想上厕所而到了厕所又没有。小便黄。舌体胖大，边有齿痕，中根部苔淡黄腻，舌下脉络瘀阻。脉滑数有力，右脉小洪。

西医诊断：肝硬化腹水。

中医诊断：臌胀。

证型：痰瘀互结、肝郁脾虚、湿郁化热。

治则：疏肝健脾、清热化湿、祛痰化瘀。

拟方：小柴胡汤、温胆汤、乙肝秘方（自创）加减化裁。

处方：柴胡25克、黄芩10克、法半夏15克、竹茹10克、枳实10克、陈皮15克、甘草6克、茯苓15克、茯神15克、远志12克、石菖蒲6克、郁金10克、香附10克、合欢皮15克、首乌藤15克、西洋参 10 克、铁皮石斛 10 克、怀牛膝 15 克、杜仲 15 克、菟丝子 10 克、白花蛇舌草 15 克、茵陈 10 克、胆南星 10 克、党参 10 克、藿香 10 克、丹参 15 克、红花 10 克、灵芝 30 克、五味子 10 克、生龙骨 30 克，7 付。

同时根据患者具体情况配制丸药三个月，配合水药一起服用。

二诊： 服药两包后，患者感觉挺好，人还是挺精神的，不会难受。服药三天后患者反馈，人的精神和肚子的那种难受不舒服已经好很多了，也不明显的胀了，尿量也多了些，也退黄了很多。服药五天：睡觉比之前好很多，吃完 7 天汤剂明显感觉睡眠好转，腹胀消失，全身都很轻松。尿液还是黄，脸色不太好。加鸡骨草 10 克、田基黄 10 克。7 付。

三诊： 这周整体还是挺好的，人不会容易疲倦。脸色感觉也好很多了，全身筋骨也挺轻松。现在还有点问题的就是睡眠不是太好，尿液还是有点黄。加栀子 10 克、厚朴 10 克、大腹皮 10 克。7 付。

四诊： 一切好转，手上的红瘀消散，脾胃稍怕冷，加干姜 6 克。7 付。

五诊： 患者瘦了十多斤，之前 75 到 77 公斤，现在 68 公斤，肚子基本没有了，自我感觉好了，就是睡眠质量略差。上方不变再吃七付。患者反馈这周整体挺好，睡眠这些天感觉挺能睡的，感觉一切都很正常。

病案三

吴某，女，50 岁，湖北黄冈人。2020 年 8 月 12 日初诊。

主诉： 汗出黄染多年。

病史： 患肝硬化多年。医院检查详尽，诊断为肝硬化已确定无疑。曾在当地服中西药多年，未见效果，特来求治。

症见： 其人面色黧黑，胸胁串痛，肝脾肿大，腰髋痛重，行动困难，必有人扶持，皮肤、巩膜无黄染，黄疸指数、胆红质检查皆无异常。苔白腻，脉沉细。

初用软坚散结药不效，因未注意黄汗，后见其衣领黄染，遂细问之，乃知其患病以来即不断汗出恶风，每日黄染，内衣每日都要换。

西医诊断： 肝硬化

中医诊断： 黄汗

证型： 营卫不调，卫气不固。

治则： 调和营卫，益气固表，止汗祛黄。

拟方： 桂枝加黄芪汤治之。

处方： 桂枝10克，白芍10克，生黄芪10克，炙甘草6克，生姜3片，大枣4枚。

7剂，水煎服。

嘱其一日三次，温服之，并盖被取微汗。

上药服3剂，汗出身痛减，服7剂黄汗止，继以治肝病。

后逐渐恢复健康，另配中药药丸一个疗程（3个月），以治其本。

二年后还介绍患者过来，知其一直未发，健如常人。

按： 原发性肝癌（简称肝癌）为原发于肝细胞或肝内小胆管上皮细胞的恶性肿瘤，是常见的消化道恶性肿瘤。肝癌在古代中医典籍描述中，类似于"黄疸""鼓胀""积聚""肝积""癥瘕""暴症"等疾病。

《灵枢·邪气脏腑病形》："肝脉微急为肥气，在胁下。若覆杯，微缓为水痕痹。"《素问·腹中论》："有病心腹满，旦食则不能暮食，此为何病？岐伯对曰：名为鼓胀。"

宋代《济生方·总论》："肥气之状，在左胁下，覆大如杯，肥大而似有头足，是为肝积；诊其脉弦而细，其色青，其病两胁下痛，牵引小腹，足寒转筋，男子为积疝，女子为痕聚。"肝癌病势凶险，亦有"暴症"之称，唐代《外台秘要》指出"暴症"之状："腹中有物坚如石，痛如刺，昼夜啼呼，不疗之百日死。"

《济生方》谓："痞气之状留在胃脘，覆大如杯……其色黄，其病饥则减，饱则胀，腹满呕泄，足肿肉削。"《诸病源候论》认为："盘牢不移动者，是癥也，言其形状可征验也，若积行岁月，人即柴瘦，腹转大，遂致死。"

中医学对于肝癌病机的描述亦颇为详细，认为原发性肝癌的病因概括起来为外因和内因两方面，外因为六淫、伤食等邪毒郁积；内因为阴阳气血亏虚、脏腑经络失调，促使邪毒缩聚成块而形成癌瘤。六淫之中，以湿热郁蒸与肝病关系最密切，故《金匮要略》论"黄疸"病因谓："黄家所得，从湿得之。"《张氏医通》谓："嗜酒之人，病腹胀如斗，此得之湿热伤脾。胃虽受谷，脾不输运，故成痞胀。"明·张景岳《景岳全书·杂证谟·积聚》曰："治积之要，在知攻补之宜，而攻补之宜，当于孰缓孰急中辨之，凡积聚未久而原气未损者，治不宜缓，盖缓之则养成其势，反以难制，以其所急在积，速攻可也。若积聚渐久，元气日衰，此而攻之，则积气本远，攻不易及，胃气切近，先受其伤，愈攻愈虚，则不死于积而死于攻矣……故凡治虚邪者当以缓治，只宜专培脾胃以固其本。"

综上肝癌的主要病因，是正气亏虚、脏腑失调。禀赋薄弱，或后天失养，正气亏虚，不能抵御外邪侵袭；或他病日久，耗伤正气，导致阴阳失调，气血逆乱，脏腑功能紊乱，瘀血留滞不去，而成积聚。肝主疏泄，喜条达而恶抑郁，肝藏血。《血证论》："肝属木，木气冲和条达，不致遏郁，则血脉得畅。"若情志郁怒，不得发泄而致肝气郁结，气滞血瘀，结于腹中，日久则变生积块。饮食不节，过饱或过饥，嗜酒过度，损伤脾胃，脾虚湿困，运化不健，水湿停聚，聚于腹内，发为鼓胀，久之成瘤块。而外因亦是其重要发病条件，外受毒邪，或食霉变食品，邪郁日久，化毒成瘀，毒瘀内聚，终成癥积。

肝为刚脏，主疏泄，喜条达而恶抑郁。在病机转化上，与脾胃、肾、胆腑密切相关。肝癌病变过程中每见肝气郁结、肝盛犯脾而致脾气亏虚；肝郁化火伤阴则肝阴受损，肝肾精血同源，肝阴血亏耗则连及肾水匮乏；肝与胆相表里，肝气失于疏泄则胆汁排泄不利，胆腑功能失调。肝有主升、主动、主散的生理特点，肝病多见肝火及肝风等阳亢征象。可见，肝癌病及上、中、下三焦，与脾胃、肾、胆腑关系最为密切。肝体阴而用阳，临证施治，宜时时顾及益脾气、养肝阴、滋肾水以息肝火。

但是在肝癌、肝硬化晚期出现腹水时，症属危急则需具体辨证，如第一个病人已经是肝癌晚期了，不能睡觉，没有胃口，胸腹水严重，严重水肿，检查指标超高，状态非常差，患者的女儿几乎是每天向我汇报吃药情况，而药方也是每次只开3到5天的量，以便于随时调整。对于这种非常危重的患者，一般中医是不接诊的，特别是外地患者并不在身边，随时出现什么状况很不好处理，甚至承担着医疗风险。但是医者仁心，明知不可为而为之，每次开方我也是小心翼翼，如履薄冰，然尽吾力可以无憾也！在治疗这个患者过程中，患者的配合和家属的及时反馈非常重要，好在收到了令人满意的效果，没有辜负患者的信任和家属的托付。

治癌要眼中无癌，只有此时此地此人的身体状况，气血阴阳、虚实寒热。这个患者已经是癌证晚期，身体非常虚弱，此时不能攻伐，要培护正气，要培养胃气，让患者先能吃得下，睡得着，排得出。只有正气得以恢复，下一步才能考虑进行攻邪。《黄帝内经》云：正气存内，邪不可干。只有正气恢复到一定程度，人体才能承受得住攻邪之药。如果眼中只有肿瘤、癌症，一味的攻伐，一味的抗肿瘤，杀癌细胞，可能病还没有治好，人就已经没了。

中医眼中没有癌症，只有按中医理论分类的证型，但见"知犯何逆，随证治之"，这个患者就是。用了葶苈大枣泻肺汤、温胆汤、小青龙汤、实脾饮、升陷汤、五仙散等等，这么多经典方剂，哪个方子都不是治癌的方子，但却收到了满意的效果。由于这些都是常用方剂，在此不做详细解析。当然还有三因制宜和随症加减，根据患者的不同情况进行适当加减，这就看医生的水平了。

第二个病案，患者在辨证论治的基础上，运用经方和自创治疗肝病秘方（具体见本人《医门推敲》第一部）相结合化裁治疗肝病，仅治疗了一个多月，就收到非常满意的效果。

第三个病案是肝硬化黄汗，由于这种情况治法却很经典，在此列出只为了说明此情况下需抛开肝硬化病这种先入为主的观念，而是根据患者具体表现以中医理论辨证论治，只需对证治疗即可收到很好的效果。

2. 常用中药

（1）地耳草

出于《生草药性备要》，为藤黄科植物地耳草的干燥全草，亦别名田基黄。生或鲜用。性苦、甘，凉。归肝、胆经。具有利湿退黄，清热解毒，活血消肿。本品苦凉。入肝胆经。清热解毒利湿而退黄疸，用治湿热黄疸。可单用大剂量煎汤服，或与金钱草、茵陈蒿、郁金、虎杖等同用。

地耳草能清热解毒而消痈肿。治肺痈，可配鱼腥草、薏苡仁、芦根等同用；治乳痈，可与蒲公英、穿山甲等合用；治肠痈，与败酱草、冬瓜仁、红藤等药同用；若湿热毒气所致痈肿疮毒，可单用地耳草捣烂外敷，或煎水内服。地耳草还活血消肿，用治跌打损伤瘀肿疼痛，单用或配骨碎补、乳香、没药等煎服，可同时用鲜品捣烂外敷。

《生草药性备要》："治酒病，消肿胀，解蛊毒，敷大恶疮，理疳疮肿。"

《岭南采药录》："去硝、黄火毒，敷虾箝疮，理跌打、蛇伤。"

（2）鸡骨草

见于《岭南采药录》，为豆科植物广州相思子的干燥全株。全年均可采挖，除去泥沙，干燥。除去杂质及夹果（种子有毒），切段，生用。性味甘、微苦，凉。归肝、胃经。有利湿退黄，清热解毒，疏肝止痛的功效。

鸡骨草甘苦而凉，具有清热利湿而退黄之功，治疗肝胆湿热郁蒸引起的黄疸，可单味使用，或与茵陈、地耳草等药配伍，以加强清热解毒，利湿退黄作用。

本品有清热解毒之功，治疗乳痈，可用本品鲜叶捣烂外敷；入肝胃二经，具疏肝止痛功效，治肝气郁结之胁肋不舒，胃脘疼痛、常与两面针同用。

鸡骨草能减轻肝脏所受的伤害，能有效预防肝硬化。对于肝硬化腹水，肝炎后肝硬化失代偿期，常见腹水，肝掌，蜘蛛痣，白蛋白，球蛋白比例倒置等疾病，鸡骨草有一定的缓和作用。

《南宁市药物志》："消炎解毒。治传染性肝炎，跌打驳骨。叶：捣绒敷乳疮。"

《中国药植图鉴》："治风湿骨痛，跌打瘀血内伤；并作清凉解热药。"

《岭南草药志》："清郁热，舒肝，和脾，续折伤。"

广州部队《常用中草药手册》："清热利湿，舒肝止痛。治急慢性肝炎，肝硬化腹水，胃痛，小便刺痛，蛇咬伤。"

（3）垂盆草

见于《本草纲目拾遗》，为景天科植物垂盆草的新鲜或干燥全草。我国大部分地区均产。生用或用鲜品。味甘、淡、性微酸，微寒。归心、肝、胆经。可利湿退黄，清热解毒。

用于湿热黄疸，常与虎杖、茵陈等同用。垂盆草有清热解毒及消痈散肿之功效。用于痈肿疮疡，可单用内服或外敷，或配野菊花、紫花地丁、半边莲等药用；用于咽喉肿痛，则与山豆根一起服用；治疗毒蛇咬伤，可与白花蛇舌草、鱼腥草合用。治疗烫伤，烧伤，可鲜品捣汁外涂。

《本草纲目拾遗》："性寒，消痈肿，治湿郁水肿。"又"治诸毒及汤烙伤，疗痈，虫蛇螫咬。"

《天宝本草》："利小便，敷火疮肿痛；汤火症，退湿热，兼治淋症。"

据报道，鲜垂盆草，水煎服，治疗急性及慢性活动性肝炎，有降转氨酶作用。

十二、胆囊癌

1. 病案

邓某，男性，62 岁。2012 年 5 月 12 日初诊。

主诉：右上腹隐痛 3 个月、皮肤黄染 1 周。

病史：患者 3 个月前无明显诱因出现右上腹隐痛，并进行性加重，CT 示胆囊区占位伴周围组织侵犯，诊断为胆囊癌。1 周前患者出现皮肤巩膜黄染，尿色如浓茶样，大便逐渐至白陶土样，并出现皮肤瘙痒。经人介绍来我处就诊。

症见：患者皮肤巩膜黄染，肝区隐痛，纳偏差，寐可，大小便可，舌淡红苔白小腐，舌下严重瘀阻。脉整体滑涩，双关小豆。

既往史：肾囊肿、肺气肿、肝小血管瘤、动脉粥样硬化。

影像学检查：磁共振胰胆管造影（MRCP）示胆囊癌，侵犯肝脏、胆囊周围及腹膜，肝门区及后腹膜淋巴结转移，肝内胆管扩张明显。

西医诊断：1. 胆囊癌；2. 阻塞性黄疸。

中医诊断：黄疸。

证型：肝气郁结，痰瘀互结。

治则：疏肝理脾，除痰化瘀，软坚散结。

拟方：鳖牡逍遥散合体阴用阳肝瘤汤、五仙散（出自《医门推敲》）加减化裁。

处方：柴胡 10 克、香附 10 克、延胡索 10 克、醋鳖甲 30 克、牡蛎 30 克、浙贝母 30 克、法半夏 15 克、胆南星 10 克、炒芥子 10 克、陈皮 15 克、茯苓 15 克、炒鸡内金 10 克、鸡内金 15 克、炒山楂 10 克、炒神曲 10 克、炒麦芽 10 克、炒谷芽 10 克、党参 10 克、炒白术 10 克、甘草 6 克、赤芍 10 克、当归 10 克、生地黄 15 克、丹参 30 克、红花 15 克、川芎 6 克、桃仁 10 克、青皮 6 克、山慈菇 15 克、茵陈 10 克、

7剂，水煎服。

同时为患者配制丸药一疗程，配合水药同时服用。

二诊：肝区疼痛消失，胃口转好，在上方基础上加枸杞10克。

随后治疗在上方基础上略作加减，患者症状明显改善，服药3个月，患者反馈影像复查胆囊占位明显缩小，感觉一切正常，无任何不适。

按：胆囊癌是胆道系统最常见的恶性肿瘤，近年来我国的发病率呈上升趋势。古代中医文献中并未明确提出"胆囊癌"的病名，但一些相关描述与胆囊癌的病因证治相类似，可属于中医学"胁痛""积聚""黄疸"等范畴。

如《灵枢·胀论》中有"胆胀者，胁下胀痛"，"肝胀者，胁下满而痛引少腹"的记载。又如《难经·五十二难》："积者，五脏所生，聚者，六腑所成也。积者阴气也，其始发有常处，其痛不离其部，上下有所终始，左右有所穷处……"

汉代《伤寒论》太阳病描述"结胸证"的症状"膈内疼痛、拒按、气短、心下部坚硬胀满、身发黄"等，与胆囊癌亦颇为相似。

《景岳全书·黄疸》："胆伤则胆气散，而胆液泄……"这些描述与现代医学中观察到的胆囊癌患者的常见症状类似。

中医认为，肝与胆相表里，胆附于肝，二者经脉相连，胆汁来源于肝，受肝之余气而成，注之小肠，为消化饮食不可缺少的物质，因而胆囊癌的成因与肝胆疏泄功能的失常密切相关。内、外致病因素均可使肝胆疏泄失职，胆汁的分泌和排泄发生障碍。外因可由感受外邪，湿热内客于胆，胆液排泄障碍，热毒内聚，蕴于胆腑，最终成瘤；内因可由忧怒太过，内伤肝胆，肝郁气滞，胆失和降，气血痰滞，日久不散，结聚成癌；或因过食辛辣，偏嗜酒肉、肥甘厚味，蕴酿痰湿，湿郁化热，湿遏热郁，蕴结成毒，热毒内逼于胆，聚而成癌。

本例患者胆囊癌已经侵犯肝脏，由于胆管阻塞，胆汁无法排于肠道，造成胆红素入血，故出现皮肤巩膜黄染，尿色如浓茶样，由于没有胆汁参与肠道消化，故大便逐渐至白陶土样，在中医认为是痰凝血瘀，结而不散，聚而成形。肝气郁结，故肝区隐痛，气机横逆犯胃，故纳偏差，舌苔白小腐，为痰湿壅滞，舌下严重瘀阻是血脉瘀滞，故脉整体滑为痰滑，涩为血瘀不畅，关脉小豆乃肝气横逆，气机壅滞中焦脾胃之象。在治疗上以柴胡、香附、当归、青皮、延胡索疏肝理气，止痛；茵陈以清肝热，祛黄疸。法半夏、茯苓、陈皮、胆南星、炒芥子乃二陈汤加味，以化痰凝。党参、炒白术、茯苓、甘草、法半夏、陈皮又为六君子汤，炒鸡内金、炒山楂、炒神曲、炒麦芽、炒谷芽为五仙散，二方合用健脾胃、化痰浊，正所谓见肝之病，当先实脾也。赤芍、当归、生地黄、丹参、红花、川芎、桃仁此乃桃红四物汤加丹参，以加强活血化瘀之力，并以醋鳖甲、牡蛎、浙贝母、山慈菇、鸡内金共同软坚散结。全方以合方加减化裁，疏肝健脾，活血化瘀，化痰散结各方兼顾，故疗效确切。

2. 常用中药

（1）茵陈

出于《神农本草经》，为菊科植物滨蒿或茵陈蒿的干燥地上部分。春季幼苗高 6～10 cm 时采收或秋季花蕾长成时采割。春季采收的习称"绵茵陈"，秋季采割的称"茵陈蒿"或"花茵陈"。性味苦、辛，微寒。归脾、胃、肝、胆经。

本品苦泄下降，性寒清热，善清利脾胃肝胆湿热，使之从小便而出，为治黄疸之要药。若身目发黄，小便短赤之阳黄证，常与栀子、黄柏、大黄同用；若黄疸湿重于热者，可与茯苓、猪苓同用；若脾胃寒湿郁滞，阳气不得宣运之阴黄，多与附子、干姜等配用。本品有解毒疗疮之功，故可用于湿热内蕴之风瘙隐疹，湿疮瘙痒，可单味煎汤外洗，也可与黄柏、苦参、地肤子等同用。

《神农本草经》："主风湿寒热邪气，热结黄疸。"

《名医别录》："通身发黄，小便不利，除头痛，去伏瘕。"

（2）香附

首见于《名医别录》，为莎草科植物莎草的干燥根茎。生用，或醋炙用。用时碾碎。味辛、微苦、微甘、平。归肝、脾、三焦经。具有疏肝解郁，调经止痛，理气调中的功效。

香附主入肝经气分，芳香辛行，善散肝气之郁结，味苦疏泄以平肝气之横逆，故为疏肝解郁，行气止痛之要药。治肝气郁结之胁肋胀痛，多与柴胡、川芎、枳壳等同用，如柴胡疏肝散；用治寒凝气滞、肝气犯胃之胃脘疼痛，可配高良姜用，如良附丸；若治寒疝腹痛，多与小茴香、乌药、吴茱萸等同用；治气、血、痰、火、湿、食六郁所致胸膈痞满、脘腹胀痛、呕吐吞酸、饮食不化等，可配川芎、苍术、栀子等同用，如越鞠丸。

本品辛行苦泄，善于疏理肝气，调经止痛，为妇科调经之要药。治月经不调、痛经，可单用，或与柴胡、川芎、当归等同用，；若治乳房胀痛，多与柴胡、青皮、瓜蒌皮等同用。

本品味辛能行而长于止痛，除善疏肝解郁之外，还能入脾经，而有宽中、消食下气等作用，故临床上也常用于脾胃气滞证。醋炙止痛力增强。

木香与香附均有理气止痛之功，并能宽中消食，均用于治疗脾胃气滞、脘腹胀痛、食少诸症，二者可配伍应用。但木香药性偏燥，主入脾胃，善治脾胃气滞之食积不化，脘腹胀痛，泄痢里急后重，兼可用于治疗胁痛、黄疸、疝气疼痛以及胸痹心痛，为理气止痛之要药；香附性质平和，主入肝经，以疏肝解郁、调经止痛见长，主治肝气郁结之胁肋胀痛、乳房胀痛、月经不调、癥瘕疼痛等症，为妇科调经之要药。

《本草纲目》："利三焦，解六郁，消饮食积聚、痰饮痞满，胕肿腹胀，脚气，止心腹、肢体、头目、齿耳诸痛，……妇人崩漏带下，月候不调，胎前产后百病。""乃气病之总司，女科之主帅也。"

《本草求真》："香附，专属开郁散气，与木香行气，貌同实异，木香气味苦劣，故通气甚捷，此则苦而不甚，故解郁居多，且性和于木香，故可加减出入，以为行气通剂，否则宜此而不宜彼耳。"

《本草正义》："香附，辛味甚烈，香气颇浓，皆以气用事，故专治气结为病。"

十三、胰腺癌

1. 病案

病案一

患者，女，53 岁，2013 年 8 月 5 日初诊。

主诉：严重腹胀

病史：患者素患胰腺癌，占位达 31×41mm，同时有肝肾囊肿，高血压。现出现严重腹胀，吃饭不消化，心悸、盗汗，手脚冰凉，大便干，小便多，夜起 3～4 次。

西医诊断：胰腺癌。

中医诊断：腹胀。

证型：痰瘀交错，气阴两虚。

治则：消痰化瘀，软坚散结，益气养阴。

拟方：半夏泻心汤、生脉饮、增液汤、二陈汤、消瘰丸加减化裁。

处方如下：

炒山楂 10 克、炒神曲 10 克、炒麦芽 10 克、炒谷芽 10 克、炒鸡内金 10 克、法半夏 30 克、炒芥子 15 克、茯苓 20 克、陈皮 15 克、青皮 10 克、枳实 10 克、黄芩 10 克、黄连 3 克、干姜 6 克、浙贝母 30 克、玄参 30 克、牡蛎 30 克、鸡内金 15 克、生山楂 15 克、龙骨 15 克、五味子 10 克、麦冬 10 克、党参 10 克、炙甘草 10 克、鳖甲 30 克、车前子 10 克（包煎）、三棱 10 克、莪术 10 克、黄芪 30 克，7 剂。

同时按患者实际情况量身定制作丸药一个疗程。

二诊：患者吃饭比以前好了很多，但肚子还是会胀，盗汗。于上方加路路通 15 克、木香 10 克、山甲粉 1.5 克（吞服）。以增强通经、行气、破瘀之力。

三诊：现在患者腹胀减轻，仅有饭后才会腹胀，半小时之后会慢慢缓解，其它如常。方已见效，唯盗汗不见缓解，遂加强养阴敛汗之力，加煅牡蛎 30 克、浮小麦 10 克、糯稻根 10 克。

四诊：一切如常，原方不变，继服七剂。

五诊：患者盗汗有所缓解，仍然腹胀，于原方中加厚朴 10 克，增加行气之力。

六诊：其它症状全部减轻或消失，但仍然有些腹胀，于上方中加香附 10 克、元胡 10 克，再增行气之力。

七诊：其它症状全部消失，但仅有一点点腹胀，已不严重，于上方中加怀牛膝 30 克、杜仲 30 克，以补肝肾之不足。

病案二

钱某，女，71 岁。2022 年 02 月 08 日。

主诉：脐周、少腹绞痛 1 周。

病史：患者患胰腺癌多年，近一周来出现便秘，脐周少腹绞痛，因疼痛而导致睡眠较差，4 日前于当地医院检查显示：胰腺体尾部见团块状稍低密度影，大小约 30mm×59mm，不均匀。肝 S6 见结节状稍低密度影，大小约 27mm×34mm，肝内另见多个小结节状类似强化影。双肾见类圆形无强化低密度影，盆腔少量积液。

经治疗未见明显效果，经以前的患者介绍来我处就诊。

症见：面容憔悴，神疲乏力，大便一周未解，因腹部疼痛走路缓慢，时有口干口苦，寐差，头晕，晚上有白痰，舌红苔黄腻，舌下脉络瘀阻，脉弦滑数，有结代。

既往史：左侧脑梗、脑萎缩、右肾结石、多肺多发小结节、甲状腺结节。

西医诊断：胰腺癌合并肝转移。

中医诊断：便秘。

证型：少阳阳明证，痰凝血瘀证。

治则：和解少阳，内泻热结，化瘀散结。

拟方：大柴胡汤、四磨汤、五仙散、抵当汤、消瘰丸加减。

处方如下：

柴胡 25 克、黄芩 10 克、法半夏 15 克、生白芍 15 克、甘草 10 克、大黄 10 克、枳实 10 克、厚朴 10 克、芒硝 10 克、炒山楂 10 克、炒麦芽 10 克、炒神曲 10 克、炒谷芽 10 克、炒鸡内金 10 克、木香 10 克、水蛭 6 克、土鳖虫 10 克、桃仁 12 克、乌药 10 克、槟榔 10 克、西洋参 10 克（另煎）、铁皮石斛 10 克、红花 10 克、当归 10 克、生地黄 15 克、天麻 15 克、瓜蒌 15 克、玄参 15 克、牡蛎 30 克（打碎）、鳖甲 30 克（打碎）、浙贝母 30 克（打碎）、山慈菇 15 克（打碎）、灵芝片 30 克，7 剂，水煎服。

患者当晚上吃了一次中药，疼痛左边减轻了，右边还有疼痛，大便是颗粒状。第二天又服，大便通畅，便已软，腹痛进一步减轻，已不影响行走，小便增多，人精神状态转佳。

按：胰腺癌是发生于胰腺本身的癌肿，是一种临床表现隐匿、发病迅速、预后不良的消化系统恶性肿瘤。胰腺癌大多起源于导管系统，发生于胰头者约 60%～70%，胰体约 5%～10%，胰尾约 10%～15%，全胰癌约 5%。而大多数病例确诊时已届晚期，现代医学如放化疗、内分泌、免疫治疗等疗效有限。胰腺癌总体 5 年生存率仅 1%～4% 左右，是预后最差的癌肿之一。

而在我国古代文献中并无"胰腺"这一脏器名称，对胰腺解剖位置的认识经历了一个从无到有，从模糊到部分清晰的过程。早在公元初期，就有古代文献从形态结构的角度对脾进行描述，其中包括了现代解剖学中的脾脏和胰腺。如《难经·四十二难》"脾重二斤三两，扁广三寸，长五寸，有散膏半斤。"一般认为，"散膏"就是现代解剖学所说的胰腺。

宋、金、元时期，一些文献论述了胰腺的形态与位置，与现代解剖学较为接近，但仍以脾代替或概括了胰腺。清代，中医解剖学有了新的发展，胰腺的概念也较前清晰。例如王清任所著《医林改错》一书中记载："津管一物，最难查看，因上有总提遮盖，总提俗名胰子，其体长于贲门之右，幽门之左，正盖津门，总提下前连气府，接小肠"；"胃外津门左名总提，肝连于其上"；"此是膈膜以下，总提连贯胃肝大小肠之体质"。首次提出了胰腺的名称，详细描述了胰腺的解剖位置及其邻近器官。

中医学古籍中并无"胰腺癌"一词的记载，然而类似胰腺癌的临床表现散见于历代文献"伏梁""积聚""癥瘕""黄疸"等篇章之中。

《素问·腹中论》中已有描述："病有少腹盛，上下左右皆有根，此为何病……病名曰伏梁……裹大脓血，居肠胃之外。"《难经·五十六难》谓："心之积名曰伏梁，起脐上，大如臂，上至心下，久不愈。"《济生方》中载："犹梁之横架于胸膈者，是为心积。其病腹热面赤，咽干心烦，甚则吐血，令人食少肌瘦。"等等。可见"伏梁"的部位、主要证候特点符合上腹部肝、胃、胰腺等肿瘤出现腹块的情况。

《伤寒论》里的"结胸""膈痛""心痛""黄疸"之类疾病，论述与胰腺癌的上腹肿块、腹痛、黄疸、腹水、消瘦及恶病质相似，都可能包括胰腺癌的病变。而我用经方治疗胰腺癌也获得了较好的效果，故可佐证。

胰腺癌多为肝脾两伤，湿热瘀毒互结引起；七情郁结或饮食失调，久而肝脾受损，脏腑失和，脾运受阻，湿热内蕴，瘀毒内结所致；气血、痰、食郁结，积聚壅滞而成病；后天失养，饮食失节，恣食肥腻、醇酒厚味等，损伤脾胃，脾虚生湿，湿郁化热，热毒内蓄。外因为外邪中的湿、热、毒邪直接侵入人体。内、外因所致湿、热、毒邪互结，久之积而成癌。而胰腺癌发病的重要或关键环节，便是"湿、热、毒"邪的形成。中医所认识的胰腺癌的临床表现，均与"湿、热、毒"邪的形成密切相关，是胰腺癌发生发展的关键环节，"湿热毒聚"是对胰腺癌关键病机的高度概括。但在具体临床上还需以患者的具体表现进行辨证。

第一例患者，是虚实夹杂之证。实际临床中这种虚实夹杂证非常之多，如果能理解这则病例的治疗思路，对于中医临床具有非常大的指导作用。该患者胰腺占位比较大，同时还患有肝肾囊肿，高血压。囊肿、肿瘤在中医认为多为痰瘀互结而成，且由于肿瘤较大，压迫阻滞中焦气机，故出现严重腹胀，胃不能纳，消化不良，同时伴有心悸、盗汗，是气阴两虚，心失所养；大便干结，小便多，是脾气失约，津液不输大肠，但输膀胱。

该患者腹胀严重，消化不良。腹胀是中焦气机枢机不利，脾气不升，胃气不降，治以半夏泻心汤加减，以平调脾胃气机。而在具体用药时，没有按原方比例，而是根据患者实际情况进行加减剂量，半夏用到 30克，不只是和胃，更是为了化痰结，而干姜只用了 6 克，仅是为了反佐寒凉药物太过。患者消化不良，气血生化无源，以致气血两虚，在慢性重症病中，必得以培补脾胃为主，不可只以攻伐，所谓有胃气则生，无胃气则死，若患者没有胃口，纳差，消化不良则正气无以恢复，故用自创五仙散以健胃消食，培补正气。

患者心悸、盗汗，久病必虚，汗多津亏，故以生脉饮和增液汤加减，益气滋阴。生脉饮由人参（党参）、麦冬、五味子组成，能益气养阴，宁心安神，故对心气阴两虚之心悸怔忡，同时加龙骨、牡蛎以加强重镇安神之力。增液汤由玄参、麦冬、生地组成，此处但师其意，仅用玄参和麦冬，以增加肠道津液，对治便干。

胰腺肿瘤 31×41mm，占位较大，阻滞中焦气机，同时有肝肾囊肿，是气滞痰凝，故以二陈汤合消瘰丸加减。二陈汤以半夏、茯苓、陈皮、炙甘草组成，燥湿化痰，理气和中。消瘰丸以玄参、牡蛎、贝母组成，清热滋阴，化痰散结。方中玄参清热凉血，滋阴散结，在此一药两用，既可滋阴增津液以通大便，更可清热散结以治肿瘤，实是药尽其能。但二陈汤和消瘰丸行气与散结力量还不够，于是又加青皮、枳实、三棱、莪术,以加强行气破气之力,同时加鳖甲30克以增强软坚散结之功,加生内金和生山楂。两药可以化痰浊散瘀结,同时又起到健胃消食加强五仙散的作用。然患者本虚,破气太过有加重患者气虚之弊,故又加黄芪30克,又防破气太过,损伤正气。

也许有人会有这样的疑问,患者大便干,小便多,是脾气失约,津液不能正常输布,那么为什么不用大家都知道的治脾约的麻子仁丸呢?此实是因患者病机与麻子仁丸病机不同,故不用之。

"脾约"作为病名首先见于《伤寒论·辨阳明病脉证并治》,是指脾虚津少,肠液干枯,以致大便坚硬难出的病证。在《注解伤寒论》中有这样的注解:"约者,俭约之约,又约束之约。胃强脾弱,约束津液,不得四布,但输膀胱,致小便数,大便难"。

由于脾喜燥恶润,而胃则喜润恶燥,故燥与润的协调与平衡对于脾胃相和、脾气充足至关重要。若脾阴不足,不能润养胃气,则胃之燥气偏盛,以致胃强脾弱。从这里可以看出,麻子仁丸所治乃肠胃燥热,脾约便秘证,症见大便干结,小便频数,苔微黄少津。而此患者虽大便偏干,小便多,但不见肠胃燥热,而且是胃气虚弱,消化不良,他的症状是由于脾气不足不能正常输布津液,而肠胃虽有津液不足,但未到津液亏损,而发燥热的程度,故不用麻子仁丸,而用增液汤以增肠胃之津液,以黄芪、陈皮、枳实以补气行气,加强肠胃推动之力,同时又以车前子以利小便,以去膀胱积留之水液。

综上,药物方剂之使用环环相扣,很多药物都是一药多用,极尽药物之力,看似简单而实不凡。后来的方子基本上是在第一次的方子上随证进行加减,而方意不变。由此可见医之大家者,于临床用药之时,常见巧思妙手,于平常中而见神奇。

患者的配合也是非常重要的,这个患者开始时腹胀严重,开始吃丸药时只能吃2毫升,但患者坚持配合,一点点加量,现在可以服25毫升而不再腹胀,如果患者没有信心和坚持,也是很难取得这么好的疗效的。

第二例患者，患癌症多年，且年事已高，同时患多种基础病，经年累月治疗必导致正气虚衰，而今且久病必瘀，腑实与瘀血蓄结下焦，故致大便不通多日，而脐周绞痛难眠。胰腺癌肝癌转移，导致肝胆功能失常，出现口干口苦少阳之证，故为少阳阳明合病，方选大柴胡汤加减，柴胡、黄芩、法半夏、生白芍、甘草、大黄、枳实此大柴胡汤也，而大柴胡汤，为表里双解剂，具有和解少阳，内泻热结之功效，在此为主方。同时加厚朴、芒硝，与大黄、枳实合为大承气汤，以增强泻下通腑之力也。因患者同时有瘀血蓄结下焦，为下焦蓄血证，方用大黄、水蛭、桃仁，当归、生地、红花，取抵挡汤与代抵挡丸加减化裁，瘀热互结下焦，治当因势利导，逐瘀泻热，以祛除下焦之蓄血。因虻虫用之较少，故用土鳖虫替代之，更取土鳖虫善通入络之意也，木香、乌药、槟榔、大黄、西洋参为四磨汤变方，破滞降逆，补气扶正以增强破滞下行之力。四磨汤行气而不耗气，有邪正兼顾之妙。市面上有四磨汤口服液，即木香、乌药、槟榔、大黄组成，顺气降逆，消积止痛，可用于中老年气滞、食积证，脘腹胀满、腹痛、便秘。玄参、牡蛎、浙贝母、鳖甲是消瘰丸加味，以软坚散结，五仙散合西洋参、铁皮石斛，益气养阴，健脾胃，以扶患者正气。因患者正气不足，又用大量攻下之药，恐其伤损正气。天麻治风痰之头晕，瓜蒌仁去痰且润便，灵芝化痰安神，补养血气此皆对症选药，且一药多用，亦是精巧。

本方经方、时方合用，辨证精准，化裁精妙，患者服药以后很快见效，几乎达到一剂知，二剂已的效果。当然这只是针对患者当前痛苦而言，而癌症的治疗是一个比较漫长的过程，患者与医生都要有足够的耐心和信心，相互配合才能收到最后的胜利。

2. 常用中药

（1）半夏

出于《神农本草经》，为天南星科植物半夏的块茎。主产于四川、湖北、江苏、安徽等地。除去外皮及须根 . 晒干，为生半夏；一般用姜汁、明矾制过入药。

性味辛，温。有毒。归脾、胃、肺经。具有燥湿化痰，降逆止呕，消痞散结；外用消肿止痛之功效。生半夏有毒，一般宜制过用，但在治疗癌症等重病时，常用到生品，但如无一定临床经验不可妄用。炮制品中有姜半夏、法半夏、半夏曲、竹沥半夏等，其中姜半夏长于降逆止呕，法半夏长于燥湿且温性较弱，半夏曲则有化痰消食之功，竹沥半夏，能清化热痰，主治热痰、风痰之证。

本品味辛性温而燥，为燥湿化痰，温化寒痰之要药，尤善治脏腑之湿痰。治痰湿壅滞之咳嗽声重，痰白质稀者，常配陈皮、茯苓同用，如二陈汤；湿痰上犯清阳之头痛、眩晕，甚则呕吐痰涎者，则配天麻、白术以化痰息风，如半夏白术天麻汤。半夏味苦降逆和胃，为止呕要药。各种原因的呕吐，皆可随证配伍用之，对痰饮或胃寒所致的胃气上逆呕吐尤宜，常配生姜同用，可辛开散结，化痰消痞。

可辛开散结，化痰消痞。痰热阻滞致心下痞满者，常配干姜、黄连、黄芩以苦辛通降，开痞散结，如半夏泻心汤；若配瓜蒌、黄连，可治痰热结胸；配紫苏、厚朴、茯苓等，治梅核气，气郁痰凝，以行气解郁，化痰散结，如半夏厚朴汤。

本品内服能消痰散结，外用能消肿止痛。治瘿瘤痰核，常配昆布、海藻、贝母等；治痈疽发背、无名肿毒初起或毒蛇咬伤，可生品研末调敷或鲜品捣敷。

《名医别录》："消心腹胸膈痰热满结，咳嗽上气，心下急痛，坚痞，时气呕逆，消痈肿，堕胎。"

《医学启源》："治寒痰及形寒饮冷伤肺而咳，大和胃气，除胃寒，进饮食。治太阴痰厥头痛，非此不能除。《主治秘要》云：燥胃湿，化痰，益脾胃气，消肿散结，除胸中痰涎。"

《本经逢原》："半夏同甘苍术、茯苓治湿痰；同瓜蒌、黄芩治热痰；同南星、前胡治风痰；同芥子、姜汁治寒痰。惟燥痰宜瓜蒌、贝母，非半夏所能治也。"

（2）浙贝母

最早见于《轩岐救正论》，为百合科植物浙贝母的鳞茎。原产于浙江象山，现主产于浙江鄞县。味苦，性寒。归肺、心经。清热化痰，散结消痈。

本品功偏苦泄，长于清化热痰，降泄肺气。多用于治风热咳嗽，常配桑叶、牛蒡子同用；治痰热郁肺之咳嗽，多配瓜蒌、知母等。

浙贝母苦泄清解热毒，化痰散结消痈，治痰火瘰疬结核，可配玄参、牡蛎等，如消瘰丸；治瘿瘤，配海藻、昆布；治疮毒乳痈，多配连翘、蒲公英等，内服外用均可；治肺痈咳吐脓血，常配鱼腥草，芦根、桃仁等。在临床上用治癌症化痰散结，我多用到 30 克以上，且需打碎再煎，方可达到理想疗效。

本品同川贝母，在《本草纲目》以前历代本草，皆统称贝母。至明《本草汇言》始有本品以"川者为妙"之说，清《轩岐救正论》才正式有浙贝母之名。川、浙二贝之功，基本相同，但前者以甘味为主，性偏于润，肺热燥咳，虚劳咳嗽用之为宜；后者以苦味为主，性偏于泄，风热犯肺或痰热郁肺之咳嗽用之为宜。至于清热散结之功，川、浙二贝共有，但以浙贝为胜。

《本草正》："大治肺痈、肺痿、咳喘、吐血、衄血，最降痰气，善开郁结，止疼痛，消胀满，清肝火，明耳目，除时气烦热，黄疸，淋闭，便血，溺血；解热毒，杀诸虫及疗喉痹，瘰疬，乳痈发背，一切痈疡肿毒……较之川贝母，清降之功，不啻数倍。"

《本草纲目拾遗》："解毒利痰，开宣肺气，凡肺家夹风火有痰者宜此。"

《本经逢原》："同青黛治人面恶疮，同连翘治项上结核。皆取其开郁散结，化痰解毒之功也。"

（3）莪术

见于《药性论》，为姜科植物蓬莪术或温郁金、广西莪术的根茎。野生。蓬莪术主产于四川，广东、广西；温郁金又称温莪术，主产于浙江温州；广西莪术又称桂莪术，切片生用或醋制用，醋制后可加强祛瘀止痛作用。性味辛、苦，温。归肝、脾经。具有破血行气，消积止痛。

莪术苦泄辛散温通，既入血分，又入气分，能破血散瘀，消癥化积，行气止痛，适用于气滞血瘀、食积日久而成的癥瘕积聚以及气滞、血瘀、食停、寒凝所致的诸般痛证，常与三棱相须为用。治癥瘕痞块，经闭腹痛，常与三棱、当归、香附等同用；治胁下痞块，可配丹参、三棱、鳖甲、柴胡等药；治血瘀经闭、痛经，常配当归、红花、牡丹皮等；治胸痹心痛，可配伍丹参、川芎用；治体虚而瘀血久留不去，配伍黄芪、党参等以消补兼施。本品亦能行气止痛，消食化积，用于食积不化之脘腹胀痛，可配伍青皮、槟榔用；若配伍党参、茯苓、白术等补气健脾药，可治脾虚食积之脘腹胀痛。可既破血祛瘀，又消肿止痛，可用于跌打损伤，瘀肿疼痛，常与其他祛瘀疗伤药同用。

《日华子本草》："治一切血气，开胃消食，通月经，消瘀血，止扑损痛，下血及内损恶血等。"

《本草经疏》："蓬莪术行气破血散结，是其功能之所长，若夫妇人小儿，气血两虚，脾胃素弱而无积滞者，用之反能损其真气，使食愈不消而脾胃益弱，即有血气凝结、饮食积滞，亦当与健脾开胃，补益元气药同用，乃无损耳。"

《药品化义》："蓬术味辛性烈，专攻气中之血，主破积消坚，去积聚癖块，经闭血瘀，扑损疼痛。与三棱功用颇同，亦忽过服。"

（4）三棱

见于《本草拾遗》，为黑三棱科植物黑三棱的块茎。主产于江苏、河南、山东、江西等地。野生或栽培。切片生用或醋炙后用。味辛、苦，性平。归肝、脾经。具有破血行气，消积止痛。所治病证与莪术基本相同，常相须为用。然三棱偏于破血，莪术偏于破气。我在临床上治血瘀之癌症，多以二药同用，共奏行气破血之功，以增强活血化瘀之力。然二者破气之力较强，不可一味盲目大量使用，一般10克左右即可。

《日华子本草》："治妇人血脉不调，心腹痛，落胎，消恶血，补劳，通月经，治气胀，消扑损瘀血，产后腹痛，血晕并宿血不下。"

《本草经疏》："三棱，从血药则治血，从气药则治气，老癖癥瘕积聚结块，未有不由血瘀、气结、食停所致，苦能泄而辛能散，甘能和而入脾，血属阴而有形，此所以能治一切凝结停滞有形之坚积也。"

《医学衷中参西录》："三棱气味俱淡，微有辛意；莪术味微苦，亦微有辛意，性皆微温，为化瘀血之要药。若细核二药之区别，化血之力三棱优于莪术，理气之力莪术优于三棱。"

十四、肾癌

1. 病案

患者某男，59 岁，2016 年 07 月 16 日初诊。

主诉：胸闷 1 月，右肾区疼痛 10 天。

病史：该患 2014 年 7 月，查出肾癌晚期，透明细胞癌，做左肾肿瘤切除术。11 月，复查出转移右肺结节，开始服靶向药向药培唑帕尼。后做右肺结节射频消融二处。做左肺结节射频消融一处，随后 11 月 6 日做左肾、肾上腺切除术，11 月下旬加服靶向药依维莫司。2016 年元月复查，右肾有病变，2016 年 4 月上旬，停靶向药，做右肾栓塞术，术后产生肾病综合征，排尿困难、渗血、贫血、乏力。后放尿路支架，无效，遂转当地第一人民医院肾外科换支架，后转肾内科治疗肾病综合征。现在症状是胸闷，疲劳时加重，约一个月时间；胸部和背部有时隐痛；右肾（腰窝）有时疼，约十天左右时间；胆结石有时疼。在当地亦服中药，效果不显。遂经人介绍到我诊所就诊。

症见：自觉胸胁部隐痛，对应的脊柱部位也疼痛，胸闷，呼吸加重，右肾区疼痛，小腹部偶有不适。每天能睡 5 个小时左右，纳可，大便稀溏，偏黑。舌体胖大边有齿痕，舌中稍凹陷，舌下瘀阻，脉滑。

西医诊断： 肾癌肺转移。

中医诊断： 肾积。

证型： 气血两虚，痰瘀互结，脾肾阳虚。

治则： 补益气血，缓急止痛，温补肾脾。

拟方： 十全五仙散加减化裁。

处方如下：

丝瓜络 10 克、黄芪 60 克、人参 10 克、麸炒枳壳 10 克、仙鹤草 30 克、炒白术 15 克、茯苓 15 克、茯神 15 克、远志 15 克、甘草 10 克、延胡索 10 克、香附 15 克、菟丝子 15 克、桑寄生 15 克、灵芝片 30 克、五味子 15 克、炒山楂 10 克、炒神曲 10 克、炒麦芽 10 克、炒谷芽 10 克、炒鸡内金 10 克、当归 10 克、川芎 10 克、炒白芍 10 克、肉桂 6 克、炒酸枣仁 30 克、丹参 30 克、红花 10 克、淫羊藿 30 克、巴戟天 15 克、覆盆子 15 克、车前子 10 克。

7 付，水煎服。

同时配合水药治疗根据患者身体状况与体质量身定做丸药三个月。

二诊： 患者胸闷心烦，活动则加重，上方加全瓜蒌 20 克，加炒白扁豆 30 克，炒白术加到 30 克，黄芪加到 90 克。

三诊： 患者胸闷减轻，唯心情不好则烦，胸胁疼痛好转，加栀子豉汤。

四诊： 患者服药后没有不适，自觉身体气力好转，遂于上方中加入化痰软坚之品。

处方： 丝瓜络 10 克、黄芪 30 克、人参 10 克、麸炒枳壳 10 克、炒白术 30 克、茯苓 15 克、茯神 15 克、远志 15 克、甘草 10 克、延胡索 10 克、香附 15 克、桑寄生 15 克、灵芝片 30 克、五味子 15 克、炒山楂 10 克、炒神曲 10 克、炒麦芽 10 克、炒谷芽 10 克、炒鸡内金 10 克、当归 10 克、川芎 10 克、炒酸枣仁 30 克、丹参 30 克、红花 10 克、车前子 10 克（包煎）、白扁豆（炒）30 克、栀子 10 克、淡豆豉 10 克、蛇莓 30 克、土贝母 30 克、柴胡 10 克、郁金 10 克、鳖甲 30 克、浙贝母 30 克。

7 付，水煎服。

五诊：患者自觉睡眠偏差，有些烦躁，遂于上方基础上加入安神镇静之品，首乌藤 30 克、合欢皮 15 克、石菖蒲 15 克、龟板 15 克、龙骨 15 克、牡蛎 15 克。

7 付，水煎服。

六诊：患者服药后无不适，继用上方。

七诊：患者烦躁已无，去栀子、豆豉，加鸡内金，继用 7 剂。

八诊：患者体力恢复，胃口好，二便可，但觉视力下降，于上方中加菊花、枸杞，加山慈菇增加软坚散结之力。

患者去医院检查，惊喜的发现肺结节较之前明显缩小，肾上的病灶也缩小，做检查的西医医生都不敢相信。

按：肾癌又称肾细胞癌。本病起源于肾小管上皮细胞，可发生在肾实质的任何部位，但以上下极为多见，少数侵及全肾。肾癌占所有恶性肿瘤的 1%～3%，据有关资料显示，每年 10 万人群中有 3.5 人发病，近年来，肾癌的发病率和死亡率均呈逐渐上升趋势。

本病属中医学"尿血""腰痛""肾积""癥积"等疾病范畴。中医指的"肾岩"并非西医所指肾癌，而是指阴茎癌，临床应注意区分。

《素问》记载："胞移热于膀胱，则隆溺血"；"少阴……涩则病积涅血"；"腰者，肾之府，转摇不能，肾将惫矣"。

《金匮要略》曰："热在下焦者，则尿血，亦令淋秘不通"；"肾着之病腰以下冷痛，腰重如带五千钱"。《丹溪心法》记载："腰痛主湿热，肾虚，瘀血，挫闪，有痰积。"奠定了对腰痛辨证的基础。明代张景岳认为："腰痛之虚十居八九。"强调肾虚在腰痛中的发病作用。《证治汇补·腰痛》在治疗腰痛方面指出："惟补肾为先，而后随邪之所见者以施治，标急则治标，本急则治本，初痛宜疏邪滞，理经遂，久痛宜补真元，养血气。"其治疗原则至今在临床上仍有指导意义。

中医学认为，本病多因肾气亏虚，外受湿热邪毒，入里蓄毒，蕴结于水道所致。外感湿热之邪入里，或过食肥甘厚味、嗜酒损伤脾胃，脾失健运，湿浊内生，湿毒火热，下注膀胱，烁灼经络，络脉受损，出现尿血而发病；或素禀肾虚，年老肾精亏虚，气化不利，水湿不行，瘀积成毒，滞留腰部而成癌肿。

肾癌病位在肾，尿血、腰痛为主症，肾虚是发病的关键所在，而又与脾、肝关系密切，本病的主要病机为内有肾虚毒蕴，肝肾阴虚，气血双亏；外有湿热蕴困，邪凝毒聚日久成积所致。治疗以扶正攻邪为主，兼顾他腑他脏，始终注重保护正气，攻伐不宜太过，以免伤正。

这例患者因为病程较长，病情较重，所谓久病必虚，此时不可以攻伐为主，而应以培补正气为主，而脾胃为后天之本，气血生化之源，中医讲：有胃气则生，无胃气则死。能吃能喝能睡是培补正气的基础，所以治重病以扶正为主，扶正以强健脾胃，改善睡眠为主，同时由于患者症状较痛苦，有时甚至严重到影响患者的生活质量和治疗的信心，因此在治疗时缓解症状的痛苦是必须要兼顾的，然后是对于患者病机进行适当的用药，正气虚弱时不可强攻，要缓缓而行，随着身体状况的改善，正气的恢复，适当地增加祛邪的药物进行治疗。

故第一次处方先以十全大补汤加五仙散，此方为我治疗癌症晚期、重症大虚之人的常用方，黄芪用到 60 克，更加仙鹤草 30 克以补正气之虚。延胡索、香附、丝瓜络、麸炒枳壳、丹参、红花行气通络，活血化瘀：菟丝子、桑寄生、淫羊藿、巴戟天、覆盆子、车前子补肾益阳，灵芝、五味子、炒酸枣仁、茯神、远志以宁心安神。待正气恢复，则逐步加入化痰、软坚散结之品如蛇莓、土贝母、郁金、鳖甲、浙贝母。

治疗肿瘤癌症就像是打一场持久战，有些医家和患者没有认识到这一点，总是想一蹴而就，一战而胜。医家一听肿瘤癌症，马上就用大量所谓的抗癌药，而患者身体本就虚弱，哪里还能承受如此药力，常常是病没治好，人却更糟。而有些患者或家属，更是希望中药如神丹，吃了马上就好，如果吃了几付不见效果，就开始怀疑治疗是否正确，甚至认为医生水平不行，马上换人，别找"高明"。所以有些患者总是在寻找"名医"的路上，耽误了治疗的最佳时机。

2. 常用中药

（1）土贝母

出处《本草从新》，别名土贝（《百草镜》），大贝母（《纲目拾遗》），地苦胆、草贝（《陕西中草药》）。为葫芦科植物假贝母的干燥块茎。

性味苦，凉。归肺、脾经。可散结毒，消痈肿。治乳痈，瘰疬痰核，疮疡肿毒及蛇虫毒。单用土贝母 3 钱，水煎服；并可用土贝母 1 两研末，醋调敷患处，可治颈淋巴结结核（未溃破）。土贝母 2 两，白芷 1 两，共研细末。每服 2 钱，每日 2 次可治乳腺炎初起，红肿热痛。

我在临床用土贝母，主要用于乳腺癌、甲状腺癌、淋巴癌、肾癌等，取其软坚散结，散毒消痈。

贝母在《纲目》以前的历代文献，并无川贝、浙贝、土贝之分，明《本草正》曾载土贝母一条，系指浙贝母而言。至清《本草从新》始于贝母条下，分别附述象山贝母与土贝母（指本品）的性味功用，但据以前各家所述形态及附图，早已包括本品在内。

《本草从新》："治外科痰毒。"

《百草镜》："能散痈毒，化脓行滞，解广疮结毒，除风湿，利痰，敷恶疮敛疮口。"

《陕西中草药》："清热解毒消肿。治淋巴腺结核，急性乳腺炎初起，痈肿。"

（2）蛇莓

出自《名医别录》，为蔷薇科植物蛇莓的全草。性味甘、苦；寒；归肺；肝；大肠经。

本品可清热解毒；散瘀消肿；凉血止血；主热病；惊痫；咳嗽；吐血；咽喉肿痛；痢疾；痈肿；疔疮；蛇虫咬伤；汤火伤；感冒；黄疸；目赤；口疮；痄腮；疖肿；崩漏；月经不调；跌打肿痛。蛇莓在临床治疗癌症方面可能起到一些作用，对于乳腺癌、淋巴癌等有辅助治疗的作用。

《名医别录》："主胸腹大热不止。"

《日华子本草》："通月经，熁疮肿，敷蛇虫咬。"

《生草药性备要》："治跌打，消肿止痛，去瘀生新，浸酒壮筋骨。"

《四川中药志》："凉血，通经。治惊痫寒热，疗咽喉肿痛。"

《上海常用中草药》："主治癌肿，疔疮，瘰疬。"

十五、膀胱癌

1. 病案

李某，男，68岁，2015年3月11日初诊。

主诉：尿频，尿灼痛1年，加重2周。

病史：患者一年前因尿频，尿痛去医院就诊，诊断为膀胱上皮癌，具体治疗不详。

近两周来，自觉小便无力，尿分叉，尿频，尿道灼痛，夜起十七八次，口干，胃脘不适，纳差，厌油腻，又怕冷，又怕热，腰以下冷，大便干结。症见舌边红中有小裂纹，舌下瘀阻，口唇黑暗，左关搏指，尺弦有力，右关弦而有力。

西医诊断：膀胱癌。

中医诊断：热淋、气淋。

证型：寒热错杂，气滞血瘀。

治则：平调寒热，利尿通淋，理气化瘀。

拟方：八正散、沉香散、桃核承气汤、增液汤加减治疗。

处方：桃仁12克、大黄10克、芒硝10克、石韦15克、瞿麦15克、萹蓄15克、炒王不留行30克、路路通15克、川木通10克、竹叶10克、滑石15克、甘草5克、水蛭3克、土鳖虫10克、穿破石15克、石见穿 15 克、刘寄奴 15 克、姜黄 15 克、红花 15 克、栀子 10 克、炒五仙各 10 克、车前子 10 克、乌药 10 克、沉香 10 克、槟榔 10 克、生地 50 克、麦冬 30 克、玄参 30 克、穿山甲粉 3 克（吞服）、太子参 10 克、灵芝 30 克。7 剂。

另配中药药丸一个疗程（3 个月），以治其本。

二诊：患者服用一周后，尿道灼痛减轻，夜起次数减少，大便正常，仍有纳差、睡眠质量不好，上方去芒硝，加茯神 15 克、远志 15 克、炒酸枣仁 30 克、龙骨 15 克、牡蛎 15 克，继服七剂。

患者服药后，诸症减轻，后在此基础上服药 30 剂，各种症状全部消失。

按：膀胱癌是指原发于膀胱上皮细胞的恶性肿瘤，为泌尿系统中最常见的恶性肿瘤。中医古代文献无膀胱癌的病名，根据膀胱癌常见的血尿以及尿液排出受阻等临床症状，可属于中医学"淋证""血尿""溺血""癃闭"的范畴。在古代医籍中对该病的病证、病因、病机以及治疗均有一定的论述。

如《素问·标本病传论》说："膀胱病，小便闭。"《素问·至真要大论》："岁少阳在泉，火淫所胜，民病溺赤，甚则血便。"《金匮要略·五脏风寒积聚病》认为本病："热在下焦者，则尿血，亦令淋秘不通。"《备急千金要方》说："胞囊者，肾膀胱候也，贮津液并尿。若脏中热病者，胞涩，小便不通……为胞屈僻，津液不通。""人有因时疾，癖后得闭塞不通，遂致夭命。大不可轻之。"《丹溪心法·溺血》描述为："大抵小便出血，则小肠气秘，气秘则小便难，痛者为淋，不痛者为尿血。"《医学入门·溺血》曰：·血从精窍中来，乃心移热于小肠……"《景岳全书·血证》："凡治血证，须知其要，而血动之由，惟火惟气耳。故察火者但察其有火无火，察气者但察其气虚气实，知此四者而得其所以，则治血之法无余义矣。"

中医学认为邪毒由表入里，或秽浊之邪侵及机体，阻遏气机，久则郁而化热，聚于膀胱，导致膀胱气化不利，邪毒灼伤血络；或因小肠邪热毒瘀，心经火热邪毒，下传膀胱，发为本病。饮食不节，恣食肥甘厚味，损伤脾胃，或因先天禀赋不足，脾失健运，水湿不运，湿浊不得排出，日久化热，湿毒瘀热互结，下注于膀胱，或蕴结于膀胱而发病。七情内伤，气机不畅，以致气滞血瘀，日久成为瘀毒，或因气郁化火，火郁毒聚结于膀胱，气化功能失调，而成瘤块。先天禀赋不足，或因久病，肾元亏虚，或后天脾胃失于濡养，导致脾肾亏虚，气化无权，水湿运化失常，湿毒不排，瘀积成毒，蕴结于膀胱发为本病。

膀胱癌病位在膀胱，与脾、肾、三焦气化功能密切相关。其病机属本虚标实，虚证多因肾气亏虚，不能摄血，或气血双亏，血无所统，则发尿血；实证多因气化不利，郁积成毒，湿毒化热下注膀胱，而见尿频、尿痛。

而本例患者，郁热下注膀胱，气化失司，则小便不利，淋沥不畅；邪热内蕴，故口干，大便秘结，舌中有裂纹；同时自觉小便无力，夜起十七八次，又怕冷，又怕热，腰以下冷，尺弦有力，乃下焦虚寒，膀胱气化无力，左关搏指，右关弦而有力，胃脘不适，纳差，厌油腻，是脾胃虚弱，中焦气机不利，上下不能交通。舌下瘀阻，口唇黑暗，是血瘀之象，故以八正散、沉香散加芒硝、以清热、行气以通淋，加桃仁、大黄、炒王不留行、路路通、水蛭、土鳖虫、穿破石、石见穿、刘寄奴、姜黄、红花、穿山甲大量活血化瘀药，化瘀通络治血瘀，炒五仙加太子参、灵芝以培补脾胃、补益气血，乌药、槟榔以行气，合大黄、芒硝以通便泻热，现加增液汤生地、麦冬、玄参以滋阴润燥，增液行舟。二诊热见退，而寐仍差，故加养血镇静安神之品，以恢复正气。通过一段时间的治疗，患者各种症状全部消失，生活如常。

2. 常用中药

（1）瞿麦

出自《神农本草经》，为石竹科植物瞿麦和石竹的干燥地上部分。性味苦，寒。归心、小肠经。利尿通淋，破血通经。

本品苦寒泄降，能清心与小肠火，导热下行，有利尿通淋之功，为治淋常用药。尤以热淋最为适宜。常与萹蓄、木通、车前子同用，如八正散（《和剂局方》）；治小便淋沥有血，则与栀子、甘草等同用，如立效散（《和剂局方》）；治石淋，与石韦、滑石、冬葵子配伍，如石韦散（《症治汇补》）；

本品能破血通经。对于血热瘀阻之经闭或月经不调尤宜，常与桃仁、红花、丹参、赤芍等同用。

《日华子本草》："催生，治月经不通，破血块，排脓。"

《本草备要》："降心火，利小肠，逐膀胱邪热，为治淋要药。"

（2）萹蓄

出自《神农本草经》，为蓼科植物萹蓄的干燥地上部分。味苦，微寒。归膀胱经。利尿通淋，杀虫止痒。

本品性微寒，入膀胱经，清利下焦湿热。多用于热淋、石淋，常与木通、瞿麦、车前子同用，如八正散（《和剂局方》）；用于血淋，与大蓟、小蓟、白茅根等同用。

本品苦能燥湿，微寒清热，又善"杀三虫"。用治蛔虫病，蛲虫病，钩虫病。用时宜煎汤空腹服，以提高疗效。

《神农本草经》："主浸淫疥瘙，疽痔，杀三虫。"

《本草汇言》："利湿热，通小便之药也。"

十六、前列腺癌

1.病案

匡某，男性，72岁。2020年6月20日初诊。

主诉：尿不畅1个月。

病史：患者平素体健，每年常规检查前列腺特异性抗原（PSA），患者2020年1月发现PSA由去年的3.5ng/ml至5ng/ml。于当地医院诊断为前列照癌，并行前列腺癌电切术，术后开始服用康士德内分泌治疗。近1个月，尿线细、排尿不畅，排尿不尽、夜尿增多，经查前列腺癌复发，患者不同意再手术，故寻求中医治疗，经人介绍来我诊所求诊。

症见：患者述1个月来排尿无力，不畅，排便困难，会阴部疼痛，乏力，口干，纳可，眠欠佳，大便干，小便可。舌质红，舌苔微黄腻，脉弦滑涩。

西医诊断：前列腺癌。

中医诊断：癃闭病。

证型：脾肾两虚，湿瘀互结。

治则：利湿化瘀，健脾补骨。

拟方：瓜蒌瞿麦丸、桂枝茯苓丸、核桃承气汤加减。

处方：党参15克、白术15克、黄芪30克、瓜蒌根30克、瞿麦15克、山药30克、茯苓15克、附子10克、桂枝10克、牡丹皮10克、桃仁10克、赤芍10克、水蛭6克、土鳖虫10克、大黄10克、芒硝10克（冲）、补骨脂15克、仙灵脾15克、甘草10克。7剂。

并根据患者情况配制丸药一个疗程，配合水药同服。

二诊：经上方治疗后乏力好转，中药于原方去黄芪，加骨碎补15克。

后继续以上方加减治疗，服水药1个月，诸症消失，嘱其继续服丸药巩固。随访至2021年12月21日，未见复发。

按：前列腺癌是指发生于前列腺腺体的恶性肿瘤"主要原发部位为后侧包膜下腺体即外腺部分。本病多发于西方国家，在我国其发病率也不断上升，与饮食结构改变有关，但能否发病则主要决定于正气，尤其是肾气的盛衰。

中医学因其有排尿困难及血尿等症状而归入"癃闭""血淋"范畴论治。在古代医学文献中，虽无前列腺之脏腑，也无前列腺癌病名，但仍有类似记载。如《素问·气厥》："胞热移于膀胱，则癃溺血。"《灵枢·九针论》有"四时八风之客于经络之中，为瘤病者也"，又有"积之所生，得寒乃生，厥乃成积也"的记载。"癃闭"一名，首见于《内经》："膀胱不利为癃，不约为遗溺"，"膀胱病，小便闭"。《灵枢·本输》说："三焦……实则闭，虚则为遗溺。"汉代张仲景在《金匮要略·消渴小便不利淋病》中对淋证的病状作了描述："淋之为病，小便如粟状，小腹弦急，痛引脐中。"王春《外台秘要》载有治小便不通及小便难的方剂约20首，并有"若脏中热病者，胞涩，小便不通……为胞屈僻，律液不通，以葱叶除尖头，内阴茎孔中深三寸，微用口吹之，腹胀，津液大通，便愈。"这是最早用导尿术治疗小便不通的记载。

宋元时期朱丹溪《丹溪心法·小便不通》对其病因则有"小便不通，有气虚、血虚、有痰、风闭、实热"的描述，并将探吐一法运用于临床，"譬之滴水之器，闭其上窍，则下窍不通，开其上窍，则下窍必利"。对于前列腺癌等恶性肿瘤的预后，《景岳全书》有谓"小水不通，是为癃闭此最危最急证之一，不辨其所致之本，无怪其多不治也。"

嗜食肥甘厚味、生冷辛辣之品，或喜烟酒，日久致湿热之邪内蕴，湿阻气血，热蕴成毒，结于下焦，导致气化不利，小便不通，或小便滴沥难解而成病。若热邪结于膀胱，膀胱血络受伤亦可见尿血。内因暴怒急躁或长期抑郁，情志不舒，疏泄不及，致使三焦气化失常，尿路受阻；肝郁气滞也可由气及血，气滞经脉，使血行不畅，经隧不利，脉络瘀阻，结于会阴而成病。房劳过度，肾脏阴阳俱损，或素体不足，久病体弱，脾肾两虚，运化濡养失司，瘀血败精聚积下焦，结而致病。

前列腺癌病位在精室和肾，与脾、肝及膀胱气化关系密切，肾主水，主藏精，司气化，主骨，开窍于耳及二阴，合膀胱，为先天之本。前列腺癌的病机是肾气亏虚，阴阳失调，湿热痰浊气血瘀滞于会阴部而成，正所谓"诸淋者，由肾虚而膀胱热也"。

该患者前列腺癌复发，尿不畅，夜尿频，并见排便困难，会阴部疼痛，大便干，口干，舌质红，舌苔微黄腻，脉弦滑涩，乃湿与瘀结于下焦，故以瓜蒌瞿麦丸以温肾健脾，行气利水。方中附子温肾壮阳，以助膀胱之气化，肾阳充足，膀胱气化有权，小便自然通利；配伍茯苓淡渗利水，山药润燥止渴，使水湿下行，津液上承，则小便利，口渴止，又用瓜蒌根生津润燥，瞿麦以增强通利水道之功，二味性寒，又可监制附子之燥热，以期助阳而不伤阴。以桂枝茯苓丸合核桃承气汤加减，以化瘀消癥，更加水蛭、蟅虫以通络化瘀之功。患者乏力，故加四君子汤加黄芪以健脾益气，加补骨脂、仙灵脾以补肾，更助膀胱气化。患者服药后症状改善很快，1个月后，所有症状消失。

2. 常用中药

（1）滑石

出于《神农本草经》，为硅酸盐类矿物滑石族滑石，主含含水硅酸镁。性味甘、淡，寒。归膀胱、肺、胃经。可利尿通淋，清热解暑，收湿敛疮。

滑石性滑利窍，寒则清热，故能清膀胱湿热而通利水道，是治淋证常用药，若湿热下注之小便不利，热淋及尿闭等，常与木通、车前子、瞿麦等同用；若用于石淋，可与海金沙、金钱草、木通等配用。

本品甘淡而寒，既能利水湿，又能解暑热，是治暑湿之常用药。若暑热烦渴，小便短赤，可与甘草同用，即六一散；若湿温初起及暑温夹湿，头痛恶寒，身重胸闷，脉弦细而濡，则与薏苡仁、白蔻仁、杏仁等配用，如三仁汤。

可单用或与枯矾、黄柏等为末，撒布患处，可治疗湿疮，湿疹；可与薄荷、甘草等配合制成痱子粉外用，治痱子。

《神农本草经》："主身热泄澼，女子乳难，癃闭，利小便，荡胃中积聚寒热。"

《本草纲目》："滑石利窍，不独小便也。上能利毛腠之窍，下能利精溺之窍。盖甘淡之味，先入于胃，渗走经络，游溢精气，上输于肺，下通膀胱。肺主皮毛，为水之上源。膀胱司津液，气化则能出。故滑石上能发表，下利水道，为荡热燥湿之剂。"

（2）石韦

出自《神农本草经》，为水龙骨科植物庐山石韦和石韦或有柄石韦的干燥叶。各地普遍野生。味甘、苦，微寒。归肺、膀胱经。可利尿通淋，清肺止咳，凉血止血。

本品药性寒凉，清利膀胱而通淋，兼可止血，尤宜于血淋。对膀胱湿热见小便淋沥涩痛诸淋者，也常应用。用于血淋，与当归、蒲黄、芍药同用，如石韦散；以本品与滑石为末服用于热淋，石淋。

石韦入肺经，清肺热，止咳喘。用于肺热咳喘气急，可与鱼腥草、黄芩、芦根等同用。石韦既止血又凉血，故对血热妄行之吐血、衄血、尿血、崩漏尤为适合。可单用或随证配伍侧柏叶、栀子、丹参等同用。

《神农本草经》："主劳热邪气，五癃闭不通，利小便水道。"

《本草纲目》："主崩漏金疮，清肺气。"

十七、卵巢癌

1. 病案

患者女，68 岁，2019 年 3 月 16 日初诊。

主诉：少腹部胀痛 1 年余。

病史：患者一年前卵巢癌伴右腹股沟淋巴转移，做了肿块切除手术，最近又复发，不愿意再做手术，后经人介绍于我处求医。

症见：患者感觉身体乏力，口苦，睡眠偶尔差，少腹部重痛，手可扪及包块，偶有一阵阵发热，大小便正常，胃口正常。舌暗苔白边稍有齿痕，舌下瘀阻。左关豆搏指，整体滑，右脉滑涩关小豆。

既往史：Ⅱ型糖尿病，盆腔积液、胃息肉、浅表型胃炎，肺结节、胆息肉、低蛋白血症。

西医诊断：卵巢癌。

中医诊断：癥瘕。

证型：肝气郁滞，痰瘀互结。

治则：疏肝理气，除痰化瘀，软坚散结。

拟方：小柴胡汤、导痰汤、消瘰丸加减。

处方：柴胡25克、黄芩10克、法半夏10克、生内金10克、生牡蛎30克、玄参30克、浙贝母30克、鳖甲30克、夏枯草30克、连翘10克、胆南星10克、炒白芥子20克、茯苓20克、陈皮15克、青皮10克、刘寄奴15克、徐长卿15克、姜黄15克、穿破石30克、丹参30克、红花15克、郁金15克、山慈菇15克、甘草10克、海藻15克、昆布15克、海螵蛸15克、海蛤壳15克，7剂。

同时根据患者的病情和体质定制了丸剂三个月，与汤剂共同配合治疗。

二诊：患者仍有晨起口苦，偶一阵阵发热，易醒。在上方基础上加生地30克、沙参10克、麦冬10克，续进7剂。

三诊：患者自述最近只是血糖有点，纳不香，偶有恶心，余皆可。在二次处方基础上加炒五仙各10克，续进7剂。

四诊：患者恶心好转，晨起口苦，一阵阵发热，纳不太香，寐可。重新开方如下：

处方：柴胡25克、黄芩10克、法半夏10克、竹茹10克、茯苓10克、茯神10克、陈皮10克、枳实10克、炒五仙各10克、生地30克、麦冬30克、玄参30克、太子参10克、炒白术10克、灵芝30克、西洋参10克、铁皮石斛10克、山慈菇10克、鳖甲30克、浙贝母30克、知母10克、丹皮10克、赤芍10克，7剂。

五诊：患者自觉身体虚，动则汗出，偶盗汗，偶易醒两次。胃口好转，不难受了，不恶心了，一阵阵发热还有点，在上方基础上加黄芪30克、枣皮30克、煅牡蛎30克、炒酸枣仁30克。7剂。

六诊：患者除偶尔有一阵阵发热，空腹血糖7.8mmol/l，在上方基础上加白薇10克。7剂。

七诊：患者只是稍感乏力，微微发热还有，在上方基础上加银柴胡3克、升麻6克。7剂。

八诊：患者除了偶尔有一阵阵发热外，其它都正常，在上方基础上去掉黄芪、枣皮、酸枣仁，加青蒿 10 克、柴胡加到 25 克。7 剂。

吃了不到三个月的药，全部转为正常，患者的儿子给我发信息说所有癌症检查指标都正常。

按：卵巢癌是发生于卵巢组织的恶性肿瘤，是女性生殖器官常见肿瘤之一。在近年来我国卵巢恶性肿瘤的发病率有不断上升的趋势，死亡率高，居妇科常见恶性肿瘤之首。卵巢癌属于中医学的"癥瘕""积聚""肠蕈"等范畴。古代医家对本病有较深入的认识。现分述如下：

《圣济总录·积聚门》："癥瘕癖结者，积聚之异名也，症状不一，原其本大略相同，但从其所得，或诊其症状，以立名尔。且癥者为隐见腹内，按之形症可验也，瘕者为瘕聚，推之流移不定也。"

隋·巢元方《诸病源候论·卷十九·癥瘕候》："癥者，由寒温失节，致脏腑之气虚弱，而饮食不消，聚结在内，逐渐生长，块段盘牢不移者，是症也，言其形状，可证验也。若积引岁月，人即柴瘦，腹转大，遂致死。其症不转动者，必死。"

宋·陈自明《妇人大全良方》云："妇人脏腑调和，经脉循环，则月水以时而无病。若乘外邪而合阴阳，则小腹胸胁腰背相引为痛，月事不调，阴中肿胀，小便淋漓，面色黄黑，则生瘕矣。"

明·李中梓《医宗必读·积聚》："初者，病邪初起，正气尚强，邪气尚浅，则任受攻；中者，受病渐久，邪气较深，正气较弱，任受且攻且补；末者，病魔经久，邪气侵凌，正气消残，则任受补。"

清·叶天士《临证指南医案·癥瘕》谓："治之之法，即从诸经，再究气血之偏胜，气虚则补中以行气，气滞则开郁以宣通，血衰则养营以通络，血瘀则入络以攻痹，此治癥瘕之大略……总之，治癥瘕之要，用攻法，宜缓宜曲；用补法，忌涩忌呆。"

清·程仲龄《医学心悟》云："治积聚者，当按初、中、末三法焉。邪气初客，积聚未坚，宜直消之，而后和之，若积聚日久，邪盛正虚，法从中治，俾荣卫流通，而块自消矣，更有虚人患积者，必先补其虚，理其脾，增其饮食，然后用药攻其积，斯为善治，此先补后攻之法也。

初治，太无神功散主之；中治，和中丸主之；末治，理中汤主之。予尝以此三法，互相为用，往往有功。"

脏腑虚弱，冲任督带失调是卵巢癌发病的首要内因，复加六淫、七情、饮食劳逸相互作用相互影响，导致本病。先天禀赋不足，正气内虚，邪毒外侵，留而不去，阻滞气血津液的正常运行和输布，或脏腑虚弱，正气亏虚，气血津液运行和输布失常，均可导致瘀血、痰饮内生，脾胃受损，运化失常，痰湿内停，积聚胞中，发为本病。肝气郁结，气滞血瘀，阻于胞中，癥瘕内生。

冲任督带的生理功能与女子胞关系密切，冲任督带功能失调则可导致气血的功能失调，导致气滞血瘀，积聚成块阻滞胞宫，或气血亏虚，气虚不能推动血液运行，瘀血停滞胞中，发为本病。腹中有癥结积块，或胀，或痛，或满，为卵巢癌最常见症状。

该患者是痰瘀互结的证型，同时还有肝气郁滞，故在处方中，以柴胡、黄芩和解少阳，疏肝解郁；胆南星、炒白芥子、法半夏、茯苓、陈皮为导痰汤加减以化痰浊、青皮、刘寄奴、徐长卿、姜黄、穿破石、丹参、红花乃行气通络，活血化瘀之药，生内金、生牡蛎、玄参、浙贝母、鳖甲、夏枯草、连翘、郁金、山慈菇、海藻、昆布、海螵蛸、海蛤壳软坚散结，因患者不仅有卵巢癌还有肺结节，故加大软坚散结之力量。

大家如果仔细体会，就会发现我的治疗思路，基本方基本变化不大，但同时还要根据患者的兼证进行灵活变化，这就是有变有守。如果吃了几天药效果不明显你就以为不对证，就频频换方，那么患者的根本病证是治不好的，患者的根本体质是改变不了的，所以做为一名医生要知道什么时候要变方，什么时候要守方。守中有变以应其症，变中有守不离其宗。同样，患者在配合医生治疗时也要有一定的耐心，如果吃了几付药没有看到效果也不要轻易否定医生，因为有些慢性病在开始治疗时效果不会马上出来，往往要坚持一段时间治疗疗效才会显现，甚至有的患者治疗很长时间都没有改变，可继续治疗疗效一下就出来了。这也是患者一方面的因素。

这个患者非常配合治疗，严格按照医嘱要求忌口和服药，所以收到非常好的治疗效果。

2. 常用中药

（1）姜黄

出自《新修本草》，为姜科植物姜黄的根茎。其性味辛、苦，温。归肝、脾经。具有活血行气，通经止痛之功效。

姜黄辛散温通，苦泄，既入血分又入气分，能活血行气而止痛。配当归、木香、乌药等药同用，治胸阳不振，心脉闭阻之心胸痛；配枳壳、桂心、炙草，治肝胃气滞寒凝之胸胁痛；常与当归、川芎、红花同用，治气滞血瘀之痛经、经闭、产后腹痛；配苏木、乳香、没药，可治跌打损伤，瘀肿疼痛。

本品辛散苦燥温通，外散风寒湿邪，内行气血，通经止痛，尤长于行肢臂而除痹痛，常配羌活、防风、当归等药用。

此外，以本品配白芷、细辛为末外用可治牙痛，牙龈肿胀疼痛；配大黄、白芷、天花粉等外敷，可用于疮疡痈肿；单用本品外敷可用于皮癣痛痒。

郁金、姜黄为同一植物的不同药用部位，均能活血散瘀、行气止痛，用于气滞血瘀之证。但姜黄药用其根茎，辛温行散，祛瘀力强，以治寒凝气滞血瘀之证为好，且可祛风通痹而用于风湿痹痛。郁金药用块根，苦寒降泄，行气力强，且凉血，以治血热瘀滞之证为宜，又能利胆退黄，清心解郁而用于湿热黄疸、热病神昏等证。

《新修本草》："主心腹结积，疰忤，下气，破血，除风热，消痈肿，功力烈于郁金。"

《日华子本草》："治癥瘕血块，痈肿，通月经，治跌仆瘀血，消肿毒，止暴风痛，冷气，下食。"

《本草纲目》："治风痹臂痛。""姜黄、郁金、述药（莪术）三物，形状功用皆相近。但郁金入心治血，而姜黄兼入脾，兼治气；述药则入肝，兼治气中之血，为不同耳。"

（2）刘寄奴

亦出自《新修本草》，为菊科植物奇蒿的全草。性味苦，温。归心、肝、脾经。可散瘀止痛，疗伤止血，破血通经，消食化积。

本品温散善走，能活血散瘀，止痛止血而疗伤。治疗跌打损伤，瘀滞肿痛，可单用研末以酒调服；亦可配伍骨碎补、延胡索等同用；治创伤出血，可单用鲜品捣烂外敷；或配茜草、五倍子等药。

本品辛散苦泄，善于行散，能破血通经，散瘀止痛。治血瘀经闭，可配桃仁、当归、川芎等；治产后瘀滞腹痛，配甘草等份为末，水、酒调服本品既能醒脾开胃，又能消食化积，适用于食积不化，腹痛泻痢，可单用煎服，亦可配伍山楂、麦芽、鸡内金、白术等。

《新修本草》："破血下胀。多服令人下痢。"

《日华子本草》："治心腹痛，下气水胀、血气，通妇人徵结，止霍乱水泻。"

《本草经疏》："刘寄奴，苦能降下，辛温通行，血得热则行，故能主破血下胀。昔人谓为金疮要药，又治产后余疾，下血止痛者，正以其行血寻迅速故也。"

（3）穿破石

出自《岭南采药录》，为桑科植物构棘或柘树的根。全年可采。挖出根后，削去支根，洗净，截段晒干，或开片晒干。性味淡微苦，凉。

本品祛风通络；清热除湿；解毒消肿。主风湿痹痛；跌打损伤；黄疸；腮腺炎；肺结核；胃和十二指肠溃疡；淋浊；蛊胀；闭经；劳伤咳血；疔疮痈肿。

穿破石能止咳化痰，祛风利湿，散瘀止痛，穿破石可用于肺结核、黄疸型肝炎，肝脾肿大，胃、十二指肠溃疡，风湿性腰腿痛；外用治骨折，跌打损伤。现在亦属民间用药，多用于各种结石、肿瘤癌症，取其通络穿透力强。多煎汤内服，干者9～30克，鲜者可用至120克；

或浸酒。外用：适量，捣敷。

应用：

1. 穿破石治肺痨，风湿：穿破石、铁包金、甘草。同煎服。（《广东中药》）

2. 穿破石清热利湿：治湿热黄疸，湿热痹，疔疮痈肿。《福建中草药》

3. 穿破石治体虚白带：柘树根一两。水煎服。（《浙江民间常用草药》）

4. 穿破石消炎止痛：治流行性腮腺炎，疖肿。《云南中草药选》

5. 穿破石治挫伤：蒐芝根和糯米捣敷。（《浙江中药资源名录》）

6. 穿破石清热活血，止咳祛痰：治劳伤咳血。《广西实用中草药新选》

7. 穿破石治耳久聋鸣，或有汁出，皆由肾虚，致多年不瘥。（《圣惠方》铁浆酒）

8. 穿破石凉血散瘀：治经闭。广州部队《常用中草药手册》

9. 穿破石治小儿心热，重舌，鹅口：柘根（锉）五升。以水五升，煮取二升，去滓更煎，取五合。细细敷之，数数为之。（《千金方》）

10. 穿破石健脾益胃，舒筋活络，祛风湿，去瘀血。治腰痛、关节痛，虚劳黄肿，脾虚泄泻。《闽东本草》

11. 穿破石治月经过多：柘树、马鞭草、榆树。水煎兑红糖服。（《湖南药物志》）

12. 穿破石破血通经，治淋浊，去远年瘀积、结石。《南宁市药物志》

13. 穿破石洗目令明：柘木煎汤，按日温洗。（《海上方》）

14. 穿破石祛风湿，十蒸九晒；治跌打，酒煎服；肩疮和蜜捣敷。《岭南采药录》

15. 穿破石治飞丝入目：柘树浆点（目）了，绵裹箸头，蘸水于眼上缴拭涎毒。（《医学纲目》）

16. 穿破石壮筋骨，活血，理跌打。《本草求原》

17. 穿破石治酒顶，消蛊胀；浸酒祛风。《生草药性备要》

（4）徐长卿

出自《神农本草经》，为双子叶植物药萝藦科植物徐长卿的根及根茎或带根全草。味辛；性温，归肝、胃经。具有止痛、止咳、解毒、利水消肿、活血之功，

药用始载于汉朝的《神农本草经》并被列为上品。谓其能治"蛊毒、疫疾、邪恶气、温疟"。李时珍在《本草纲目》上说："上古辟瘟疫有徐长卿散，良效，今人不知用此。"又说："徐长卿久服强悍轻身。"在《常用中草药手册》上载有："祛风止痛、解毒消肿、温经通络。治疗毒蛇咬伤，风湿骨痛、心、胃气痛、跌打肿痛、带状疱疹、肝硬化腹水、月经不调、痛经等。"可治胃痛、牙痛、风湿疼痛、经期腹痛、慢性气管炎、腹水、水肿、痢疾、肠炎、跌打损伤、湿疹、荨麻疹、毒蛇咬伤等症。

近年临床多有报道，徐长卿尚有抗肿瘤作用，能抑制癌细胞的增殖和扩散。

《神农本草经》："主蛊毒，疫疾，邪恶气，温疟。"

《岭南采药录》："治小儿腹胀，青筋出现。又治疯狗咬伤。"

《中国药植志》："治一切癌症和肚痛，胃气痛，食积，霍乱。"

《吉林中草药》："利尿，强壮，镇静止痛，驱寒散瘀，解蛇毒，通络和血。治脚气，水肿，腹水，胀满，寒性腹痛。"

十八、子宫颈癌

1. 病案

王某，女，57 岁，2019 年 8 月 10 日初诊。

主诉：白带量多 1 个月。

病史：患者一年前因为出现阴道不规则出血，白带增多到医院就

诊。经病理学检查，确诊为宫颈癌。于 2018 年 9 月行宫颈癌根治性切除手术，术后进行了放疗。几个疗程放疗后，身体极度虚弱，难以继续放疗。近一个月出现少腹坠痛、阴道白带量多，食欲下降、睡眠差。后经人介绍来我诊所求医。

症见：身体虚弱，神疲无力，腰酸腿软，左膝关节不适，纳呆，寐差，大便稀溏，白带多，而清稀，舌红苔白颤抖，舌下瘀阻，左脉滑涩小数，右脉偏细。

西医诊断：子宫颈癌。

中医诊断：带下病。

证型：气血亏虚，肝肾两虚，心神不宁证。

治则：益气养血，肝肾双补，宁心安神。

拟方：归脾丸、八珍汤、消瘰丸加减化裁。

处方如下：

西洋参 10 克、铁皮石斛 10 克、薏苡仁 30 克、桑寄生 15 克、怀牛膝 15 克、杜仲 15 克、茯苓 15 克、人参 10 克、灵芝片 10 克、炒白术 10 克、甘草 10 克、当归 10 克、川芎 10 克、生地黄 15 克、生白芍 10 克、黄芪 30 克、知母 10 克、炒酸枣仁 15 克、远志 10 克、香附 10 克、柴胡 10 克、延胡索 10 克、丹参 15 克、红花 10 克、龙骨 15 克、牡蛎 30 克、鳖甲 15 克、浙贝母 15 克。

另配中药膏滋一个疗程（3 个月），以治其本。

第二次处方，在原来的基础上再加炒五仙等药物，仍以补正为主，化瘀软坚为辅。处方如下：

西洋参 10 克、铁皮石斛 10 克、薏苡仁 30 克、桑寄生 15 克、怀牛膝 30 克、杜仲 15 克、茯苓 15 克、人参 10 克、灵芝片 10 克、炒白术 10 克、甘草 10 克、当归 10 克、川芎 10 克、黄芪 30 克、知母 10 克、香附 10 克、柴胡 10 克、延胡索 10 克、丹参 15 克、红花 10 克、龙骨 15 克、牡蛎 30 克、鳖甲 15 克、浙贝母 15 克、焦山楂 10 克、炒鸡内金 10 克、炒神曲 10 克、炒麦芽 10 克、炒谷芽 10 克、车前子

10克（包煎）、泽泻15克、炒白芍10克、泽兰15克、车前草15克、木瓜10克。

吃了一段时间，患者身体状况有所改善，再加清热解毒的药物，如半枝莲、白花蛇舌草、菊花、败酱草、蒲公英等等。同时配制了定制丸药，即《攻癌救命录》中所讲的张氏抗癌5号方。

经过三个月的治疗，患者的癌症指标全部正常，还送了一面锦旗。

按： 子宫颈癌又称子宫颈浸润癌，是指子宫颈上皮细胞发生癌变，并穿透基底膜浸润间质组织，是全世界妇女最常见的恶性生殖道肿瘤。

中医学虽无宫颈癌的病名，但类似宫颈癌症状的记载，则散见于历代文献中。可归属于中医的"带下病""崩中"等范畴。

隋·巢元方在《诸病源候论》中提出："带下病者，由劳伤血气，损伤冲脉任脉，致令其血与秽液相兼带而下也。""崩中之病，是伤冲任之脉，冲任气虚，不能统治经血，故忽然崩下……伤损之人，五脏皆虚者，故五色随崩俱下。"

清·傅青主在《傅青主女科》中则把带下分为"白带""青带""黄带""黑带""赤带"进行辨证施治。

金·李东垣指出："妇人崩中者，由脏腑损伤冲任二脉，气血俱虚故也。二脉为经脉之海，血气之行，外循经络，内荣脏腑。若劳动过极，脏腑俱伤，冲任之气虚不能制约其经血，故忽然而下，谓之崩中暴下。"

明·张景岳《妇人规》更提出"交接出血而痛"，这与现代医学描述宫颈癌的主症之一"接触性出血"相一致。

由于本病与冲任密切相关，冲任之脉系于肝肾，冲为血海，故辨治与肝、脾、肾三脏密切相关。子宫颈癌的发生，是多种因素的综合结果。七情所伤，肝郁气滞，怒伤肝，忧思伤脾，疏泄失常，五脏气血乘逆而瘀滞；冲任损伤，肝脾肾诸脏虚损为内因，肝藏血，主疏泻，疏泻失职带漏淋沥。肝肾阴虚，虚火妄动，而生崩漏；外受湿热，或湿郁化热，或积冷结气，血寒伤络，郁阻胞络所致。也可因先天肾气不足，或后天损伤肾气，导致肾虚而影响冲任功能。故本病病机以正虚冲任失调为本，湿热瘀毒聚而成。

然如患者到了癌症晚期，身体虚弱，在治疗这样的癌症时，尤其是久病的患者，我在治疗的过程中，和以前讲过的癌症治疗都是一样，我时刻以患者的身体整体状况为主，即时刻关注病人正气，在正气未充之时，攻伐之药，寒凉之品用得都非常谨慎，只有在正气恢复得差不多的时候，才能大量的用软坚化瘀，清热解毒的药物。

如本例患者，经过手术和放疗，身体正气极弱，在此之时我以八珍汤以补气血，更加西洋参、铁皮石斛以加强补气养阴之功效；加黄芪、知母，合升陷汤之意以对治中气不足之下陷症，柴胡、香附、延胡索、桑寄生、怀牛膝、杜仲以疏肝滋肾，肝肾同调以治腰腿酸软，关节不适。以炒酸枣仁、远志、灵芝片、龙骨、牡蛎养血安神。丹参、红花活血化瘀，薏苡仁去湿止带，鳖甲、浙贝母软坚散结。二诊更加五仙散以强健脾胃，培补后天之本，待正气恢复之后，才逐步加强活血化瘀、软坚散结、清热解毒的攻伐之药。

对于子宫颈癌的具体治疗，可参见本人的拙作《攻癌救命录》相关章节，在此只重点强调如果在治疗之初不顾患者整体情况，眼中只有癌癌的，治疗效果就会很难达到预期的效果。这也体现了中医的整体观念，要将人看成一个整体，时刻以整体的眼光看待疾病，不能把疾病与人剥离出来，造成一叶障目，不见森林。

2. 常用中药

（1）益母草

出自《神农本草经》，为唇形科植物益母草的地上部分。性味辛、苦，微寒。归心、肝、膀胱经。有活血调经，利水消肿，清热解毒的功效。

本品苦泄辛散，主入血分，善活血调经，祛瘀通经，为妇产科要药，故名益母。治血滞经闭、痛经、月经不调，可单用熬膏服；亦可配当归、丹参、川芎、赤芍等药用；治产后恶露不尽、瘀滞腹痛，或难产、胎死腹中，既可单味煎汤或熬膏服用，亦可配当归、川芎、乳香等药用。

益母草既能利水消肿，又能活血化瘀，尤宜用于水瘀互阻的水肿。可单用，亦可与白茅根、泽兰等同用。用于血热及瘀滞之血淋尿血，可与车前子、石韦、木通同用。

《本草拾遗》："主浮肿下水，兼恶毒肿。"

《本草纲目》："活血、破血、调经、解毒。治胎漏难产，胎衣不下，血晕，血风，血痛，崩中漏下，尿血，泻血，疳、痢、痔疾，打扑内损瘀血，大便小便不通。"

《本草正》："益母草，性滑而利，善调女人胎产诸证，故有益母之号。然惟血热血滞及胎产艰涩者宜之。若血气素虚兼寒及滑陷不固者皆非所宜，不得以益母之名，谓夫人所必用也。盖用其滑利之性则可，求其补益之功则未也。"

（2）泽兰

出自《神农本草经》，为唇形科植物毛叶地瓜儿苗的地上部分。野生。全国大部分地区均产味苦、辛，性微温。归肝、脾经。可活血调经，祛瘀消痈，利水消肿。

本品辛散苦泄温通，行而不峻，善活血调经，为妇科经产瘀血病证的常用药，常配伍当归、川芎、香附等药用。若血瘀而兼血虚者，则与当归、白芍等同用以活血补血。

本品能活血祛瘀以消肿止痛。治跌打损伤，瘀肿疼痛，可单用捣碎，亦可配伍当归、红花、桃仁等药用；治胸胁损伤疼痛，常配丹参、郁金、延胡索等；治疮痈肿毒，可单用捣碎，亦可配伍银花、黄连、赤芍等用。本品既能活血祛瘀，又能利水消肿，对瘀血阻滞、水瘀互结之水肿尤为适宜。治腹水身肿，配伍白术、茯苓、防己、车前子等。

益母草、泽兰均能活血调经、祛瘀消痈、利水消肿，两药常相须为用，用于妇科经产血瘀病证及跌打损伤、瘀肿疼痛、疮痈肿毒、水肿等证。然益母草辛散苦泄之力较强，性寒又能清热解毒，其活血、解毒、利水作用较泽兰为强，临床应用更广。

《神农本草经》："主乳妇内衄，中风余疾，大腹水肿，身面四种浮肿，骨节中水，金疮，痈肿疮疮。"

《日华子本草》："通九窍，利关脉，养血气，破宿血，消徵瘕，产前产后百病，通小肠，长肉生肌，消扑损瘀血，治鼻洪，吐血，头风目痛，妇人劳瘦，丈夫面黄。"

《本草纲目》："泽兰走血分，故能治水肿，涂痈毒，破瘀血，消徵瘕，而为妇人要药。"

（3）白花蛇舌草

出自《广西中药志》，为茜草科植物白花蛇舌草的全草。味微苦、甘，性寒。归胃、大肠、小肠经。清热解毒，利湿通淋。

白花蛇舌草苦寒，有较强的清热解毒作用，用治热毒所致诸证，内服外用均可。如单用鲜品捣烂外敷，治疗痈肿疮毒，也可以本品与金银花、连翘、野菊花等药同用；用治肠痈腹痛，常与红藤、败酱草、牡丹皮等药同用；若治咽喉肿痛，多与黄芩、玄参、板蓝根等药同用；若用治毒蛇咬伤，可单用鲜品捣烂绞汁内服或水煎服，渣敷伤口，疗效较好，亦可与半枝莲、紫花地丁、蚤休等药配伍应用。本品甘寒，有清热利湿通淋之效，单用本品治疗膀胱湿热，小便淋沥涩痛，亦常与白茅根、车前草、石韦等同用。此外，本品既能清热又兼利湿，尚可用于湿热黄疸。

近年利用本品清热解毒消肿之功，已广泛用于各种癌证的治疗。

（4）半枝莲

本品为唇形科植物半枝莲的干燥全草。夏、秋二季茎叶茂盛时采挖，洗净，晒干。性味辛、苦，寒。归肺、肝、肾经。

功能清热解毒，化瘀利尿。主治用于疔疮肿毒，咽喉肿痛，跌扑伤痛，水肿，黄疸，蛇虫咬伤。用于蛇虫咬伤，可取鲜品配鲜半边莲共捣烂外敷。

利尿消肿，散瘀化痰，用于各种肝炎，特别是乙型肝炎，肝硬化腹水、急慢性肾炎。

对于治疗瘰疬、结核、梅核，有很好的疗效。亦可用于治疗癌症，如治食道癌、胃癌、子宫癌等。

我在临床上常与白花蛇舌草同用，用量偏大，多在 15 ～ 30 克，对于热与血瘀共存的癌症肿瘤，常可收到很好疗效。

十九、急性白血病

1. 病案

病案一

吴某，女，8 岁，2012 年 3 月 4 号初诊。

主诉： 口鼻流血 1 月余。

病史： 患者一月前因流鼻血去医院就诊，诊断为急性淋巴细胞白血病。因经济能力有限，无力做骨髓移植，遂将孩子接回家里，没有经过化疗，确诊的时候白细胞 $117 \times 10^9/L$、淋巴细胞 95%、血小板 $20 \times 10^9/L$，找了某中医吃了四天的中药。结果白细胞降到 $65 \times 10^9/L$，但是还是流鼻血，长时间止不住。查血常规，严重贫血，血小板已到了 $10 \times 10^9/L$。又过了四天，患者浑身无力，迷糊状态，几次休克。赶紧去医院，经查白细胞已经到了 $1.44 \times 10^9/L$，血小板只有 $1 \times 10^9/L$，血红蛋白 18g/L，输了两袋血才抢救过来。

经诊，患儿高烧 39.5 度，舌苔黄腻，带有一些剥落，大便黑，味臭，脉非常有力，而且数。

西医诊断： 急性淋巴细胞白血病。

中医诊断： 血证。

证型： 气分热盛，迫血妄行。

治则： 清热滋阴，凉血止血。

拟方： 白虎汤、犀角地黄汤加减。

处方： 生石膏 30 克、知母 15 克、西洋参 10 克、铁皮石斛 10 克、白茅根 10 克、侧柏叶 10 克、大蓟 10 克、小蓟 10 克、丹皮 10 克、生地 15 克、赤芍 15 克、黄芩 6 克、黄连 6 克、茯苓 10 克、甘草 10 克、粳米 10 克。1 剂。

二诊：喝了一付药，烧并没有退，加 30 克水牛角，生石膏加到 60 克。

处方：水牛角 30 克、生石膏 60 克、知母 15 克、西洋参 10 克、铁皮石斛 10 克、白茅根 10 克、侧柏叶 10 克、大蓟 10 克、小蓟 10 克、丹皮 10 克、生地 15 克、赤芍 15 克、黄芩 6 克、黄连 6 克、茯苓 10 克、甘草 10 克、粳米 10 克。

三诊：喝了以后，患者的体温就降到了 39 度，大便又好几天不通了，加大黄，芒硝。

处方：水牛角 30 克、生石膏 60 克、知母 15 克、西洋参 10 克、铁皮石斛 10 克、白茅根 10 克、侧柏叶 10 克、大蓟 10 克、小蓟 10 克、丹皮 10 克、生地 15 克、赤芍 15 克、黄芩 6 克、黄连 6 克、茯苓 10 克、甘草 10 克、粳米 10 克、大黄 10 克（后下）、芒硝 10 克（冲）。

四诊：吃了之后就通了大便，后来患者父亲搞到了一点犀牛角，加了犀牛角之后就退烧。退烧之后，又一定程度上出现了口苦，加小柴胡汤。

处方：柴胡 25 克、黄芩 10 克、法夏 10 克、龙胆草 6 克、车前子 10 克、木通 10 克、栀子 10 克、生地 15 克、当归 10 克、泽泻 10 克、甘草 10 克、生石膏 60 克、水牛角 60 克、知母 15 克、党参 10 克、仙鹤草 30 克、地骨皮 10 克、丹皮 10 克、赤芍 10 克、茜草 10 克、地榆炭 10 克、生白芍 10 克、鳖甲 30 克、秦艽 15 克、青蒿 15 克。）

五诊：口苦没有了，孩子晚上烧，其他时间不烧了，用沙参麦冬汤和青蒿鳖甲汤，加仙鹤草、茜草炭、地榆炭，有些烦躁，加栀子豉汤。

处方：玉竹 15 克、南沙参 15 克、麦冬 15 克、知母 15 克、鳖甲 30 克、龟板 30 克、生龙骨 30 克、生牡蛎 30 克、白薇 10 克、淡豆豉 10 克、仙鹤草 30 克、茜草炭 15 克、地榆炭 15 克、三七 10 克、白芨 10 克。

六诊：体温降到了 38.4 度，后来又通过这几个方子调理加减，在 3 月 15 号体温降到 37.5 度，流血全部止住，但开始冒汗，用牡蛎散和生脉散加减。

处方： 五味子 15 克、煅龙骨 30 克、煅牡蛎 30 克、太子参 10 克、麦冬 10 克、枣皮 60 克、丹皮 10 克、地骨皮 10 克、浮小麦 10 克、仙鹤草 60 克、茜草炭 15 克、地榆炭 15 克、棕榈炭 15 克、知母 15 克、生石膏 30 克、杏仁 10 克、粳米 10 克、甘草 10 克、东阿阿胶 10 克

七诊： 体温恢复正常。但失血过多嘛，用当归补血汤加减。

处方： 黄芪 60 克、当归 5 克、阿胶 10 克、仙鹤草 30 克

八诊： 后来我又根据这个情况调整，因为大便一直都不是太好，加增液汤又让他吃了两三副。

处方： 黄芪 60 克、知母 15 克、玄参 30 克、生地 30 克、麦冬 30 克、当归 30 克、陈皮 10 克、阿胶 10 克、仙鹤草 30 克、蜂蜜若干。

吃了之后鼻子又有点流血，又加了一些止血的药，茜草炭、仙鹤草、地榆炭、棕榈炭、石膏和知母，几天之后，血就止住了。查了血常规，已经在慢慢好转，白细胞也在往正常方向转化。

九诊： 又出现了口苦和忽冷忽热，体温 38 度，寒热往来，小柴胡汤的原方来进行治疗。

处方： 柴胡 25 克、黄芩 10 克、法夏 10 克、党参 10 克、甘草 6 克、生姜 3 片、大枣 3 个。

又过了几天，反馈大便也没拉出来，立马把小柴胡变成了大柴胡汤。

处方： 柴胡 25 克、黄芩 10 克、法夏 10 克、党参 10 克、甘草 6 克、生白芍 10 克、枳实 10 克、大黄 10 克、生姜 3 片、大枣 3 个。

大柴胡汤吃了之后，病情慢慢地被控制住，大便通了之后，大柴胡就不用了。

十诊： 因为基本上已经快正常，给他开了一个丸子调理。体温在 3 月 23 号降到了 36.9 度，反映已经有五六天没有发烧了。改方八珍汤合五仙散加仙鹤草。

处方： 太子参 10 克、党参 10 克、生白术 10 克、茯苓 10 克、甘草 10 克、炒神曲 10 克、炒山楂 10 克、炒麦芽 10 克、炒谷芽 10 克、炒鸡内金 10 克、仙鹤草 30 克、当归 10 克、生白芍 10 克、生地 10 克、川芎 10 克、陈皮 10 克。

吃了之后，感觉胃口好转，能吃饭，不昏睡了，体温正常，一直保持在 36.5 度。

后检查结果恢复的非常好，在此基础上，又加了西洋参、铁皮石斛、黄芪来给他益气养血养阴啊。

到了 4 月 15 号，血象的指标继续恢复，体重增加，而且可以出去玩了。我就继续在原来方子上黄芪加大剂量啊，只是这一个把黄芪下大剂量啊，让他继续益气养血。

4 月 20 号的时候，去做检查，所有指标全部正常。另配中药药丸一个疗程（3 个月），以治其本。

病案二

患者女，34 岁，2020 年 8 月 9 日。

主诉： 傍晚低热 2 个月。

病史： 该患因急性淋巴细胞白血病，做了骨髓移植后，出现了肾损伤，最近两个月来傍晚出现低烧（多次核酸检测均为阴性），医院没有办法有效处理，遂求中医治疗，经人介绍到我诊所就诊。

症见： 患者每天下午 5 点开始，先是怕冷，然后开始发热，一直到半夜 10～11 点左右醒后满头大汗，出了汗以后烧就会退下来。饭量很小，虽然感觉没有饱，但饭到口里又不想下咽，午休后会吐，即使眯一小会儿，醒了以后也容易吐。睡眠质量不好，感觉特别烦躁，多梦易醒。肾积水，右侧肾区感觉胀痛，有一跳一跳的感觉，尿频，小便到后段感觉灼热，尿乳白色，伴粘稠状如浓痰样东西，偶尔还有血色。夜起 2～3 次，大便可。舌淡苔白腻，根部偏腐，舌中凹陷，舌下脉络瘀阻。左脉滑数有力，略涩，关小豆，浮而搏指，略有结代；右脉滑小数略涩，迟沉细。

西医诊断：白血病

中医诊断：膏淋、发热

证型：水热互结，湿热蕴结，痰凝瘀阻。

治则：清热养阴，利水除湿，化痰消瘀。

拟方：猪苓汤、三仁汤、黄芩滑石汤、温胆汤、程氏萆薢分清饮加减。

处方：泽泻20克、茯苓15克、猪苓15克、白术15克、滑石15克、阿胶10克（烊化兑服）、通草6克、萆薢15克、石菖蒲15克、苦杏仁10克、豆蔻6克（后下）、薏苡仁30克、淡竹叶10克、甘草6克、厚朴10克、法半夏15克、黄芩10克、竹茹15克、茯神15克、枳实10克、陈皮15克、佩兰10克（后下）、藿香10克（后下）、车前草15克、小蓟10克，5剂。

另配中药药丸一个疗程（3个月），以治其本。

二诊：患者吃了上方后，各种症状都好转，困扰了患者几个月的低烧、失眠、胃口不好的问题都明显好转。只是小便问题还有，大便偏干。在上方的基础上加栀子10克、柴胡25克、木通10克、生地黄30克，7剂。

按：急性白血病（AL）是造血系统的恶性克隆性疾病。其主要特征是白血病细胞丧失分化、成熟的能力而出现异常增殖，同时正常造血受到抑制，临床表现为贫血、出血、感染及白血病细胞浸润机体各组织、器官所产生的相应症状及体征。

在古代文献中有许多类似急性白血病不同阶段的临床表现的描述《圣济总录》中指出："热劳之证，心神烦躁，面赤头痛，眼涩唇焦，身体壮热，烦渴不止，口舌生疮，饮食无味，肢节酸痛，多卧少起，或时盗汗，日渐羸瘦者是也。"该书又曰："急劳之病，其证与热劳相似，而得之差暴也，缘禀赋不足，忧思气结，荣卫俱虚，心肺壅热，金火相刑，脏气相克，或感外邪，故烦躁体热，颊赤心松，头痛盗汗，咳嗽，咽干，骨节酸痛，久则肌肤销铄，咯涎唾血者，皆其候也。"从以上描述可以看出，其发热特点是体质虚弱导致的内伤发热或虚人外感导致的发热，与单纯外感发热有明显区别。

《素问》中指出："病至先闻腥臊臭，出清液，先唾血，四肢清，目眩，时时前后血，……病名血枯。""有病温者，汗出辄复热，而脉躁急，不为汗衰……病名阴阳交，交者死也。""火郁之发……故民病少气……血溢流注。"《灵枢》："阳络伤则血外溢，血外溢则衄血；阴络伤则血内溢，血内溢则后血。"这些描述与急性白血病由于血小板减少导致的急性出血症状极为相似。

明·陈实功《外科正宗》在书中曰："夫瘰疬者，有风毒、热毒与气毒之异，又有痉疬、筋疬、痰疬之殊。风毒者，外受风寒，伏于经络……热毒者，天时亢热，暑中之阳或内食膏粱厚味酿结成患·气毒者，四时杀房之气，感冒而成……瘰宿者，累累如贯珠，连结三五枚……痰疬者，饮食冷热不调，饥饱喜怒不常，多致脾气不能转运，遂成痰结。"隋·巢元方《诸病源候论》中指出："聚积者脏腑之病也，阳气所成也，虚劳之人，阴阳损伤，血气淡涩，不能宣通经络，故积聚内星也"。《医宗必读》说："积之所成，正气不足，而后邪气踞之。"其论述类似于急性白血病之肝、脾、淋巴结肿大的临床表现。

急性白血病是正气不足，先天已有胎毒，而后瘟毒，邪毒侵袭，由表入里致脏腑受邪，骨髓受损，正虚邪实，耗气伤阴，气血亏损的动态病理过程。

急性白血病是多种致病因素综合作用的结果，其首发病位在骨髓，在疾病进展过程中可侵袭营血，累及肝、脾与淋巴结。

第一个病案，以流血为主，病人极度虚弱，病情危急，我在治疗此病时，完全抛开白血病这个病名，临床用药只针对患者当时的证候，而且每次都是 1～3 付，出现新的情况马上改方，治疗上急则从其标，先将病情控制住，然后才慢慢调治，具体用方都是常用方，有经方也有时方，因此在此不做过多介绍。整个治疗过程战战兢兢，如履薄冰，好在不负所托，收到了较好的效果。从这一病例上我们也看到了，中医也是可以治疗急症的，只是在治疗过程中需要医者的技术和胆识，更需要患者与家属的信任和配合。

第二个患者的情况比较复杂，即有移植手术后人体元气虚损，又有中焦脾胃虚弱，脾强胃弱，知饥而不欲食，睡后易呕，同时又有失眠多梦，胆郁痰扰，而且还有尿频之淋证，即有灼热血尿之血淋，又有尿白浊之膏淋，最主要的是真阴亏虚、三焦湿热之下午低热，至半夜则汗出而解。复杂的病证，用单方肯定是无法解决全部问题，必须根据患者具体情况进行合方化裁，对于这个患者的情况用到了猪苓汤、三仁汤、黄芩滑石汤、温胆汤、程氏萆薢分清饮，复诊时还用到了小蓟饮子，诸方合方化裁，有的用到了全方，有的只是用了其中的几味药，但取其方意，所有一切都是根据患者情况而设，故效果很好。

2. 常用中药

（1）白薇

克出自《神农本草经》，为萝藦科植物白薇或蔓生白薇的干燥根及根茎。性味苦、咸，寒。归胃、肝、肾经。可清热凉血，利尿通淋，解毒疗疮。

本品苦寒，善入血分，有清热凉血，益阴除热之功。若治热病后期，余邪未尽，夜热早凉，或阴虚发热，骨蒸潮热，常与地骨皮、知母、青蒿等同用；若治产后血虚发热，低热不退及昏厥等症，可与当归、人参、甘草同用，共收养血益阴、清热除蒸之效。本品既能退虚热，又能清实热，与生地黄、玄参等清热凉血药同用，还可用治温邪入营，高热烦渴，神昏舌绛等。

本品既能清热凉血，又能利尿通淋，故可用于膀胱湿热，血淋涩痛，常与木通、滑石及石韦等清热利尿通淋药同用。

本品苦咸而寒，有清热凉血，解毒疗疮，消肿散结之效，内服、外敷均可。常与天花粉、赤芍、甘草等同用，治疗血热毒盛的疮痈肿毒、毒蛇咬伤，也可配其他清热解毒药同用；若治咽喉红肿疼痛，常与金银花、桔梗、山豆根同用。

本品还可清泄肺热而透邪，清退虚热而益阴，故常与玉竹、豆豉、薄荷同用，治疗阴虚外感，发热咽干、口渴心烦等症，如加减葳蕤汤（《通俗伤寒论》）。

《名医别录》："疗伤中淋露，下水气，利阴气。"

《本草纲目》："风温灼热多眠，及热淋、遗尿、金疮出血。"

《本草正义》："凡苦寒之药多偏于燥，惟白薇则虽亦属寒而不伤阴液精血，故其主治各病，多属血分之热邪，而不及湿热诸证。……凡阴虚有热者，自汗盗汗者，久疟伤津者，病后阴液未复而余热未清者，皆为必不可少之药，而妇女血热，又为恒用之品矣。"

（2）地骨皮

出自《神农本草经》，为茄科植物枸杞或宁夏枸杞的干燥根皮。味甘，寒。归肺、肝、肾经。凉血除蒸，清肺降火。

本品甘寒清润，能清肝肾之虚热，除有汗之骨蒸，为退虚热、疗骨蒸之佳品，常与知母、鳖甲、银柴胡等配伍，治疗阴虚发热；若用治盗汗骨蒸、肌瘦潮热，常与秦艽、鳖甲配伍。

本品甘寒，善清泄肺热，除肺中伏火，则清肃之令自行，故多用治肺火郁结，气逆不降，咳嗽气喘，皮肤蒸热等症，常与桑白皮、甘草等同用，如泻白散。

本品甘寒入血分，能清热、凉血、止血，常用治血热妄行的吐血、衄血、尿血等。单用本品加酒煎服，亦可配白茅根、侧柏叶等凉血止血药治之。

此外，本品于清热除蒸泄火之中，而能生津止渴，故与生地黄、天花粉、五味子等同用，可治内热消渴。

《神农本草经》："主五内邪气，热中消渴，周痹。"

《珍珠囊》："解骨蒸肌热，消渴，风湿痹，坚筋骨，凉血。"

《汤液本草》："泻肾火，降肺中伏火，去胞中火，退热，补正气。"

（3）银柴胡

出自《本草纲目拾遗》，为石竹科植物银柴胡的干燥根。性味甘，微寒。归肝、胃经。清虚热，除疳热。

本品甘寒益阴，清热凉血，退热而不苦泄，理阴而不升腾，为退虚热除骨蒸之常用药。用于阴虚发热，骨蒸劳热，潮热盗汗，多与地骨皮、青蒿、鳖甲同用。

本品能清虚热，消疳热，故用治小儿食滞或虫积所致的疳积发热，腹部膨大，口渴消瘦，毛发焦枯等症，常与胡黄连、鸡内金、使君子等药同用，以共奏消积杀虫，健脾疗疳之效；亦可与栀子、人参、薄荷等同用。

《本草从新》："治虚劳肌热骨蒸，劳虐热从髓出，小儿五疳羸热。"

《本草便读》："银柴胡，无解表之性。从来注《本草》者，皆言其能治小儿疳热，大人劳热，大抵有入肝胆凉血之功。"

《本草正义》："退热而不苦泄，理阴而不升腾，固虚热之良药。"

二十、慢性白血病

1. 病案

病案一

江某，男，25 岁，2017 年 4 月 13 日初诊。

主诉：腹硬胀满 1 个月。

病史：该患 4 年前诊断为慢性粒细胞白血病，曾住院进行治疗，具体治疗不详。本次由于在外打工比较劳累，且吃、睡都不太好，病情再次发作，不得已再次住院，因出现严重的贫血，在医院输了几天血，因贫血、胃痛、整晚睡不着，没有任何好转，医院医生让另寻办法，后慕名到我诊所就诊。

症见：两胁部、少腹部不适，脾肿大，整个腹部都填满了，腹部硬满，一呼吸剑突下、左侧肩前部就刺痛，只能一直弯着腰，因为一直起腰就会疼痛加重，不能躺下，平卧、侧卧都会加重，影响到睡眠。头昏目眩，双膝酸软，左侧耳鸣如蝉鸣，干咳一个多月，受凉、受风就会加重，易感冒，动则汗出，喜热多饮，精神尚可，胃口还好，但食多则胀，胃部刺痛。舌体胖大舌尖红，根部白腻，舌下瘀阻。脉数促。

西医诊断：慢性粒细胞白血病。

中医诊断：癥胀。

证型：气阴两虚，痰瘀交阻。

治则：益气滋阴，化痰消瘀。

拟方：丹参饮、血府逐瘀汤、温胆汤、升陷汤、失笑散等加减。

处方：人参10克、西洋参10克、铁皮石斛10克、丹参30克、檀香6克、砂仁6克、当归10克、枳实10克、法半夏15克、茯苓15克、陈皮15克、青皮10克、黄芪30克、赤芍10克、知母20克、三棱10克、莪术10克、炒蒲黄10克、炒五灵脂10克、桃仁15克、香附10克、连翘10克、炒神曲10克、炒山楂20克、炒鸡内金15克、川芎10克、阿胶10克、元胡10克、醋鳖甲30克、浙贝30克、玄参30克、红花15克、生地10克、柴胡6克、甘草6克、川牛膝10克。三剂。

同时根据患者病情为患者配制了3个月的特制膏滋，以治其本。

二诊：胃不痛了，脐周左腹绞痛，脉较以前稍缓。更方如下：

炒五灵脂10克、当归15克、川芎10克、桃仁15克、牡丹皮10克、赤芍10克、乌药10克、元胡10克、甘草15克、香附10克、红花15克、枳壳10克、铁皮石斛10克、人参10克、西洋参10克、阿胶10克、生白芍30克、檀香6克、沉香6克、木香6克、浙贝30克、玄参30克、醋鳖甲30克、黄芪30克、知母15克、炒五仙各10克，3剂。

三诊：盗汗比以前多，头稍晕，腹背胀，四肢乏力，气短，咳嗽无痰，脉数。处方如下：

炒五仙各10克、西洋参10克、铁皮石斛10克、煅牡蛎30克、醋鳖甲30克、浙贝30克、人参10克、麦冬10克、五味子10克、元胡10克、陈皮10克、阿胶10克、炒白术15克、茯苓10克、茯神 15 克、炒酸枣仁 15 克、远志 10 克、檀香 3 克、沉香 3 克、木香 6 克、丹参 30 克、砂仁 3 克、黄芪 30 克、知母 15 克、桂枝 10 克、生白芍 10 克、甘草 10 克、生姜 3 片、大枣 3 个、当归 10 克，3 剂。

四诊：咳嗽、胸中烦热，睡不好。

西洋参 10 克、铁皮石斛 10 克、黄芪 15 克、知母 15 克、麦冬 10 克、五味子 10 克、栀子 10、淡豆豉 10、甘草 10 克、丹参 30 克、醋鳖甲 30 克、浙贝 30 克、生地 30 克、茯苓 10 克、茯神 15 克、炒酸枣仁 15 克、远志 12 克、生牡蛎 30 克、生龙骨 30 克、苏子 10 克、百合 10 克、紫菀 10 克、款冬花 10 克、炒白芥子 10 克、法半夏 10 克、厚朴 10 克、元胡 10 克、山药 30 克、黄连 3 克、黄芩 10 克、干姜 6 克、人参 10 克，1 剂。

五诊：干呕、头晕乏力、脉疾。在上方的基础上加阿胶 10 克（烊化）。3 剂。

六诊：不寐，夜晚自感身体发热，稍有点汗（好转），动则乏力、喘，头昏，自觉五脏无力，心下痞稍痛能忍，小便黄，口渴喜饮凉水，口无味，干呕减少，偶轻咳，觉得咽部有痰咳不出。

柴胡 25 克、黄芩 10 克、法半夏 10 克、竹叶 10 克、生地 50 克、生龙骨 30 克、浙贝 30 克、生牡蛎 30 克、生石膏 30 克、知母 20 克、人参 10 克、西洋参 10 克、玄参 15 克、铁皮石斛 10 克、五味子 10 克、鳖甲 15 克、龟板 15 克、阿胶 10 克、地骨皮 10 克、牡丹皮 10 克、甘草 10 克，2 剂。

七诊：干咳，口干，头昏，晚上低热，寐差，烦躁不安，晚上精神睡不着，白天烦躁，口渴欲饮凉水，下午干咳。更方：黄连 12 克、黄芩 6 克、生白芍 6 克、阿胶 9 克（烊化）、鸡子黄 2 枚，3 剂。

八诊：诸症同上，上方基础上加味。

黄连 12 克、黄芩 6 克、生白芍 6 克、阿胶 9 克（烊化）、鸡子黄 2 枚，生龙骨 30 克、生牡蛎 30 克、龟板 30 克。2 剂。

九诊：烦热已减，现大便正常，小便黄，干咳，偶咳白色痰，双足踝稍肿，睡眠 2 个小时即醒，口渴多饮。盗汗、膨胀。

法半夏 30 克、茯苓 20 克、陈皮 20 克、枳实 15 克、泽泻 20 克、生白术 30 克、桂枝 6 克、猪苓 15 克、木香 10 克、厚朴 10 克、三棱 10 克、莪术 10 克、黄芪 30 克、人参 10 克、西洋参 10 克、石斛 10 克、当归 10 克、阿胶 10 克、红花 10 克、丹参 15 克、益母草 15 克、泽兰 15 克、知母 10 克。7 剂。

十诊：盗汗、自汗，左腹痛，咳嗽白痰。

法半夏 30 克、茯苓 20 克、陈皮 20 克、泽泻 20 克、生白术 30 克、桂枝 6 克、猪苓 15 克、木香 10 克、厚朴 10 克、黄芪 30 克、人参 10 克、西洋参 10 克、石斛 10 克、当归 10 克、阿胶 10 克、红花 10 克、丹参 15 克、益母草 15 克、泽兰 15 克、知母 10 克、大腹皮 10 克、炒酸枣仁 15 克、山萸肉 60 克、煅龙骨 15 克、煅牡蛎 15 克、五味子 15 克。7 剂。

十一诊：近日不慎受寒感冒，盗汗、自汗、寐差，白天困，睡不着且烦躁。

炙黄芪 20 克、生白术 20 克、防风 10 克、五味子 30 克、茯苓 15 克、茯神 15 克、桂枝 10 克、生白芍 10 克、甘草 10 克、煅龙骨 15 克、煅牡蛎 15 克、生龙骨 15 克、生牡蛎 15 克、生姜 3 片、大枣 3 个。7 剂。

在诊所调治了一个多月后，患者有了一些好转，因经济原因返回家乡继续吃药治疗。十一月份时病情又发生了反复，最后有些严重，又住进了医院，做了化疗，水肿依然很厉害，后来用了加倍剂量的利尿剂，一晚上小便排了两大盆，水肿消了，但各项血象指标一直升不上来，主治医生也没有办法，且西医院不让吃中药，没办法只能强行出院，回当地中医院住院，还是吃我开的药方，具体复诊和处方如下：

十二诊：打利尿针后，排了两盆小便。血小板低、脾大，脸浮肿，仍有腹水，一个月没有下床（住院中），输血 1 个月，现自觉腿无力，不能下床外，余皆可。

黄芪 120 克、当归 5 克、茯苓 15 克、泽泻 20 克、生白术 15 克、猪苓 15 克、桂枝 10 克、大枣 5 个。5 剂。

十三诊：在上方基础上加鸡血藤 15 克、怀牛膝 30 克。

后来这个患者吃了大半年的水药加定制药丸，后来就一点点慢慢恢复，次年 5 月份的时候，患者一个人大老远从许昌坐车过来诊所面诊，整个人象变了一个人，完全和正常人一样了，刚进诊所的时候，居然没有认出他来。

病案二

季某，男，47 岁，2015 年 06 月 05 日初诊。

主诉：乏力多年，脾肿大 2 月余。

病史：患者自述身体从小一直不好，浑身无力，特别是夏天，多年来一直四处求医，就是找不到原因，到处吃药都没效果，自己总担心自己会生大病。后经骨穿诊断为髓系白血病，在医院进行了 5 个疗程的化疗。近半年血小板一直在降，从 $200 \times 10^9/L$ 降到 $77 \times 10^9/L$，并出现了脾肿大。化疗回来修养差不多两个月，医院已经通知做骨髓移植手术，患者不想手术，于是辗转找到我们诊所想用中医进行治疗。

症见：患者感觉乏力，喉咙处总感觉有东西，矢气多，味很大，吃冷的就拉肚子，睡眠质量不好，一闭上眼睛就做梦，感觉一晚上都在梦中。查舌：舌体胖大边有齿痕，苔白腻淡黄，舌下瘀阻。脉象：整体滑涩，右关小豆，左尺小豆。

西医诊断：白血病，血小板减少。

中医诊断：虚劳。

证型：脾虚气滞，痰瘀交阻。

治则：健脾化痰，消痰化瘀。

拟方：七味白术散，温胆汤，丹参饮，五仙散加减化裁。

处方如下：

竹茹 10 克、藿香 10 克（后下）、法半夏 15 克、茯苓 15 克、陈皮 15 克、木香 10 克、山药 15 克、砂仁 3 克（后下）、丹参 15 克、红花 15 克、当归 10 克、赤芍 10 克、茯神 15 克、炒白术 10 克、党参 10 克、甘草 10 克、炒神曲 10 克、炒麦芽 10 克、炒谷芽 10 克、炒鸡内金 10 克、仙鹤草 30 克、茜草 10 克、生地榆 10 克、阿胶 10 克，7 剂。

另外，配定制中药丸子一个疗程，以治其本。

二诊：患者吃了三付以后、矢气转少、只要注意饮食、放屁增多情况基本好了。喉咙异物感也好有好转、但是还一点感觉。仍感觉浑身无力、没精神、有时候状态还可以、仍寐差多梦。

在上方基础上加：升陷汤、炒山楂、西洋参、铁皮石斛、厚朴、苏叶。

竹茹 10 克、藿香 10 克（后下）、法半夏 15 克、茯苓 15 克、陈皮 15 克、木香 10 克、山药 15 克、砂仁 3 克（后下）、丹参 15 克、红花 15 克、当归 10 克、赤芍 10 克、茯神 15 克、炒白术 10 克、党参 10 克、甘草 10 克、炒神曲 10 克、炒麦芽 10 克、炒谷芽 10 克、炒鸡内金 10 克、仙鹤草 30 克、茜草 10 克、生地榆 10 克、阿胶 10 克（烊化兑服）、炒山楂 20 克、西洋参 10 克、铁皮石斛 10 克、黄芪 30 克、柴胡 6 克、升麻 6 克、桔梗 6 克、知母 10 克、厚朴 10 克、苏叶 10 克，7 剂。

三诊：患者查了个血常规、血小板从之前的 $77 \times 10^9/L$ 升到 $112 \times 10^9/L$ 了、乏力情况也有所好转、感觉不再那么乏力。在上方基础上将黄芪加到 50 克。再进 7 剂。

四诊：患者情况进一步好转，乏力减轻，半夏加至 30 克。

之后，在水药的基础上根据患者情况配制了丸药。丸药是调理患者根本体质的，象这样从小身体就不好的患者，如果体质不改变，疾病是不能从根本上根治的。而水药我就是在这个处方的基础上进行了微调，7～10 天改一次处方，患者自己到当地医院或药房抓药，患者的情况逐渐改善，后来血小板升到 $125 \times 10^9/L$，以后的几个月里基本上都在这个范围内，到了 11 月份，脾大也恢复了正常。

按：慢性白血病包括慢性粒细胞白血病与慢性淋巴细胞白血病。我国以慢性粒细胞白血病多见。但在疾病发生与发展过程中，可与慢性白血病既往沿用的"痰核""癥瘕""积聚"等中医疾病名相互参照。

有关积聚论述始见于《内经》，《灵枢》中"人之善病，肠中积聚者……皮肤薄而不泽……"是最早对于积聚的记载，类似于慢性白血病中的脾脏肿大。对于积聚病因，有以实证为主，也有虚证为主的记载。如"夫百病之始生也，皆属于风雨寒暑，阴阳喜怒……传舍于肠胃之外，募原之间，留著于脉，稽留而不去，息而成积。"

后世医家也有不少关于"积聚"的描述，如《济生方》中"忧思喜怒之气……过则伤乎五脏……留结而为五积"的描述多由情志引起。《重订严氏济生方》中"夫积者，伤滞也，伤滞不久，停留不化，则成积也"是指伤食可以导致积聚。隋·巢元方《诸病源候论》中指出："积聚者由阴阳不和，脏腑虚弱，受于风邪，搏于脏腑之气所为也……诸脏受邪，初未能成积聚，留滞不去乃成积聚。"《活法机要》："壮人无积，虚人则有之，脾胃怯弱，气血两衰，四时有感，皆能成积"。《医宗必读》也指出："积之成也，正气不足，而后邪气踞之。"明·张景岳《景岳全书》也具体提出脾肾虚损易患积聚，"凡脾肾不足及虚弱失调之人，多有积聚之病"。以上论述充分说明虚损是疾病发生的内伤基础；感受寒湿，客于风邪，伤于食滞是疾病发生的外在条件。关于积聚治疗，明·张景岳《景岳全书》认为："治积之要，在知攻补之宜，而攻补之宜当于孰缓孰急中辨之，凡积聚未久而元气未损者，治不宜缓，盖缓之则养成其势，反以难制，此其所急在积，速攻可也。若积聚渐久，元气日虚，此而攻之，则积气本远，胃气切近，先受其伤，愈攻愈虚"。《医学心悟》明确提出按初期、中期、末期三阶段治疗积聚，"治疗积聚者，当按初中末三法治焉"。

有关癥瘕论述见于唐容川《血证论》，其曰："瘀血结在经络脏腑之间，则结为癥瘕。"明确指出癥瘕源于血瘀。隋·巢元方《诸病源候论》中对癥瘕作了明确定义，其曰："癥瘕……其病不动者，直名为癥……瘕者假也，为虚假可动也。"这些论述虽未明确指出癥瘕发生部位，但描述的病因与临床表现与慢性白血病之脾脏肿大症状十分相似。

机体内在功能失调是内伤发病基础，情志抑郁是重要继发因素，外感邪毒是外在必然条件。外因通过内因起作用，其发生关键在于机体内在功能失调而导致邪毒入侵，累及骨髓，毒瘀相聚，损伤气血。

本病是多种因素综合作用的结果，疾病首发部位在骨髓，而后侵袭肝脾，最后可侵袭五脏六腑、四肢百骸而出现全身性表现。疾病枢机在于虚、毒、瘀三病理环节相互衍生和转化。疾病稳定期具有邪毒内伏，郁而待发的特点；加速期多为血瘀正衰，气阴两虚表现；急变期多为毒血搏结，阴阳失调，或阴竭阳微证候。在疾病演化过程中，也可以出现一些兼症、并发证或转化为其他疾病，如在稳定期由于毒邪入侵，气血逆乱于上可出现中风病；加速期由于气血亏损，气不摄血可出现血证；急变期由于气血阴阳俱伤可出现虚劳病。

第一个病例，由于正气虚弱，病情危急，刚开始都是 1～2 天调一次方，调理了一个多月后才开始进入白血病的治疗，并且在用药上同时用了人参与五灵脂。在传统有药上人参是畏五灵脂的，但我临床中发现两药同用，一补一通，益气活血，启脾进食，化瘀定痛，化积消癥，功效显著，尤其善于治疗虚中夹瘀之证。关于"十八反"和"十九畏"的问题请参见我的著作《医门推敲》第一部中相关内容。期间也发生了加重的情况，在现代医学手段的参与下才有了后来的治疗机会。由此可见，中医、西医应很好的结合，在各自擅长的领域发挥作用，先留人才能后治病。当然患者的配合也是非常重要，如果患者没有完全的信任，坚持服药也难以收到良好的治疗效果。

第二例患者，从小就身体不好，正气不足，加之化疗了 5 个疗程，身体正气亏虚更重，在化疗以后血小板减少，脾胃气机紊乱，脾虚则生痰湿，气滞则血瘀，致使痰瘀交阻，故成虚劳。患者虽是虚证，但因虚致实，还有痰凝血瘀，如不消痰化瘀，则会虚不受补，越补越差。所以作为医者，在补与攻之间必须仔细思量，权衡利弊。

由于患者所有方剂都是常用方剂，且多种药物的使用经验在前面已做了介绍，故在此不再赘述。

2. 常用中药

（1）人参

出自《神农本草经》，为五加科植物人参的根。野生者名"山参"；栽培者称"园参"。园参一般应栽培 6～7 年后收获。鲜参洗净后干燥者称"生晒参"；蒸制后干燥者称"红参"；加工断下的细根称"参须"。山参经晒干称"生晒山参"。切片或粉碎用。性味甘、微苦，平。归肺、脾、心经。大补元气，补脾益肺，生津，安神益智。

人参能大补元气，复脉固脱，为拯危救脱要药。适用于因大汗、大泻、大失血或大病、久病所致元气虚极欲脱，气短神疲，脉微欲绝的重危证候。单用有效，如独参汤。若气虚欲脱兼见汗出，四肢逆冷者，应与回阳救逆之附子同用，以补气固脱与回阳救逆，如参附汤。若气虚欲脱兼见汗出身暖，渴喜冷饮，舌红干燥者，本品兼能生津，常与麦冬、五味子配伍，以补气养阴，敛汗固脱，如生脉散。

人参为补肺要药，可改善短气喘促，懒言声微等肺气虚衰症状。治肺气咳喘、痰多者，常与五味子、苏子、杏仁等药同用。本品亦为补脾要药，可改善倦怠乏力，食少便溏等脾气虚衰症状。因脾虚不运常兼湿滞，故常与白术、茯苓等健脾利湿药配伍，如四君子汤。若脾气虚弱，不能统血，导致长期失血者，本品又能补气以摄血，常与黄芪、白术等补中益气之品配伍，如归脾汤。若脾气虚衰，气虚不能生血，以致气血两虚者，本品还能补气以生血，可与当归、熟地等药配伍，如八珍汤。

本品又能补益心气，可改善心悸怔忡，胸闷气短，脉虚等心气虚衰症状，并能安神益智，治疗失眠多梦，健忘。常与酸枣仁、柏子仁等药配伍，如天王补心丹。本品还有补益肾气作用，不仅可用于肾不纳气的短气虚喘，还可用于肾虚阳痿。治虚喘，常与蛤蚧、五味子、胡桃等药同用。治肾阳虚衰，肾精亏虚之阳痿，则常与鹿茸等补肾阳、益肾精之品配伍。

热邪不仅容易伤津，而且亦会耗气，对于热病气津两伤，口渴，脉大无力者，本品既能补气，又能生津。治热伤气津者，常与知母、石膏同用，如白虎加人参汤。消渴一病，虽有在肺、脾（胃）、肾的不同，但常常相互影响。其病理变化主要是阴虚与燥热，往往气阴两伤，人参既能补益肺脾肾之气，又能生津止渴，故治消渴的方剂中亦较常用。

此外，本品还常与解表药、攻下药等祛邪药配伍，用于气虚外感或里实热结而邪实正虚之证，有扶正祛邪之效。

《神农本草经》："补五脏，安精神，定魂魄，止惊悸，除邪气，明目，开心益智"。

《医学启源·药类法象》引《主治秘要》："补元气，止渴，生津液"。

《本草汇言》："补气生血，助精养神之药也"。

附：西洋参

出自《增订本草备要》，为五加科植物西洋参的根。主产于美国、加拿大。我国亦有栽培。其性味甘、微苦，凉。归肺、心、肾、脾经。补气养阴，清热生津。

本品亦能补益元气，但作用弱于人参；其药性偏凉，兼能清火养阴生津。适用于热病或大汗、大泻、大失血，耗伤元气及阴津所致神疲乏力，气短息促，自汗热粘，心烦口渴，尿短赤涩，大便干结，舌燥，脉细数无力等证。常与麦冬、五味子等养阴生津，敛汗之品同用。

本品能补肺气，兼能养肺阴、清肺火，适用于火热耗伤肺脏气阴所致短气喘促，咳嗽痰少，或痰中带血等症。可与养阴润肺的玉竹、麦冬，清热化痰止咳之川贝母等品同用。

本品还能补心气，益脾气，并兼能养心阴，滋脾阴。治疗气阴两虚之心悸心痛，失眠多梦。可与补心气之甘草，养心阴、清心热之麦冬、生地等品同用。治疗脾气阴两虚之纳呆食滞，口渴思饮。可与健脾消食之太子参、山药、神曲、谷芽等品同用。肾阴不足之证亦可选用。

本品不仅能补气、养阴生津，还能清热，适用于热伤气津所致身热汗多，口渴心烦，体倦少气，脉虚数者。常与西瓜翠衣、竹叶、麦冬等品同用，如清暑益气汤。临床亦常配伍养阴、生津之品用于消渴病气阴两伤之证。

人参与西洋参均有补益元气之功，可用于气虚欲脱之气短神疲、脉细无力等症。但人参益气救脱之力较强，单用即可收效；西洋参偏于苦寒，兼能补阴，较宜于热病等所致的气阴两脱者。二药又皆能补脾肺之气，可以主治脾肺气虚之证，其中也以人参作用较强；但西洋参多用于脾肺气阴两虚之证。此二药还有益气生津作用，均常用于津伤口渴和消渴证。此外，人参尚能补益心肾之气，安神增智，还常用于失眠、健忘、心悸怔忡及肾不纳气之虚喘气短。

《本草从新》："补肺降火，生津液，除烦倦。虚而有火者相宜。"

《医学衷中参西录》："能补助气分，兼能补益血分，为其性凉而补，凡欲用人参而不受人参之温补者，皆可以此代之。"

（2）阿胶

出自《神农本草经》，为马科动物驴的皮，经漂泡去毛后熬制而成的胶块。古时以产于山东省东阿县而得名。以原胶块用，或将胶块打碎，用蛤粉炒或蒲黄炒成阿胶珠用。性味甘，平。归肺、肝、肾经。补血，滋阴，润肺，止血。

本品为血肉有情之品，甘平质润，为补血要药，多用治血虚诸证。而尤以治疗出血而致血虚为佳。可单用本品即效。亦常配熟地、当归、芍药等同用，如阿胶四物汤；若与桂枝、甘草、人参等同用，可治气虚血少之心动悸、脉结代，如炙甘草汤。

本品味甘质粘，为止血要药。可单味炒黄为末服，治疗妊娠尿血；治阴虚血热吐衄，常配伍蒲黄、生地黄等药；治肺破嗽血，配人参、天冬、白及等药；也可与熟地、当归、芍药等同用，治血虚血寒妇人崩漏下血等，如胶艾汤；若配白术、灶心土、附子等同用，可治脾气虚寒便血或吐血等证，如黄土汤。

本品滋阴润肺，常配马兜铃、牛蒡子、杏仁等同用治疗肺热阴虚，燥咳痰少，咽喉干燥，痰中带血，如补肺阿胶汤；也可与桑叶、杏仁、麦冬等同用，治疗燥邪伤肺，干咳无痰，心烦口渴，鼻燥咽干等，如清燥救肺汤。

本品养阴以滋肾水，常与黄连、白芍等同用，治疗热病伤阴，肾水亏而心火亢，心烦不得眠，如黄连阿胶汤；也可与龟甲、鸡子黄等养液息风药同用，用治温热病后期，真阴欲竭，阴虚风动，手足瘛疭，如大、小定风珠。

《神农本草经》："主心腹内崩，劳极洒洒如疟状，腰腹痛，四肢酸痛，女子下血，安胎。"

《别录》："主丈夫小腹痛，虚劳羸瘦，阴气不足，脚酸不能久立，养肝气。"

（3）鹿茸

出自《神农本草经》，为脊椎动物鹿科梅花鹿或马鹿等雄鹿头上尚未骨化而带茸毛的幼角。性味甘、咸，温。归肾、肝经。补肾阳，益精血，强筋骨，调冲任，托疮毒。

本品甘温补阳，甘咸滋肾，禀纯阳之性，具生发之气，故能壮肾阳，益精血。若肾阳虚，精血不足，而见畏寒肢冷、阳痿早泄、宫冷不孕、小便频数、腰膝酸痛、头晕耳鸣、精神疲乏等，均可以本品单用或配入复方。如鹿茸酒，与山药浸酒服，治阳痿不举，小便频数；或与当归、乌梅膏为丸，治精血耗竭，面色黧黑，耳聋目昏等；亦常与人参、黄芪、当归同用治疗诸虚百损，五劳七伤，元气不足，畏寒肢冷、阳痿早泄、宫冷不孕、小便频数等证。

常以本品补肾阳，益精血，强筋骨多与五加皮、熟地、山萸肉等同用，如加味地黄丸；亦可与骨碎补、川断、自然铜等同用，治骨折后期，愈合不良。

本品补肾阳，益精血而兼能固冲任，止带下。与乌贼骨、龙骨、川断等同用，可治崩漏不止，虚损羸瘦，如鹿茸散。若配狗脊、白蔹，可治白带过多，如白蔹丸。

本品补阳气、益精血而达到温补内托的目的。治疗疮疡久溃不敛，阴疽疮肿内陷不起，常与当归、肉桂等配伍，如阳和汤。

《神农本草经》："主漏下恶血，寒热惊痫，益气强志，生齿不老。"

《名医别录》："疗虚劳洒洒如疟，羸瘦，四肢酸痛，腰脊痛，小便利，泄精溺血。"

《本草纲目》："生精补髓，养血益阳，强筋健骨。治一切虚损，耳聋目暗，眩晕虚痢。"

附 药

1）鹿角

为梅花鹿和各种雄鹿已成长骨化的角。味咸，性温。归肝、肾经。功能补肾助阳，强筋健骨。可做鹿茸之代用品，惟效力较弱。兼活血散瘀消肿。临床多用于疮疡肿毒、乳痈、产后瘀血腹痛、腰痛、胞衣不下等。内服或外敷均可。用量5～15克，水煎服或研末服。外用磨汁涂或锉末敷。阴虚火旺者忌服。

2）鹿角胶

为鹿角煎熬浓缩而成的胶状物。味甘咸，性温。归肝、肾经。功能补肝肾，益精血。功效虽不如鹿茸之峻猛，但比鹿角为佳，并有良好的止血作用。适用于肾阳不足，精血亏虚，虚劳羸瘦，吐衄便血、崩漏之偏于虚寒者，以及阴疽内陷等。用量5～15克。用开水或黄酒加温烊化服，或入丸、散膏剂。阴虚火旺者忌服。

3）鹿角霜

为鹿角熬膏所存残渣。味咸性温，归肝、肾经。功能补肾助阳，似鹿角而力较弱，但具收敛之性，而有涩精、止血、敛疮之功。内服治崩漏、遗精，外用治创伤出血及疮疡久溃不敛。用量10～25克。外用适量。阴虚火旺者忌服。

二十一、恶性淋巴瘤

1. 病案

谢某，女，65 岁，2016 年 10 月 20 日初诊。

主诉：颈项部硬核 1 年。

病史：患者自述 1 年前颈项出现硬核，不痛不痒，肤色如常，坚硬如石，经医院检查，诊断为非霍奇金 B 细胞淋巴瘤，因不愿意手术，故寻求中医治疗，经人介绍到我诊所求医。

症见：患者面色无华、神疲乏力、肿瘤处怕冷怕风、头晕目眩，纳可，寐可，大小便可。舌淡苔薄白，边有齿痕，舌稍瘀阻，脉浮取弦细，沉取滑涩。

西医诊断：非霍奇金 B 细胞淋巴瘤。

中医诊断：瘰疬。

证型：阳虚痰凝，气虚血瘀。

治则：温阳散寒，通经祛痰，益气化瘀。

拟方：消瘰丸、乌贼阳和汤、二陈汤、四君子汤加减。

处方：浙贝母 30 克、乌贼骨 30 克、干姜 6 克、桃仁 10 克、熟地 30 克、白芥子 15 克、麻黄 3 克、肉桂 3 克、炮姜炭 3 克、鹿角胶 10 克、甘草 10 克、海蛤壳 30 克、生牡蛎 30 克、法半夏 15 克、胆南星 10 克、土鳖虫 10 克、蜂房 6 克、水蛭 6 克、丹参 30 克、红花 10 克、黄芪 30 克、炒白术 15 克、党参 10 克、皂角刺 10 克、防风 10 克、白芷 10 克、青皮 10 克、三棱 10 克、莪术 10 克。7 剂。

同时根据患者情况配制丸药一个疗程，同水药配合治疗。

二诊：诸症无明显变化，但觉得得怕冷明显，服药后无不适，在上方基础上将干姜加到 10 克，炒白芥子加到 30 克，加全蝎 10 克、蜈蚣 2 条、黑附片 10 克。继服 7 剂。

三诊：患者感觉身体无力，黄芪加到 60，加茯苓 15 克。

之后患者在此方的基础上连续服用 3 个月，颈部硬核明显缩小，身体无其他症状。

按：恶性淋巴瘤是原发于淋巴结或结外部位淋巴组织的恶性肿瘤，来源于淋巴细胞或组织细胞的恶变，可发生于身体任何部位。临床以无痛性、进行性淋巴组织增生，尤以浅表淋巴结肿大为特点，常伴有肝脾肿大及相应器官压迫的症状，晚期有贫血"发热和恶病质等。按病理和临床特点分为霍奇金淋巴瘤（HL）和非霍奇金淋巴瘤（NHL）两大类。在古代中医文献描述中，"恶核""瘰疬""石疽""失荣"等与恶性淋巴瘤的症状、病理相似。

《灵枢》中指出："寒热瘰疬在于颈腋者，皆何气使生？""此皆鼠瘘寒热之毒气也，留于脉而不去者也。"清·王洪绪《外科证治全生集》中有"恶核……与石疽初期相同，然其寒凝甚结，毒根最深。"《类证治裁》中指出："结核经年，不红不痛，坚而难移，久而肿痛者为痰核，多生于耳、项、肘、腋等处。"这些论述与恶性淋巴瘤颈、腋下淋巴瘤肿大症状相类似。

《证治准绳》曰："痈疽肿硬如石，久不作脓是也。"认为痈疽久不成脓即为石疽。清·王洪绪《外科证治全生集》中有"石疽，初期形如恶核，渐大如拳……如迟至大如升斗者亦石硬不痛。"

《医宗金鉴》称："失荣证生于耳之前后及肩项，其证初期，状如痰核，推之不移动，坚硬如石，皮色不变，日渐长大。"明·陈实功《外科正宗》也曰："失荣者……其患多生肩之上，初期微肿，皮色不变，日久渐大，坚硬如石，推之不移，按之不动，半年一载，方生隐痛，气血渐衰，形容削瘦，破烂紫斑，渗流血水，或肿泛如莲，秽气熏蒸，昼夜不歇，平生疙瘩，愈久愈大，愈溃愈坚，犯此俱为不治。"

本病由脏腑功能失调，可以导致诸虚不足。诸虚不足除引起相应的虚证病理变化外，可引起血脉瘀阻的病理变化。"元气既虚，必不达于血管，血管无气，必停留为瘀"，"气虚不足以推血，则血必有瘀"，

"血虚不足以滑气：则气必有聚"，"阴虚血必滞"，"阳虚血必凝"等记述就是描述虚损导致血瘀的病机变化，血液循行缓慢，并见水湿不化，蕴生寒痰，可导致寒痰凝聚或血瘀内阻的"阴疽"、"癥积"；阴精不足，百脉失养，或阴虚生内热可以导致经脉血瘀的"瘰疬""癥积"。

　　突然、强烈或长期持久的七情刺激，超过正常机体所能够调节的范围，就会使机体气血逆乱，脏腑失调而发生疾病。过喜可伤于心，心气不足，推血运行失调，可导致血脉瘀阻，形成"瘰疬"；郁怒伤于肝脏，肝失调达，可造成肝郁气滞，血脉阻滞，可形成"癥积"；思伤于脾脏，脾失健运，痰湿内生，郁结经脉，可形成"痰核"；忧伤于肺脏，肺失清肃，痰湿不化，可形成"痰核"；恐伤于肾脏，肾气（肾阳）不足，阳虚水泛，水湿内停，或肾阴不足，虚热内生，煎熬津液（血液）成块，可形成"阴疽"或"癥积"。

　　饮食、邪毒影响亦同，不出血瘀痰凝，其病因之本在于痰。因痰具有流注、凝结成块、变化多端等特征，故病位多发生于全身，尤以颈项、腋下多见；病情严重者可发生于纵隔与腹腔。

　　该患者有明显的怕冷怕风的症状，前颈项出现硬核，不痛不痒，肤色如常，坚硬如石，舌淡苔薄白，边有齿痕，脉滑，此是阳虚而寒痰凝滞于颈项，面色无华、神疲乏力是气虚表现，舌稍瘀阻而脉涩是血瘀所致，故治疗上，以乌贼阳和汤加消瘰丸加蜂房、皂角刺以温阳化痰，软坚散结，以二陈汤加胆南星、炒白芥子以增强祛湿化痰之力，青皮、三棱、莪术行气破气，土鳖虫、水蛭、丹参、红花以化瘀通络，黄芪、炒白术、党参以补气，并防伤正，加防风以祛风，加白芷以引经。二诊更加全蝎、蜈蚣等以加强通络化瘀的力量。三诊加大益气，黄芪加到60克。经一个疗程治疗，颈部硬核明显缩小，说明治已对证，然治此病非短时之功，尚需进一步治疗。

1.常用中药

（1）全蝎

出自《蜀本草》，为钳蝎科动物东亚钳蝎的干燥体。清明至谷雨前后捕捉者，称为"春蝎"，此时未食泥土，品质较佳；夏季产量较多，称为"伏蝎"。性味辛，平。有毒。归肝经。息风镇痉，攻毒散结，通络止痛。

全蝎主入肝经，性善走窜，既平息肝风，又搜风通络，有良好的息风止痉之效，为治痉挛抽搐之要药。用治各种原因之惊风、痉挛抽搐，常与蜈蚣同用，即止痉散；如用治小儿急惊风高热，神昏、抽搐，常与羚羊角、钩藤、天麻等清热、息风药配伍；用治小儿慢惊风抽搐，常与党参、白术、天麻等益气健脾药同用；用治痰迷癫痫抽搐，可与郁金、白矾等份，研细末服；若治破伤风痉挛抽搐、角弓反张，又与蜈蚣、天南星、蝉蜕等配伍；或与蜈蚣、钩藤、朱砂等配伍；治疗风中经络，口眼㖞斜，可与白僵蚕、白附子等同用。

本品味辛，有毒，故有散结、攻毒之功，治流痰、瘰疬、瘿瘤等证。善于通络止痛，对风寒湿痹久治不愈，筋脉拘挛，甚则关节变形之顽痹，作用颇佳。可用全蝎配麝香少许，共为细末，温酒送服，对减轻疼痛有效；临床亦常与川乌、白花蛇、没药等祛风、活血、舒筋活络之品同用。因本品搜风通络止痛之效较强，用治偏正头痛，单味研末吞服即有效；配合天麻、蜈蚣、川芎、僵蚕等同用，则其效更佳。

《开宝本草》："疗诸风瘾疹及中风半身不遂，口眼㖞斜，语涩，手足抽掣。"

《本草从新》："治诸风掉眩，惊痫抽掣，口眼㖞斜……厥阴风木之病。"

《本草求真》："全蝎，专入肝祛风，凡小儿胎风发搐，大人半身不遂，口眼㖞斜，语言蹇涩，手足抽掣，疟疾寒热，耳聋，带下，皆因外风内客，无不用之。"

（2）蜈蚣

出自《神农本草经》，为蜈蚣科动物少棘巨蜈蚣的干燥体。性味辛，温。有毒。归肝经。息风镇痉，攻毒散结，通络止痛。

蜈蚣性温，性善走窜，通达内外，搜风定搐力强，与全蝎均为息风要药，两药常同用，治疗各种原因引起的痉挛抽搐。经适当配伍，本品亦可用于癫痫、风中经络，口眼㖞斜等证。

本品以毒攻毒，味辛散结，同雄黄、猪胆汁配伍制膏，外敷恶疮肿毒，效果颇佳；本品与茶叶共为细末，敷治瘰疬溃烂。配合全蝎、蟅虫，共研细末内服，治骨结核；若以本品焙黄，研细末，开水送服，或与黄连、大黄、生甘草等同用，又可治毒蛇咬伤。

本品有良好的通络止痛功效，而与全蝎相似，故二药常与防风、独活、威灵仙等祛风、除湿、通络药物同用，以治风湿痹痛、游走不定、痛势剧烈者。

本品搜风，通络止痛，可用治久治不愈之顽固性头痛或偏正头痛，多与天麻、川芎、白僵蚕等同用。

蜈蚣、全蝎皆有息风镇痉、解毒散结、通络止痛之功效，二药相须有协同增效作用。然全蝎性平，息风镇痉，攻毒散结之力不及蜈蚣；蜈蚣力猛性燥，善走窜通达，息风镇痉功效较强，又攻毒疗疮，通痹止痛疗效亦佳。

《神农本草经》："啖诸蛇、虫、鱼毒……去三虫。"

《本草纲目》："小儿惊痫风搐，脐风口噤、丹毒、秃疮、瘰疬、便毒、痔漏、蛇瘕、蛇瘴、蛇伤。"

二十二、骨肉瘤

1. 病案

韩某，女，11 岁，2018 年 5 月 14 日初诊

主诉： 左大腿近膝关节处疼痛半年，加重 20 余天。

现病史： 患者于半年前无明显诱因出现左大腿膝关节上疼痛，开始家人没有在意，后来走路出现跛行，近 20 余天疼痛加重且夜不能寐，白天轻，夜间重，夜间 8、9 点到第二天早晨 8、9 点疼痛不间断，灼痛，不能走路，到武汉某三甲医院确诊为左股骨远端肿瘤，进行了手术，病理诊断为骨肉瘤，医院给出的建议是手术截肢治疗，但不能保证是否有转移和远期效果。因孩子太小，家属不同意截肢，经人介绍来我处就诊。

症见左膝关节上肿大，扪之发热，自述感觉灼痛，晚上甚于白天，大便偏干，纳少，除因疼痛睡眠不好，余皆可。舌尖红，舌体胖大，苔白腻，舌下脉络稍有瘀阻。脉：滑涩促。

西医诊断： 骨肉瘤。

中医诊断： 骨瘤。

证型： 痰瘀化热。

治则： 滋阴清热，化瘀通络，利湿安神。

拟方： 潜阳丹合青蒿鳖甲汤加减。

处方： 龟板 15 克、黄柏 15 克、秦艽 15 克、知母 10 克、丹皮 10 克、赤芍 15 克、生石膏 30 克、甘草 10 克、乳香 6 克、没药 6 克、土鳖虫 10 克、全蝎 10 克、蜈蚣 2 条、水蛭 6 克、当归 10 克、炒五灵脂 10 克、川牛膝 10 克、薏苡仁 30 克、苍术 10 克、鳖甲 30 克、生龙骨 15 克、生牡蛎 30 克、灵芝 15 克、茯神 15 克、远志 12 克、炒酸枣仁 30 克、青蒿 15 克、延胡索 15 克、西洋参 10 克、铁皮石斛 10，7 剂，水煎服。

同时结合患者体质和病情为患者配制了定制丸药 3 个月。

二诊：患儿大腿疼痛明显好转，只有手术伤口还有些疼痛，患者夜间可以安睡，现大便稀，日 2 次，手术伤口还有点发热。在上方基础上将生石膏减为 20 克，秦艽减为 10 克、青蒿减为 10 克，加炒山药 30 克，炒白扁豆 30 克。

全方如下：方药：龟板 15 克、黄柏 15 克、秦艽 10 克、知母 10 克、丹皮 10 克、赤芍 15 克、生石膏 20 克、甘草 10 克、乳香 6 克、没药 6 克、土鳖虫 10 克、全蝎 10 克、蜈蚣 2 条、水蛭 6 克、当归 10 克、炒五灵脂 10 克、川牛膝 10 克、薏苡仁 30 克、苍术 10 克、鳖甲 30 克、生龙骨 15 克、生牡蛎 30 克、灵芝 15 克、茯神 15 克、远志 12 克、炒酸枣仁 30 克、青蒿 10 克、延胡索 15 克、西洋参 10 克、铁皮石斛 10、炒山药 30 克，炒白扁豆 30 克，7 剂，水煎服。

患儿服药后疼痛和各种症状都有明显好转，收到了前期的治疗效果。但患者的病情较重，并不是几付中药就能治愈的。后因患者家属听从医院医生意见，再次入院行截肢手术，遂放弃中医治疗，实为可惜！！

按：骨肉瘤是原发于骨组织的最常见的骨恶性肿瘤，特点是恶性肿瘤细胞能直接生成肿瘤类骨组织，故又称为成骨肉瘤。可发生在任何年龄。骨肉瘤根据临床症状和发病特点，属于中医学"骨瘤""骨痛""骨疽""石疽"等病范畴。

《灵枢·刺节真邪》曰："虚邪之入身也深，寒与热相搏，久留而内著，寒胜其热，则骨疼肉枯……"文献中所描述的骨疼肉枯与现代骨肉瘤的疼痛与晚期骨肉瘤的恶病质相似。明·薛己《外科枢要·卷三》曰："若伤肾气，不能荣骨而为肿者，其自骨肿起，按之坚硬，名曰骨瘤。"《外科正宗》对骨肉瘤的形状作了更进一步的描述："骨瘤者，形色紫黑，坚硬如石，疙瘩高起，推之不移，昂昂坚贴于骨。"《外科证治全书》更详细记述道："石疽初起如恶核，坚硬不痛，渐大如拳……如迟至大如升斗者亦石硬不痛，又曰久患现筋纹，偶作抽痛，虽按之如石，而其内已作脓矣。现红筋者其内已通血海，不治。现斑黑者乃自溃之证，溃则流血，三日内死。现小块高低如石岩者，主三百日后必发大痛，不溃而死。"与骨肉瘤预后极差的情况相符。

骨肉瘤病因有内外之分，内因有先天禀赋不足；或年幼体亏，脏腑虚弱，肾精不足，则髓虚骨弱，无力抗邪；或情志所伤，内应脏腑，久之则脏腑失调，气血逆乱，湿浊内结，阴阳失调，均成为骨肉瘤发病的内在原因。外因为六淫邪气，或寒或热，客于肌腠，入侵筋骨，蕴久成毒，郁滞气血；或饮食不调，伤及脾胃，气机不运，浊毒内生。内外病因相互作用，即先天禀赋不足，肾气亏损，骨髓空虚，复感邪毒，乘虚侵入，毒攻于内，或情志饮食所伤，邪毒内生，流注于筋骨，腐骨蚀络，聚结成瘤，伏骨而生。

本病病位在骨，在脏属肾，其与肾之精气、肾阴肾阳关系最为密切，还与脾胃虚弱有关。以其脾主四肢，主运化，若脾不健运，气血生化无源，则无从生精化髓，致骨弱易断，水湿不化，可聚结成痰。故治本病在攻邪的同时要重视培补脾肾，以固根本。

本患儿早期出现大腿疼痛，跛行，膝关节肿大，夜间痛甚，符合骨肉瘤的临床表现，同时经病理诊断确诊为骨肉瘤。而医院没有更好的治疗办法，建议手术截肢，对于任何一个家庭都很难接受孩子这么小就少了一条腿，而且还是个女孩，将来的人生将因此改写，所以家长开始选择了保守治疗。现阶段患儿的病情并不是典型的阴寒凝滞、毒瘀互结、瘀血内阻、脾肾气虚、肝肾亏虚等证型，而是痰瘀互结，郁而化热，热灼津液而有阴虚，故夜间疼痛加重，大便干结，病变部位内热因郁而不能外达，同时经脉瘀阻故显红肿热痛。因有夜间睡眠不好，影响患者恢复，故以滋阴清热，化瘀通络，利湿安神为治。以潜阳丹加西洋参、铁皮石斛以滋阴，以青蒿鳖甲汤以清热，乳香、没药、土鳖虫、全蝎、蜈蚣、水蛭、当归、炒五灵脂以化瘀通络；薏苡仁、苍术以利湿；龙骨、牡蛎、灵芝、茯神、远志、炒酸枣仁以安神，延胡索止痛，川牛膝引药下行。

2. 常用中药

（1）骨碎补

出自《药性论》，为水龙骨科植物槲蕨或中华槲蕨的根茎。性味苦，温。归肝、肾经。活血续伤，补肾强骨。

本品能活血散瘀、消肿止痛、续筋接骨。以其入肾治骨，能治骨伤碎而得名，为伤科要药。治跌扑损伤，可单用本品浸酒服，并外敷，亦可水煎服；或配伍没药、自然铜等，如骨碎补散。

本品苦温入肾，能温补肾阳，强筋健骨，可治肾虚之证。治肾虚腰痛脚弱，配补骨脂、牛膝；治肾虚耳鸣、耳聋、牙痛，配熟地、山茱萸等；治肾虚久泻，既可单用，以本品研末，入猪肾中煨熟食之；亦可配补骨脂、益智仁、吴茱萸等同用以加强温肾暖脾止泻之效。

此外，本品还可用于斑秃、白癜风等病证的治疗。

《药性论》："主骨中疼痛，风血毒气，五劳六极，口手不收，上热下冷，悉能主之。"

《开宝本草》："主破血，止血，补伤折。"

《本草纲目》："治耳鸣及肾虚久泻，牙痛。"

（2）狗脊

出自《神农本草经》，为蚌壳蕨科植物金毛狗脊的干燥根茎。苦、甘，温。归肝、肾经。祛风湿，补肝肾，强腰膝。

本品苦温能温散风寒湿邪，甘温以补肝肾、强腰膝、坚筋骨，能行能补，对肝肾不足，兼有风寒湿邪之腰痛脊强，不能俯仰者最为适宜。常与杜仲、续断、海风藤等配伍，如狗脊饮；与萆薢、菟丝子同用，以治腰痛，如狗脊丸。

本品补肝肾，强腰膝之功，又能治肝肾虚损，腰膝酸软，下肢无力者，可配杜仲、牛膝、熟地、鹿角胶等。

本品又有温补固摄作用。治肾虚不固之尿频、遗尿，可与益智仁、茯苓、杜仲等配伍；若冲任虚寒，带下过多清稀，宜与鹿茸、白蔹、艾叶同用。

此外，狗脊的绒毛有止血作用，外敷可用于金疮出血。

《神农本草经》："主腰背强，关机缓急，周痹，寒湿膝痛。颇利老人。"

《本草纲目》："强肝肾，健骨，治风虚。"

《本草正义》："能温养肝肾，通调百脉，强腰膝，坚脊骨，利关节，而驱痹着，起痿废；又能固摄冲带，坚强督任，疗治女子经带淋露，功效甚宏，诚虚弱衰老恒用之品；且温中而不燥，走而不泄，尤为有利无弊，颇有温和中正气象。"

（3）土鳖虫

出于《神农本草经》，为鳖蠊科昆虫地鳖或冀地鳖雌虫的全体。性味咸，寒。有小毒。归肝经。破血逐瘀，续筋接骨。

土鳖虫咸寒入血，主入肝经，性善走窜，能活血消肿止痛，续筋接骨疗伤，为伤科常用药，尤多用于骨折筋伤，瘀血肿痛。可单用研末调敷，或研末黄酒冲服；临床常与自然铜、骨碎补、乳香等同用；骨折筋伤后期，筋骨软弱，常配续断、杜仲等药用。

本品入肝经血分，能破血逐瘀而消积通经，常用于经产瘀滞之证及积聚痞块。治血瘀经闭，产后瘀滞腹痛，常与大黄、桃仁等同用，如下瘀血汤；治干血成劳，经闭腹满，肌肤甲错者，则配伍大黄、水蛭、虻虫等，如大黄䗪虫丸；治积痞块，常配伍柴胡、桃仁、鳖甲等以化瘀消癥，如鳖甲煎丸。

《神农本草经》："主心腹寒热洗洗，血积癥瘕，破坚，下血闭。"

《本草纲目》："行产后血积，折伤瘀血，重舌，木舌，小儿腹痛夜啼。"

《本草经疏》："治跌打扑损，续筋骨有奇效。乃厥阴经药也。咸能入血，故主心腹血积癥瘕血闭诸证，和血而营已通畅，寒热自除，经脉调匀，……又治疟母为必用之药。"。

（4）水蛭

出自《神农本草经》，为水蛭科动物蚂蟥、水蛭及柳叶蚂蟥的干

燥体。性味咸、苦，平。有小毒。归肝经。破血通经，逐瘀消癥

本品咸苦入血，破血逐瘀力强，主要用于血滞经闭，癥瘕积聚等证。常与虻虫相须为用，也常配三棱、莪术、桃仁、红花等药用，如抵当汤；若兼体虚者，可配人参、当归等补益气血药，如化癥回生丹。

取本品的破血逐瘀之功，亦常用于跌打损伤，可配苏木、自然铜等药用，如接骨火龙丹。治瘀血内阻，心腹疼痛，大便不通，则配伍大黄、牵牛子，如夺命散。

《神农本草经》："主逐恶血，瘀血，月闭，破血逐瘀，无子，利水道。"

《名医别录》："堕胎。"

《本草衍义》："治折伤。"

二十三、恶性黑色素瘤

靳某，男，62岁，2017年5月12日初诊。

主诉：进行性鼻塞、鼻衄6个月。

病史：患者6月前感觉右鼻腔阻塞不通，进行性加重，时流鼻血，经当地医院检查，见息肉样新生物填塞鼻腔，表面见暗灰褐黑色样坏死物覆附，触之成血痂，质脆。病理检查诊断为鼻腔恶性黑色素瘤，建议手术治疗。患者不同意手术，遂经人介绍于我处就诊。

症见：患者面赤声高，右鼻腔黑褐色肿物、呈息肉状，并有臭味，时时流鼻血，血流不止。纳尚可，大便秘结，5日一行，小便黄赤，舌红苔黄腻，舌下瘀阻，脉弦滑数，小涩。

西医诊断：恶性黑色素瘤。

中医诊断：鼻痔。

证型：热毒蕴结，血热妄行，痰瘀互结。

治则：清热解毒，凉血止血。

拟方：十灰散、龙胆泻肝汤加减化裁。

处方：白芷 10 克、白茅根 15 克、芦根 15 克、藕节 10 克、大蓟 10 克、小蓟 10 克、侧柏叶 10 克、地榆 10 克、茜草 10 克、棕榈炭 10 克、三七 10 克、白及 10 克、丹皮 10 克、炒栀子 10 克、黄芩 10 克、柴胡 12 克、木通 6 克、生地 15 克、车前子 10 克、泽泻 10 克、当归 10 克、甘草 6 克、代赭石 15 克、钩藤 15 克、仙鹤草 30 克、旱莲草 15 克、玄参 10 克、桔梗 10 克、杏仁 10 克、法夏 10 克、陈皮 10 克、茯苓 10 克、大贝 10 克、水牛角 30 克、荆芥炭 10 克、大黄炭 10 克、芒硝 10 克（冲）、7 剂。

另配中药药丸一个疗程（3 个月），以治其本。

二诊：患者鼻血减轻，大便已通，但觉胃口欠佳，遂改方如下：

处方：柴胡 15 克、黄芩 10 克、法夏 15 克、大贝 15 克、炒苍术 15 克、薏苡仁 60 克、败酱草 15 克、蒲公英 15 克、鱼腥草 15 克、蛇莓 15 克、胆南星 10 克、白芥子 10 克、炒山楂 10 克、炒谷芽 10 克、炒麦芽 10 克、炒鸡内金 10 克、炒神曲 10 克、桔梗 10 克、玄参 10 克、白芷 10 克、黄芪 10 克、五味子 10 克、当归 10 克、金银花 10 克、甘草 10 克、瓜蒌仁 10 克、防风 10 克、天花粉 15 克、芦根 15 克、荆芥炭 10 克、白及 10 克、棕榈炭 10 克、三七 10 克，3 剂

三诊：服后衄血已止，稍有头晕，遂去止血炭药，加茵陈、天麻，处方如下：

柴胡 15 克、黄芩 10 克、法夏 15 克、大贝 15 克、炒苍术 15 克、薏苡仁 60 克、败酱草 30 克、蒲公英 15 克、鱼腥草 30 克、蛇莓 15 克、胆南星 10 克、白芥子 10 克、炒鸡内金 10 克、炒麦芽 10 克、炒谷芽 10 克、炒神曲 10 克、炒山楂 10 克、桔梗 10 克、玄参 10 克、白芷 10 克、黄芪 10 克、五味子 10 克、当归 10 克、金银花 10 克、甘草 10 克、瓜蒌仁 10 克、防风 10 克、天花粉 15 克、芦根 10 克、三七 10 克、茵陈 15 克、天麻 10 克，7 剂。

后患者在此方基础上稍做加减，连续服药 2 个月，鼻腔肉赘生物

已明显缩小，鼻腔通畅不影响呼吸，可从事轻体力劳动。

按：恶性黑色素瘤简称"恶黑瘤"，是一种来源于黑色素细胞的高度恶性肿瘤。起病隐袭，误诊率高，预后很差。常发生在皮肤和邻近皮肤的黏膜、眼球的色素膜和脑膜的脉络膜丛，亦可见于消化道黏膜及手足等处。

中医文献中虽然没有恶性黑色素瘤的病名，但是有不少类似本病临床表现的记载。在古代中医典籍描述中，类似于"恶疮""黑子""黑疔""翻花""厉疽""脱疽"等疾病。我国古代医家对本病有较深入的认识，如《灵枢·痈疽》中记载："发于足旁，名曰厉疽……急治之，去其黑者，不消辄益大，不治，百日死。发于足趾，名曰脱疽……"明代陈实功著《外科正宗》一书中也提到类似本病的有关内容，如"多生于足……初生如粟，色似枣形，渐开渐大，筋骨伶仃，乌乌黑黑，痛割伤心，残残败败，污气吞人，延至踝骨，性命将倾……古人有法，截割可生。"对本病的病因古代医家也有论述，《诸病源候论·黑痣候》谓："有黑痣者，风邪搏于血气，变化生也。夫人血气充盛，则皮肤润悦，不生疵痕，若虚损则黑痣变生。"《外科正宗·黑子》中曰："黑子，痣名也。此肾中浊气混浊于阳，阳气收束，结成黑子，坚而不散。"这些论述表明，恶性黑色素瘤之基本病因为在虚损的基础上，或外邪搏于血气，或阳气束结而致血瘀气滞，瘀血结聚，乌黑肿块。瘀久化热，热毒瘀阻，则域红溃烂，流污黑血水。

本病的内因为脏腑虚损，外因为邪毒侵袭而成。先天禀赋不足，脏腑虚弱，气血虚弱，卫外失固，热毒乘虚搏于血气，羁留肌肤，变生恶疮，发为本病；或阳气束结，气滞血瘀，瘀毒内聚，结于皮肤，乃生黑疔。病久气血亏虚，邪毒壅盛而常见正虚邪实之证。虚者，血气虚，肾气虚。实者，血瘀气滞，瘀毒壅阻。故此，此病乃先有内虚而后风邪与气血搏结而发病，属毒邪内蕴，毒积脏腑，本虚标实之病。

该患者进行性鼻塞，见息肉样新生物填塞鼻腔，表面见暗灰褐黑色样坏死物覆附，触之成血痂，时时流鼻血，血流不止，且患者面赤声高，大便秘结，小便黄赤，脉数，此热毒蕴结，血热妄行，治当凉血止血，急治其标，以十灰散为主方。同时舌红苔黄腻，舌下瘀阻，脉弦滑，小涩，兼有肝火炽盛，又有痰瘀互结，故以龙胆泻肝汤、二陈汤加减，加三七以化瘀，加大贝以散结，芒硝以通便泻热。二诊时患者鼻血减轻，大便已通，但觉胃口欠佳，故去十灰散，只以几味炭类药来止血，因鼻属肺，故加入肺经清热解毒，化痰消痛之品，以治鼻腔肿物，同时加炒五仙以健脾强胃，增补正气。后患者在此方基础上加减，连续服药2个月，鼻腔肉赘生物见明显缩小，再未流血，并且体力恢复，可从事轻体力劳动。可惜的是后来患者未再与我联系，不知后续治疗情况。

常用中药

（1）蜂房

出自《神农本草经》。为胡蜂科昆虫果马蜂、日本长脚胡蜂或异腹胡蜂的巢。又名露蜂房。性味甘，平。归胃经。可攻毒杀虫，祛风止痛。

本品能攻毒杀虫，攻坚破积，为外科常用之品。可治疗疮痒肿毒，乳痈，瘰疬，顽癣瘙痒，癌肿。虽可单用，但更常与解毒消肿生肌药配伍应用。治疮肿初发，与生南星、生草乌、白矾、赤小豆共为细末，淡醋调涂。若与蛇蜕、黄芪、黄丹、玄参等为膏外用，可治瘰疬。治癌肿可与莪术、全蝎、僵蚕等配用。

本品质轻且性善走窜，能祛风止痛、止痒而奏效。若与川乌、草乌同用，乙醇浸泡外涂痛处可治风湿痹痛，或配全蝎、蜈蚣、地鳖虫各等分，研末为丸服，治关节炎、骨髓炎。《普济方》内即载有十数个以蜂房为主的治牙痛方。治风疹瘙痒，常与蝉衣等同用。此外，蜂房还可用治阳痿、喉痹、以及蛔虫、绦虫病等。

《神农本草经》："主惊痫瘈疭，寒热邪气，癫疾，肠痔。"

《日华子本草》："治牙齿疼，痢疾，乳痈，蜂叮，恶疮。"

（2）鸦胆子

出自《本草纲目拾遗》，为苦木科植物鸦胆子的干燥成熟果实。性味苦，寒。有小毒。归大肠、肝经。清热解毒，止痢，截疟，腐蚀赘疣。

本品苦寒，能清热解毒，尤善清大肠蕴热，凉血止痢，故可用治热毒血痢，便下脓血，里急后重等症。本品又有燥湿杀虫止痢之功，可用治冷积久痢，采取口服与灌肠并用的方法，疗效较佳；若用治久痢久泻，迁延不愈者，可与诃子肉、乌梅肉、木香等同用。

苦寒，入肝经，能清肝胆湿热，有杀虫截疟之功，对各种类型的疟疾均可应用，尤以间日疟及三日疟效果较好，对恶性疟疾也有效。

本品外用有腐蚀作用。用治鸡眼、寻常疣等，可取鸦胆子仁捣烂涂敷患处，或用鸦胆子油局部涂敷。如《经验方》至圣丹，即以鸦胆子仁20个，同烧酒捣烂敷患处，外用胶布固定，治疗鸡眼；《医学衷中参西录》亦用上法，治疣。

《本草纲目拾遗》："治冷痢久泻……外无烦热燥扰，内无肚腹急痛，有赤白相兼，无里急后重，大便流利，小便清长。"

《医学衷中参西录》："味极苦，性凉，为凉血解毒之要药。善治热痢赤痢，二便因热下血，最能清血中之热及肠中之热，防腐生肌，诚有奇效。""捣烂醋调敷疔毒。善治疣。"

中篇

内科杂症治疗篇

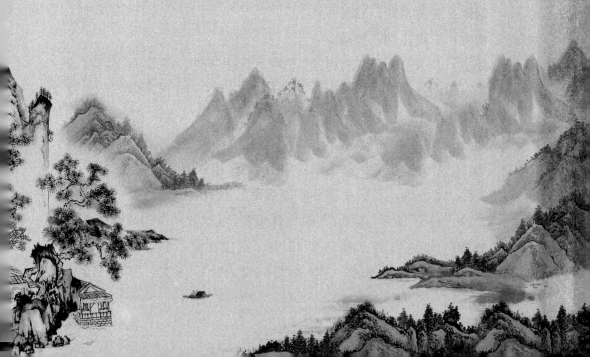

一、慢性支气管炎、哮喘

1. 病案

汤某，68 岁，2019 年 3 月初诊

主诉： 反复咳喘近 20 年，加重 3 个月。

病史： 反复咳喘近 20 年，短气息促，运动或受凉之后加重，呼吸不利，冬天发作频繁。西医诊断为慢性支气管炎合并慢阻肺。吃西药和打吊瓶一直都是反反复复，难已解决！近 3 个月喘咳气急，胸闷心慌，活动则喘更重，呼多吸少，腰酸膝软，四肢怕冷，口干咽燥，痰多色黄，咽痒。经人介绍到我处中医门诊部就医。

症见： 体形消瘦疲倦，面青唇紫，畏寒肢冷，咳嗽痰黏色黄不易排出，诊脉细弦而滑，舌淡苔白而腻。

西医诊断： 慢性支气管炎合并慢阻肺。

中医诊断： 哮喘。

证型： 肺肾两虚。

治则： 补肺益肾，宣肺平喘。

拟方： 三皮止喘汤加减。

处方： 陈皮 15 克、桑白皮 15 克、枣皮 9 克、补骨脂 10 克、杜仲 10 克、白芍 20 克、沉香 9 克、山药 15 克、射干 15 克、五味子 20 克、核桃 10 克、蛤蚧 3 克（研粉吞服）、肉桂 9 克、人参 6 克（另炖）、银杏叶 10 克、法半夏 10 克、女贞子 15 克、黄精 10 克、川贝母 10 克、功劳叶 10 克、黄荆子 9 克、紫河车 10 克、甘草 10 克。

7 剂，水煎服，一日三次分时段服用，不适随诊。

二诊： 服药 7 剂后，咳嗽，气喘均有减轻，以原方稍微加减继续服用。

处方： 陈皮 15 克、桑白皮 15 克、枣皮 9 克、补骨脂 10 克、杜仲 10 克、白芍 20 克、沉香 9 克、山药 15 克、射干 15 克、五味子 20 克、

核桃 10 克、蛤蚧 3 克（研粉吞服）、肉桂 9 克、人参 6 克（另炖）、银杏叶 10 克、法半夏 10 克、女贞子 15 克、黄精 10 克、川贝母 10 克、功劳叶 10 克、海浮石 15 克、百部 10 克、紫菀 10 克、紫河车 10 克、甘草 10 克。

7 剂，水煎服，一日三次分时段服用，不适随诊。

三诊：咳嗽，气喘心慌有明显改善。效不更方，以原方继续服用 7 剂，并为其量身定制一副中药药丸，巩固疗效，以达到标本兼治的目的。

后述回访得知，患者已基本痊愈，身体精神状态有明显改善，生活质量得到提高。

按：哮病是由于宿痰伏肺，遇诱因或感邪引触，以致痰阻气道，肺失肃降，痰气搏击所引起的发作性痰鸣气喘疾患。发作时喉中哮鸣有声，呼吸气促困难，甚至喘息不能平卧为主要表现。

哮病是内科常见病证之一，在我国北方更为多见，一般认为本病发病率约占人口的 2% 左右。中医药对本病积累了丰富的治疗经验，方法多样，疗效显着，它不仅可以缓解发作时的症状，而且通过扶正治疗，达到祛除凤根，控制复发的目的。

哮病的发生，为宿痰内伏于肺，每因外感、饮食、情志、劳倦等诱因而引触，以致痰阻气道，肺失肃降，肺气上逆，痰气搏击而发出痰鸣气喘声。

《症因脉治·哮病》："哮病之因，痰饮留伏，结成巢臼，潜伏于内，偶有七情之犯，饮食之伤，或外有时令之风寒束其肌表，则哮喘之症作矣。"哮病的病理因素以痰为主，丹溪云："哮病专主于痰。"

《证治汇补·哮病》说："因内有壅塞之气，外有非时之感，膈有胶固之痰，三者相合，闭拒气道，搏击有声，发为哮病。"

患者年老久病，肾精不足，上盛下虚，寒热并存，故久咳久喘。《景岳全书》云："肺为气之主，肾为气之根。肺主皮毛而居上焦，故邪气犯上则上焦气壅而为喘者，宜清宜破也，肾主精髓而在下焦，若真阴亏损，精不化气，则下不上交而为促，宜填之精也"。本人推崇《景岳全书》之意，补肾摄纳，宣肺平喘，降气化痰。我在本病案的用药思路：：方中补骨脂、杜仲、白芍、山药、黄精柔肝补肾；桑白皮、陈皮、射干、法半夏、川贝母、蛤蚧、银杏叶宣肺平喘，降气化痰；五味子、沉香、枣皮收敛肺气；老年人属于虚证，加人参或者党参，紫河车补益精血。

2. 常用中药

（1）补骨脂

出自《药性论》，为豆科植物补骨脂的成熟果实。性味苦、辛，温。归肾、脾经。补肾壮阳，固精缩尿，温脾止泻，纳气平喘。亦名破故纸。

本品苦辛温燥，善壮肾阳暖水脏，常与菟丝子、胡桃肉、沉香等同用，治肾虚阳痿，如补骨脂丸；与杜仲、胡桃肉同用，治肾虚阳衰，风冷侵袭之腰膝冷痛等，如青娥丸。

本品兼有涩性，善补肾助阳，固精缩尿，单用有效，亦可随证配伍它药。如治滑精，以补骨脂、青盐等分同炒为末服；单用本品炒，为末服，治小儿遗尿，如破故纸散；与小茴香等分为丸，治肾气虚冷，小便无度，如破故纸丸。

本品能壮肾阳、暖脾阳、收涩以止泻，与肉豆蔻、生姜、大枣为丸，如二神丸；或上方加吴茱萸、五味子，如四神丸，均治五更泄。

本品还可补肾助阳，纳气平喘，多配伍胡桃肉、蜂蜜等，可治虚寒性喘咳，如治喘方；或配人参、木香等治疗虚喘痨嗽。

《药性论》："治男子腰疼膝冷囊湿，逐诸冷顽痹，止小便利，腹中冷。"

《开宝本草》："治五劳七伤，风虚冷，骨髓伤败，肾冷精流及妇人血气堕胎。"

《本草经疏》："补骨脂，能暖水脏，阴中生阳，壮火益士之要药也。"

（2）蛤蚧

出自《雷公炮炙论》，为脊椎动物壁虎科动物蛤蚧除去内脏的干燥体。主产于广西，广东、云南等省亦产。全年均可捕捉。剖开除去内脏，或去血液（不可用水洗），以竹片先从横面撑开，再用长竹一条撑着下胯延至尾末端．用微火焙干，两支合成一对。用时去头（有小毒）、足和鳞片，也有单取其尾，或炒酥研末。其性味咸，平。归肺、肾经。补肺益肾，纳气平喘，助阳益精。

本品兼入肺肾二经，长于补肺气、助肾阳、定喘咳，为治多种虚证喘咳之佳品。常与贝母、紫菀、杏仁等同用，治虚劳咳嗽，如蛤蚧丸；或与人参、贝母、杏仁等同用，治肺肾虚喘，如人参蛤蚧散。其质润不燥，补肾助阳兼能益精养血，有固本培元之功。可单用浸酒服即效；或与益智仁、巴戟天、补骨脂等同用，如养真丹。

《本草纲目》："补肺气，益精血，定喘止嗽，疗肺痈，消渴，助阳道。"

《本草经疏》："蛤蚧，其主久肺劳咳嗽、淋沥者，皆肺肾为病，劳极则肺肾虚而生热，故外邪易侵，内证兼发也。蛤蚧属阴，能补水之上源，则肺肾皆得所养，而劳热咳嗽自除。肺朝百脉，通调水道，下输膀胱；肺气清，故淋沥水道自通也。"

二、心悸（冠心病）

1. 病案

李某，女，45 岁，个体户经营，2019 年 3 月初就诊。

主诉：心悸 2 年，加重半年。

病史：患者自述：五年前查出患有三高，一直吃西药控制。2 年前开始，如果心情不好或压力过大时，偶尔出现心慌，心悸，像针刺了一下的感觉，持续时间不长，喝热水或平复心情后此症状消失，当时由于生意较忙，也没有太在意。半年前由于生意下滑，家里也有些小矛盾，导致自己压力过大，心情不畅，心慌、心悸频发，针刺感强烈，发作时感觉胸闷气短，有时一周出现三四次，持续时间较之前有所增加。这半年间也一直在积极治疗，做相关检查总体还行，但却总感觉身体不适，担心自己得心脏方面的疾病，后来经同行介绍到我处诊治。

症见： 心悸不安，胸闷气短，经期乳房胀痛，失眠多梦容易惊醒，记忆力减退，月经推迟，经量暗红有血块，手脚总是冰凉，冬季更甚，喜热饮。面色苍白，个高体形偏胖，唇甲青紫，舌淡苔腻边有齿痕，舌底部瘀阻，脉沉细结代。

西医诊断： 冠心病。

中医诊断： 胸痹（心悸）。

证型： 心阳虚衰，血瘀气滞。

治则： 温补心阳，活血化瘀，理气通络，宽胸安悸。

拟方： 桂附桃花汤加减。

处方： 制附子10克、桂枝10克、黄芪15克、补骨脂10克、五味子10克、桃仁10克、红花10克、香附10克、桔梗6克、丹参20克、沉香10克、薤白10克、陈皮15克、柴胡10克、延胡索10克、人参10克、麦冬10克、龙骨20克、牡蛎20克、甘草10克。7剂，水煎服，一日一剂。

二诊： 患者反映：吃药期间没有任何不适，身体暂时还没有太大的感觉。心态方面在慢慢调整，饮食方面也在注意，每天晚饭后坚持和志同道合的邻居一起散步，感觉整个人比较放松。吃药期间，心慌心悸出现过3次，持续1到2秒，有针刺感。自我感觉比以前要好些，不知道是不是心里作用，心态方面要好些，没有那么急燥。

处方： 制附子10克、桂枝10克、五味子10克、桃仁10克、红花10克、香附10克、桔梗6克、丹参20克、沉香10克、胆南星10克、陈皮15克、柴胡10克、延胡索10克、人参10克、麦冬10克、龙骨20克、牡蛎20克、甘草10克。7剂，水煎服，一日一剂。

三诊： 患者反映，此疗程疗效显著，此疗程吃完之后，刚好月经来了，此次月经量较之前有所增加，颜色较暗，有血块血丝，还有些豆腐渣类似的东西，身体里面排了好多毒素出来，整个人感觉神清气爽，经过锻炼和饮食体重也有所减轻，心慌心悸出现过 2 次，也是持续时间不长，刺痛感有所减轻，这次经前乳房胀痛也有所减轻，心情舒畅，朋友都说我脸色也变好了。

处方：全瓜蒌 10 克、桂枝 10 克、浙贝 15 克、五味子 10 克、桃仁 10 克、红花 10 克、木香 10 克、桔梗 10 克、丹参 30 克、沉香 10 克、降香 10 克、胆南星 10 克、陈皮 15 克、柴胡 10 克、人参 10 克、麦冬 10 克、鳖甲 20 克、牡蛎 20 克、甘草 10 克。7 剂，水煎服，一日一剂。

四诊：患者此次复诊时欣喜万分，身体各方面恢复不错，心慌心悸这次基本没有出现，失眠也好转很多，以前不适的症状基本都消失了，现在体重减少了十几斤，整个人生活习惯也规律了不少，前几天和闺蜜一起聚会，都觉得象变了一个人！

患者提出，虽然身体状况已慢慢好转，但有时还是会担心复发，希望帮其继续调理，我为患者定制了一副中药丸剂（三个月），从整体去调理。

四个月后，患者拿着刚从医院拿回来的体检报告，来复诊。刚开始，我一下还没有认出来，此患者无论是外形还是脸色各方面都给人的感觉，白里透红，与众不同。患者告诉我，体检结果一切正常，乳腺增生消失了，以前的三高，现在也基本趋于平稳。这段时间基本没有出现心慌心悸，月经也趋于正常，颜色淡红，经量适中，真是可喜可贺的事情！

按：心悸是指心之气血阴阳亏虚，或痰饮瘀血阻滞，致心神失养或心神受扰，出现心中悸动不安甚则不能自主的种病证。临床一般多呈发作性，每因情志波动或劳累过度而诱发，且常伴胸闷、气短、失眠、健忘、眩晕等症。

中医认为：心为君主之官，主血脉，藏神明，其华在面，开窍于舌，与小肠相表里。心之阴阳气血是其进行生理活动的基础。心气心阳主要温煦和推动血液运行（主血脉），心阴心血则可濡养心神（主神志）。

心的病理表现主要为血脉运行的障碍和情志思维活动的异常。心悸与五脏相关，心系病证与其他脏腑病变亦有密切联系。

人体的脏腑、经络、形体、官窍，各有不同的生理机能，但都必须在心神的主宰和调节下分工合作，共同完成整体生命活动。心神正常，各脏腑机能协调有序，则身心康泰。神能驭气控精，并调节血液和津液的运行输布，而精藏于脏腑之中而为脏腑之精，脏腑之精所化之气为脏腑之气，脏腑之气则推动和调控着脏腑的机能。因此，心神通过驾驭协调各脏腑之精气以达到调控各脏腑机能之目的。同时，心具有接受外界客观事物和各种制激并作出反应，进行意识、思维、情感等活动的机能。

本病案由于患者心情不舒，在加上胸部有刺痛感，这是典型的气滞血瘀以致心悸胸闷；手脚冰凉，舌边有齿痕，属于心脾肾阳虚。所以我以疏肝理气，活血化瘀，温补心脾肾之阳的思路去治疗。方中桃仁、红花、丹参活血化瘀；延胡索、香附、陈皮理气通脉止痛；沉香、檀香、降香利气宽胸；制附子、桂枝温补阳气；瓜蒌、薤白理气宽胸化痰；龙骨、牡蛎重镇安心悸；人参益气补虚；柴胡疏肝理气；鳖甲、胆南星软坚化瘀。

2. 常用中药

（1）薤白

出自《神农本草经》，为百合科植物小根蒜或薤的地下干燥鳞茎。性味辛、苦，温。归肺、胃、大肠经。通阳散结，行气导滞。

本品辛散苦降、温通滑利，善散阴寒之凝滞，通胸阳之闭结，为治胸痹之要药。治寒痰阻滞、胸阳不振所致胸痹证，常与瓜蒌、半夏、枳实等配伍，如瓜蒌薤白白酒汤、瓜蒌薤白半夏汤、枳实薤白桂枝汤等；若治痰瘀胸痹，则可与丹参、川芎、瓜蒌皮等同用。

本品辛行苦降，有行气导滞、消胀止痛之功，可治脘腹痞满胀痛，泻痢里急后重。治胃寒气滞之脘腹痞满胀痛，可与高良姜、砂仁、木香等同用；若治胃肠气滞，泻痢里急后重，可单用本品或与木香、枳实配伍。

《本草纲目》："治少阴病厥逆泄痢及胸痹刺痛，下气散血。"

《长沙药解》："肺病则逆，浊气不降，故胸膈痹塞；肠病则陷，清气不升，故肛门重坠。薤白，辛温通畅，善散壅滞，故痹者下达而变冲和，重者上达而化轻清。"

《本草求真》："薤，味辛则散，散则能使在上寒滞立消；味苦则降，降则能使在下寒滞立下；气温则散，散则能使在中寒滞立除；体滑则通，通则能使久痼寒滞立解。是以下痢可除，瘀血可散，喘急可止，水肿可敷，胸痹刺痛可愈，胎产可治，汤火及中恶卒死可救，实通气、滑窍、助阳佳品也。"

（2）瓜蒌

出自《神农本草经》，为葫芦科植物栝楼和双边栝楼的成熟果实。性味甘、微苦，寒。归肺、胃、大肠经。清热化痰，宽胸散结，润肠通便。

本品甘寒而润，善清肺热，润肺燥而化热痰、燥痰。用治痰热阻肺，咳嗽痰黄，质稠难咯，胸膈痞满者，可配黄芩、胆南星、枳实等，如清气化痰丸。若治燥热伤肺，干咳无痰或痰少质粘，咯吐不利者，则配川贝母、天花粉、桔梗等。

本品能利气开郁，导痰浊下行而奏宽胸散结之效，用治胸痹、结胸。治痰气互结，胸阳不通之胸痹疼痛，不得卧者，常配薤白、半夏同用，如栝楼薤白白酒汤、栝楼薤白半夏汤。治痰热结胸，胸膈痞满，按之则痛者，则配黄连、半夏，如小陷胸汤。本品还能清热散结消肿，常配清热解毒药以治痈证，如治肺痈咳吐脓血，配鱼腥草、芦根等；治肠痈，可配败酱草、红藤等，治乳痈初起，红肿热痛，配当归、乳香、没药。瓜蒌仁润燥滑肠，适用于肠燥便秘，常配火麻仁、郁李仁、生地等同用。

本品入药又有全瓜蒌、瓜蒌皮、瓜蒌仁之分。瓜蒌皮之功，重在清热化痰，宽胸理气；瓜蒌仁之功重在润燥化痰，润肠通便；全瓜蒌则兼有瓜蒌皮、瓜蒌仁之功效。

《名医别录》："主胸痹，悦泽人面。"

《本草纲目》："润肺燥，降火，治咳嗽，涤痰结，利咽喉，止消渴，利大肠消痈肿疮毒。"

《本草述》："栝楼实，阴厚而脂润，故热燥之痰为对待的剂。若用寒痰、湿痰、气虚所结之痰，饮食积聚之痰，皆无益而有害者也。"

三、胸痹（心绞痛）

1. 病案

樊某某，女，32 岁，2021 年 3 月初诊。

主诉：胸痛半年，近几天加重。

病史：患者素来爱生闷气，近日，与老公因琐事争吵后，胸胀气堵，遂来就医。

症见：面色青紫，情绪不稳定，口干口苦，胁肋窜痛，伴纳差，暖气，舌红苔薄白，脉弦涩。

西医诊断：心绞痛。

中医诊断：胸痹。

证型：肝郁气滞，气结两肋。

治则：疏肝理气，宽胸散结。

拟方：柴胡疏肝散加减。

处方：柴胡 10 克、陈皮 15 克、郁金 10 克、川芎 10 克、香附 10 克、枳壳 9 克、白芍 15 克、佛手 10 克、焦三仙各 10 克、栀子 10 克、生甘草 10 克。

3 剂，水煎服，日一剂，一剂分三次服用，并嘱咐放松心态，调整自己的情绪。

二诊：3 剂后食欲增加，窜痛明显改善。继原方加减继续服用。

拟方： 柴胡 10 克、陈皮 15 克、郁金 10 克、川芎 10 克、香附 10 克、枳壳 9 克、白芍 15 克、佛手 10 克、栀子 10 克、生甘草 10 克。3 剂，水煎服，日一剂，一剂分三次服用。

3 剂后症状全消失，另配中药药丸一个疗程（3 个月），以治其本。

半年后随访，全部正常。

按： 胸痹心痛是由于正气亏虚，饮食、情志、寒邪等所引起的以痰浊、瘀血、气滞、寒凝痹阻心脉，以膻中或左胸部发作性憋闷、疼痛为主要临表现的一种病证。"胸痹"病名最早见于《内经》，对本病的病因、一般症状及真心痛的表现均有记载。

《素问·藏气法时论》："心病者，胸中痛，胁支满，胁下痛，膺背肩胛间痛，两臂内痛。"

《灵枢·厥病》："真心痛，手足青至节，心痛甚，旦发夕死，夕发旦死。"

《金匮要略·胸痹心痛短气病脉证治》认为心痛是胸痹的表现，"胸痹缓急"，即心痛时发时缓为其特点，其病机以阳微阴弦为主，以辛温通阳或温补阳气为治疗大法，代表方剂如瓜蒌薤白半夏汤、瓜蒌薤白白酒汤及人参汤等。后世医家丰富了本病的治法，如元代危亦林《世医得效方》用苏合香丸芳香温通治卒暴心痛。明代王肯堂《证治准绳·痛胃脘痛》明确指出心痛、胸痛、胃脘痛之别，对胸痹心痛的诊断是一大突破，在诸痛门中用失笑散及大剂量红花、桃仁、降香、失笑散活血理气止痛治死血心痛。

本人以柴胡疏肝散加味而组方，柴胡疏肝散为理气剂，具有疏肝理气，活血止痛之功效。主治肝气郁滞证。胁肋疼痛，胸闷善太息，情志抑郁易怒，或嗳气，脘腹胀满，脉弦。临床常用于治疗慢性肝炎、慢性胃炎、肋间神经痛等属肝郁气滞者。

肝主疏泄，性喜条达，其经脉布胁肋循少腹。若情志不遂，木失条达，则致肝气郁结，经气不利，故见胁肋疼痛，胸闷，脘腹胀满；肝失疏泄，则情志抑郁易怒，善太息；脉弦为肝郁不舒之征。遵《内经》"木郁达之"之旨，治宜疏肝理气之法。方中以柴胡功善疏肝解郁，用以为君。香附、佛手，理气疏肝而止痛，川芎活血行气以止痛，二药相合，助柴胡以解肝经之郁滞，并增行气活血止痛之效，共为臣药。陈皮、枳壳理气行滞，芍药、甘草养血柔肝，缓急止痛，均为佐药。栀子清肝火（防郁而化热），焦三仙调理脾胃，以开胃纳食，甘草调和诸药，为使药。诸药相合，共奏疏肝行气、宽胸止痛之功。

2. 常用中药

（1）佛手

出自《滇南本草》。为芸香科植物佛手的干燥果实。辛、苦，温，归肝、脾、胃、肺经。疏肝解郁，理气和中，燥湿化痰。

本品辛行苦泄，善疏肝解郁、行气止痛。治肝郁气滞及肝胃不和之胸胁胀痛，脘腹痞满等，可与柴胡、香附、郁金等同用。辛行苦泄，气味芳香，能醒脾理气，和中导滞。治脾胃气滞之脘腹胀痛、呕恶食少等，多与木香、香附、砂仁等同用。本品芳香醒脾，苦温燥湿而善健脾化痰，辛行苦泄又能疏肝理气。治咳嗽日久痰多，胸膺作痛者，可与丝瓜络、瓜蒌皮、陈皮等配伍。

《本草纲目》："煮酒饮，治痰气咳嗽。煎汤，治心下气痛。"

《本草再新》："治气舒肝，和胃化痰，破积，治噎膈反胃，消癥瘕痃癖。"

《本草便读》："佛手，理气快膈，惟肝脾气滞者宜之，阴血不足者，亦嫌其燥耳。"

（2）枳实

出自《神农本草经》，为芸香科植物酸橙及其栽培变种或甜橙的干燥幼果。性味苦、辛、酸，温。归脾、胃、大肠经。破气除痞，化痰消积。

本品辛行苦降，善破气除痞、消积导滞。治饮食积滞，脘腹痞满胀痛，常与山楂、麦芽、神曲等同用；若胃肠积滞，热结便秘，腹满胀痛，则与大黄、芒硝、厚朴等同用，如大承气汤；治湿热泻痢、里急后重，多与黄芩、黄连同用，如枳实导滞丸。

本品能行气化痰以消痞，破气除满而止痛。治胸阳不振、痰阻胸痹之胸中满闷、疼痛，多与薤白、桂枝、瓜蒌等同用，如枳实薤白桂枝汤；治痰热结胸，可与黄连、瓜蒌、半夏同用，如小陷胸加枳实汤；治心下痞满，食欲不振，可与半夏曲、厚朴等同用，如枳实消痞丸。

本品善破气行滞而止痛，治疗气血阻滞之胸胁疼痛，可与川芎配伍；若属寒凝气滞，可配桂枝。

本品行气以助活血而止痛，可与芍药等分为末服用，用治产后瘀滞腹痛、烦躁，如枳实芍药散，或与当归、益母草同用。

此外，本品尚可用治胃扩张、胃下垂、子宫脱垂、脱肛等脏器下垂病症，可单用本品，或配伍补中益气之品黄芪、白术等以增强疗效。

《神农本草经》："主大风在皮肤中如麻豆苦痒，除寒热结，止痢，长肌肉，利五脏，益气轻身。"

《名医别录》："除胸胁痰癖，逐停水，破结实，消胀满，心下急痞痛，逆气，胁风痛，安胃气，止溏泄，明目。"

《本草纲目》："枳实、枳壳大抵其功皆能利气，气下则痰喘止，气行则痰满消，气通则痛刺止，气利则后重除。"

四、胃病（胃粘膜肠化、慢性糜烂性胃炎）

1. 病案

病案一

严某，男，61 岁，2020 年 11 月 20 日初诊。

主诉：胃痛伴反酸一年。

病史：患胃病多年，平时饮食不规律，喜饮酒。一年前胃病加重，每晚肚饱腹胀难受，胃部灼热，每天服用奥美拉唑二片，不适症状有所缓解。现经过胃镜检查，显示糜烂性胃炎三级，活检结果显示（胃窦胃粘膜慢性炎伴中度肠化），经工友推荐，来我门诊处看诊。

现主要症状：口干口苦，每天晚上一点钟左右，胃脘隐隐灼痛，有时嘈杂似饥，吃点东西症状有所缓解，打嗝，寝可、纳可、大便偏干！

症见：患者偏瘦，精气神不错，舌红少津，无苔，舌中间有裂纹，脉弦细。

西医诊断：糜烂性胃炎三级（胃窦胃粘膜慢性炎伴中度肠化）。

中医诊断：胃脘痛。

辨证：胃阴不足。

治则：养阴益胃。

拟方：益胃汤合沙参麦冬汤加减。

处方：北沙参 10 克、麦冬 20 克、生地 20 克、玉竹 10 克、煅瓦楞子 20 克、木香 10 克，炒山楂 10 克、炒麦芽 10 克、炒谷芽 10 克、炒神曲 10 克、茯苓 15 克、白术 10 克、当归 10 克，西洋参 10 克、黄芪 10 克、铁皮石斛 10 克、姜半夏 10 克、陈皮 10 克、山药 10 克、佛手 10 克、黄芩 10 克，玄参 10 克、海螵蛸 15 克、火麻仁 10 克、甘草 10 克，大枣 3 颗。

7 剂，水煎服。每日一剂分三次分时段服用，暂停奥美拉唑，注意饮食，不适随诊。

另配中药药丸一个疗程（3 个月），以治其本。

二诊：患者反馈：吃药第四天，晚上肚饱腹胀有所缓解，胃灼热感减轻，大便偏于正常，偶尔胀痛。由于担心病情，心理压力大，这几天感觉胸闷，喉咙部有异物。效不更方，拟原方稍作调整，继续服用 7 剂，不适随诊。

处方：北沙参 10 克、麦冬 20 克、生地 20 克、玉竹 10 克、木香 10 克、炒山楂 10 克、炒麦芽 10 克、炒谷芽 10 克、炒神曲 10 克、茯苓 15 克、白术 20 克、当归 10 克、人参 10 克、黄芪 10 克、铁皮石斛 10 克、柴胡 10 克、郁金 10 克、桔梗 6 克、枳壳 10 克、香附 10 克、法半夏

10克、紫苏10克、厚朴10克、绿萼梅10克、玫瑰花10克、甘草10克、大枣5颗、生姜3片。

三诊：胸闷症状减轻，喉咙异物感明显好转，口干口苦也有改善。晚上胃部灼热还存在，只有一晚因为晚餐时吃了一碗藕汤，凌晨一点左右时，胃部胀的难受，想打隔，可能与自己饮食有关。拟原方稍做调整，继续服用7剂，调整心态，注意饮食，不适随诊。

处方：人参10克、黄芪10克、茯苓15克、生白术20克、当归10克、炒白芍10克、炒麦芽10克、炒神曲10克、炒山楂10克、炒谷芽10克、炒鸡内金10克、炒白术10克、香附10克、砂仁10克、木香10克、山药10克、白扁豆20克、桔梗6克、枳壳10克、陈皮15克、半夏10克、白芍15克、生熟地20克，炙甘草10克。

后来，助理经过随访得知，患者在服用四个疗程的水剂之后，感觉胃病明显好转，去医院做胃镜复查，之前的问题胃窦胃粘膜慢性炎伴中度肠化基本都消失了。

病案二

赵某，男，42岁。

主诉：胃胀痛5年，加重1个月。

现病史：患者自诉既往有胃病史，近期因和工友发生争吵后，胃上脘偏右胀痛，气冲两胁及后背，嗳气则缓和，吃饭后易呕吐，大便偏干。自己在药房买奥美拉唑和阿莫西林效果不明显。经人介绍到我处中医门诊部就医。患者来时带了医院检查病历单，显示为慢性糜烂性胃炎2级。查体，按压胃脘胀痛甚，伴口干，诊脉弦而数，舌红苔薄白。

西医诊断：慢性糜烂性胃炎2级。

中医诊断：胃脘痛。

证型：肝气郁结，气窜犯胃。

治则：疏肝调气，和胃止痛。

拟方：柴胡疏肝散加减。

处方： 柴胡 15 克、郁金 15 克、佛手 10 克、砂仁 10 克（后下）、煅瓦愣子 20 克（包煎）、陈皮 10 克、大腹皮 10 克、大黄 6 克（后下）、白芍 20 克、木香 10 克、鸡内金 10 克、党参 10 克、茯苓 10 克、白术 10 克、焦三仙各 10 克、川楝子 10、元胡 10 克、甘草 10 克。7 剂，水煎服，日一剂，一剂分三次服用。

7 剂后，胃胀痛基本消失，纳可，无呕吐，大便正常。

因患者慢性糜烂性胃炎伴 2 级时间较长 5 年，期间吃西药对胃刺激大，后给患者定制一疗程中药膏滋善后，至今未发。

按： 胃病是由于胃气阻滞，胃络瘀阻，胃失所养，不通则痛导致的以上腹胃脘部发生疼痛为主症的一种脾胃肠病证。胃痛，又称胃脘痛。本病在脾胃肠病证中最为多见，人群中发病率较高，中药治疗效果颇佳。

《灵枢，邪气脏腑病形》："胃病者，腹胀，胃脘当心而痛，上支两胁，膈咽不通，食饮不下，取之三里也。"

《三因极一病证方论·九痛叙论》："夫心痛者，……以其痛在中脘，故总而言之曰心痛，其实非心痛也，……若十二经络外感六淫，则其气闭塞，郁于中焦，气与邪争，发为疼痛，属外所因；若五脏内动，汩以七情，则其气痞结，聚于中脘，气与血搏，发为疼痛，属内所因；饮食劳逸，触忤非类，使脏气不平，痞隔于中，食饮遁疰，变乱肠胃，发为疼痛，属不内外因。"

《景岳全书·心腹痛》："胃脘痛证，多有因食，因寒，因气不顺者，然因食因寒，亦无不皆关于气。盖食停则气滞，寒留则气凝。所以治痛之要，但察其果属实邪，皆当以理气为主。"

《临证指南医案·胃脘痛》："初病在经，久痛入络，以经主气，络主血，则可知其治血之当然也，凡气既久阻，血也因病，循行之脉络自痹，而辛香理气，辛柔和血之法，实为对待必然之理。"

《顾氏医镜·胃脘痛》："须知拒按者为实，可按者为虚；痛而胀闭者多实，不胀不闭者多虚；喜寒者多实，爱热者多虚；饱则甚者多实，饥则甚者多虚；脉实气粗者多实，脉少气虚者多虚；新病年壮者多实，久病年老者多虚；补而不效者多实，攻而愈剧者多虚。必以望、闻、问、切四者详辨，则虚实自明。"

中医认为本病病因，初则多由外邪、饮食、情志不遂所致，病因多单一，病机也单纯，常见寒邪客胃、饮食停滞、肝气犯胃、肝胃郁热、脾胃湿热等证候，表现为实证；久则常见由实转虚，如寒邪日久损伤脾阳，热邪日久耗伤胃阴，多见脾胃虚寒、胃阴不足等证候，则属虚证。因实致虚，或因虚致实，皆可形成虚实并见证，如胃热兼有阴虚，脾胃阳虚兼见内寒，以及兼夹瘀、食、气滞、痰饮等。本病的病位在胃，与肝脾关系密切，也与胆肾有关。基本病机为胃气阻滞，胃络瘀阻，胃失所养，不通则痛。

胃痛的治疗，以理气和胃止痛为基本原则。旨在疏通气机，恢复胃腑和顺通降之性，通则不痛，从而达到止痛的目的。胃痛属实者，治以祛邪为主，根据寒凝、食停、气滞、郁热、血瘀、湿热之不同，分别用温胃散寒、消食导滞、疏肝理气、泄热和胃、活血化瘀、清热化湿诸法；属虚者，治以扶正为主，根据虚寒、阴虚之异，分别用温中益气、养阴益胃之法。虚实并见者，则扶正祛邪之法兼而用之。

2. 常用中药

（1）北沙参

出自《本草汇言》，为伞形科植物珊瑚菜的根。性味甘、微苦，微寒。归肺、胃经。

本品甘润而偏于苦寒，能补肺阴，兼能清肺热，适用于阴虚肺燥有热之干咳少痰、咳血或咽干音哑等证。常与相似的养阴、润肺、清肺及止咳、平喘、利咽之麦冬、南沙参、杏仁、桑叶、玄参等药同用。

本品能补胃阴，而生津止渴，兼能清胃热。适用于胃阴虚有热之口干多饮、饥不欲食、大便干结、舌苔光剥或舌红少津及胃痛、胃胀、干呕等证。常与石斛、玉竹、乌梅等养阴生津之品同用。胃阴脾气俱虚者，宜与山药、太子参、黄精等养阴、益气健脾之品同用。

《本草汇言》引林仲先医案："治一切阴虚火炎，似虚似实，逆气不降，清气不升，为烦，为渴，为胀，为满，不食，用真北沙参五钱水煎服"。

《本草从新》："专补肺阴，清肺火，治久咳肺痿"。

《本草撮要》："入手、足太阴经。功能主治：养阴清肺，祛痰止咳。治肺热燥咳，虚痨久咳，阴伤咽干、口渴。"

（2）麦冬

出自《神农本草经》，为百合科植物麦冬的块根。性味甘、微苦，微寒。归胃、肺、心经。养阴生津，润肺清心。

本品味甘柔润，性偏苦寒，长于滋养胃阴，生津止渴，兼清胃热。广泛用于胃阴虚有热之舌干口渴，胃脘疼痛，饥不欲食，呕逆，大便干结等症。如治热伤胃阴，口干舌燥，常与生地、玉竹、沙参等品同用。治消渴，可与天花粉、乌梅等品同用。与半夏、人参等同用，治胃阴不足之气逆呕吐，如麦门冬汤。与生地、玄参同用，治热邪伤津之便秘，如增液汤。

本品又善养肺阴，清肺热，适用于阴虚肺燥有热的鼻燥咽干，干咳痰少、咳血，咽痛音哑等症常与阿胶、石膏、桑叶、枇杷叶等品同用，如清燥救肺汤。

本品可归心经，还能养心阴，清心热，并略具除烦安神作用。可用于心阴虚有热之心烦、失眠多梦、健忘、心悸怔忡等症。宜与养阴安神之品配伍，如天王补心丹（《摄生秘剖》）以之与生地、酸枣仁、柏子仁等品同用。

《神农本草经》："主心腹结气……胃络脉绝，羸瘦短气"。

《本草汇言》："清心润肺之药。主心气不足，惊悸怔忡，健忘恍惚，精神失守；或肺热肺燥，咳声连发，肺痿叶焦，短气虚喘，火伏肺中，咯血咳血；或虚劳客热，津液干少；或脾胃燥涸，虚秘便难"。

五、头痛（神经性头痛）

1. 病案

肖某，女，39 岁，2021 年 5 月初诊。

主诉：头痛多年，近一月加重。

病史：不明原因两侧头痛多年，一月前淋雨之后两侧头痛加重。

症见：胸闷气短乏力，头重脚轻，头部昏沉如裹，食欲减退，整天昏昏欲睡，精神差，大便偏稀。舌淡苔厚腻，边有齿痕，脉滑数。

西医诊断：神经性头痛。

中医诊断：头痛。

辩证：痰湿中阻，上蒙清窍。

治则：健脾燥湿，化痰息风。

拟方：半夏白术天麻汤加减。

处方：法半夏 10 克、茯苓 10 克、白术 10 克、天麻 10 克、钩藤 10 克（后下）、羌活 10 克、防风 10 克、陈皮 15 克、蔓荆子 10 克、川芎 10 克、龙骨 20 克、牡蛎 20 克、瓜蒌 10 克、薤白 10 克、白芍 10 克、胆南星 10 克、僵蚕 10 克、甘草 10 克。7 剂，水煎服，日一剂。一剂分三次服用。

二诊：患者反馈：胸闷气短有所缓解，精神好转，头痛减轻，拟原方稍作调整继续服用 7 剂，不适随诊。

处方：法半夏 10 克、茯苓 10 克、白术 10 克、天麻 10 克、钩藤 10 克（后下）、羌活 10 克、防风 10 克、陈皮 15 克、党参 10 克、川芎 10 克、龙骨 20 克、牡蛎 20 克、桔梗 10 克、瓜蒌 10 克、薤白 10 克、白芍 10 克、僵蚕 10 克、甘草 10 克。7 剂，水煎服，日一剂，一剂分三次服用。

三诊：患者反馈：胸闷气短改善明显，头重脚轻情况有所好转，精神状态不错，食欲有所增加，头痛减轻，拟原方稍作调整继续服用7剂，不适随诊。

另配中药药丸一个疗程（3个月），以治其本。

处方：法半夏10克、茯苓10克、白术10克、天麻10克、钩藤10克（后下）、羌活10克、防风10克、陈皮15克、香附10克、党参10克、川芎10克、薏苡仁20克、桔梗10克、瓜蒌10克、薤白10克、白芍10克、僵蚕10克、甘草10克。7剂，水煎服，日一剂，一剂分三次服用。

四诊：患者反馈：胸闷气短基本消失，头部昏沉如裹感减轻，如释重负，精力充沛，大便正常。拟原方稍做调整继续服用7剂，不适随诊。

处方：法半夏10克、茯苓10克、白术10克、天麻10克、钩藤10克（后下）、羌活10克、防风10克、陈皮15克、香附10克、党参10克、黄芪10、川芎10克、薏苡仁20克、鸡血藤10克、白芍10克、僵蚕10克、甘草10克。7剂，水煎服，日一剂，一剂分三次服用。

三个月后随访得知，患者已痊愈，整个人精神十足，神清气爽。

按：头痛病是指由于外感与内伤，致使脉络拘急或失养，清窍不利所引起的以头部疼痛为主要临床特征的疾病。头痛既是一种常见病证，也是一个常见症状，可以发生于多种急慢性疾病过程中，有时亦是某些相关疾病加重或恶化的先兆。

中医对头痛病认识很早，在殷商甲骨文就有"疾首"的记载，《内经》称本病为"脑风""首风"，《素问·风论》认为其病因乃外在风邪寒气犯于头脑而致。《素问·五脏生成》还提出"是以头痛巅疾，下虚上实"的病机。汉《伤寒论》在太阳病、阳明病、少阳病、厥阴病篇章中较详细地论述了外感头痛病的辨证论治。隋《诸病源候论》已认识到"风痰相结，上冲于头"可致头痛。宋《三因极一病证方论》对内伤头痛已有较充分的认识，认为"有气血食厥而疼者，有五脏气郁厥而疼者"。《东垣十书》指出外感与内伤均可引起头痛，据病因和症状不同而有伤寒头痛、湿热头痛、偏头痛、真头痛／气虚头痛、血虚头痛、气血俱虚头痛、厥逆头痛等，还补充了太阴头痛和少阴头痛，从而为头痛分经用药创造了条件。明·《古今医统大全·头痛大法分内外之因》对头痛病进行总结说："头痛自内而致者，气血痰饮、五脏气郁之病，东垣论气虚、血虚、痰厥头痛之类是也；自外而致者，风寒暑湿之病，仲景伤寒、东垣六经之类是也。"另外，文献有头风之名，实际仍属头痛。

头为神明之府，"诸阳之会"，"脑为髓海"，五脏精华之血，六腑清阳之气皆能上注于头，即头与五脏六腑之阴精、阳气密切相关，凡能影响脏腑之精血、阳气的因素皆可成为头痛的病因，归纳起来不外外感与内伤两类。病位虽在头，但与肝脾肾密切相关。风、火、痰、瘀、虚为致病之主要因素。邪阻脉络，清窍不利；精血不足，脑失所养，为头痛之基本病机。按部位中医有在太阳、阳明、少阳，或在太阴、厥阴、少阴，或痛及全头的不同，但以偏头痛者居多。按头痛的性质有掣痛、跳痛、灼痛、胀痛、重痛、头痛如裂或空痛、隐痛、昏痛等。

本病案患者是脾虚有湿，在加上淋雨，外湿和内湿聚集以致头痛的发生。我的治疗思路是：法半夏、白术、茯苓、陈皮健脾化痰，令痰浊去则清阳升而头痛减；天麻、钩藤为治头痛、眩晕之要药；瓜蒌、薤白宽胸化痰；羌活、川芎、蔓荆子引药上行，祛风胜湿；鸡血藤、僵蚕、薏苡仁、桔梗通络祛痰；党参、黄芪益气养血；龙骨、牡蛎定志安神；白芍、防风祛风柔筋；甘草调和诸药。

2. 常用中药

（1）川芎

出自《神农本草经》，为伞形科植物川芎的根茎。以四川产者质优。性味辛，温。归肝、胆、心包经。活血行气，祛风止痛。

本品辛温升散，能"上行头目"，祛风止痛，为治头痛要药，无论风寒、风热、风湿、血虚、血瘀头痛均可随证配伍用之，故李东垣言"头痛须用川芎"。治风寒头痛，配羌活、细辛、白芷，如川芎茶调散；若配菊花、石膏、僵蚕，可治风热头痛，如川芎散；若治风湿头痛，可配羌活、独活、防风，如羌活胜湿汤；配当归、白芍，取本品祛风止痛之功，可治血虚头痛，如加味四物汤；若治血瘀头痛，可配赤芍、麝香，如通窍活血汤。

本品辛散温通，能祛风通络止痛，又可治风湿痹痛，常配独活、秦艽、防风、桂枝等药同用，如独活寄生汤。

《神农本草经》："主中风入脑头痛、寒痹，筋脉缓急，金疮，妇人血闭无子。"

《本草汇言》："芎䓖，上行头目，下调经水，中开郁结，血中气药。尝为当归所使，非第治血有功，而治气亦神验也……味辛性阳，气善走窜而无阴凝粘滞之态，虽入血分，又能去一切风，调一切气。"

（2）羌活

出自《神农本草经》，为伞形科植物羌活或宽叶羌活的干燥根茎及根。性味辛、苦，温。归膀胱、肾经。解表散寒，祛风胜湿，止痛。

本品辛温发散，气味雄烈，善于升散发表有较强的解表散寒，祛风胜湿，止痛之功。故外感风寒夹湿，恶寒发热、肌表无汗、头痛项强、肢体酸痛较重者，尤为适宜，常与防风、细辛、川芎等祛风解表止痛药同用，如九味羌活汤；若风湿在表，头项强痛，腰背酸重，一身尽痛者，可配伍独活、藁本、防风等药，如羌活胜湿汤。

本品辛散祛风、味苦燥湿、性温散寒，有较强的祛风湿，止痛作用，常与其他祛风湿、止痛药配伍，主治风寒湿痹，肢节疼痛。因其善入足太阳膀胱经，以除头项肩背之痛见长，故上半身风寒湿痹、肩背肢节疼痛者尤为多用，常与防风、姜黄、当归等药同用，如蠲痹汤。若风寒、风湿所致的头风痛，可与川芎、白芷、藁本等药配伍。

《药性论》："治贼风，失音不语，多痒血癞，手足不遂，口面㖞邪，遍身顽痹。"

《珍珠囊》："太阳经头痛，去诸骨节疼痛。"

《本草品汇精要》："主遍身百节疼痛，肌表八风贼邪，除新旧风湿，排腐肉疽疮。"

六、眩晕（美尼尔症）

1. 病案

某女，湖北仙桃人，当时 42 岁。

主诉：头晕头痛 10 年，近半年来加重。

现病史：患者自述自幼体弱，易于感冒，平均每年都有发晕倒地的情况发生，因为家里的条件有限，再加上醒后和正常人一样，所以没有去治疗。结婚后，生育大出血，头晕头痛越来越频繁，并伴有神疲乏力，胃纳不香，吃后腹胀，爱发困，月经推后和量少，下地做农活后眼前发黑，自觉东西旋转，恶心想吐，不敢睁眼，快要倒地。经医院检查诊断为神经性眩晕症，治疗无明显改善和缓解。后经过熟人介绍到我中医门诊部就医。查体，面色苍白，唇甲不华，神疲乏力，舌淡苔薄白，诊脉细弱无力。

西医诊断：神经性眩晕症。

中医诊断：眩晕。

证型：气血亏虚。

治则：益气补血。

拟方：归脾汤加减。

处方：人参 6 克、当归 20 克、川芎 15 克、熟地 20 克、茯苓 15 克、白术 10 克、升麻 9 克、防风 15 克、黄芪 60 克、紫河车 6 克（研粉冲服）、羌活 10 克、白芍 15 克、制首乌 20 克、枸杞子 10 克、焦三仙各 10 克、木香 10 克、仙茅 10 克、大云 10 克、代赭石 20 克（包煎）、姜半夏 10 克、竹茹 10 克、大枣 5 枚、炙甘草 10 克。

7 剂，水煎服，一日一剂，一剂分三次服用。

二诊：7剂后，有食欲，呕吐症状消失，头昏眼花有好转，精神有所提升。

处方：人参6克、当归20克、川芎15克、熟地20克、茯苓15克、白术10克、升麻9克、黄芪90克、紫河车6克（研粉冲服）、羌活10克、白芍15克、制首乌20克、枸杞10克、代赭石20克（包煎）、姜半夏10克、木香10克、天麻10克、钩藤10克（后下）、鸡血藤15克、陈皮10克、龙眼肉10克、炙甘草10克。7剂，水煎服，一日一剂，一剂分三次服用。

三诊：7剂后，精神倍增，服药期间头昏眼花症状改善明显，无发作迹象，月经也基本正常。也能帮忙做些家务。

为巩固疗效，遂予定制中药药丸3个月善后，随访至今未发病。

按：眩是指眼花或眼前发黑，晕是指头晕甚或感觉自身或外界景物旋转。二者常同时并见，故统称为"眩晕"。轻者闭目即止；重者如坐车船，旋转不定，不能站立，或伴有恶心、呕吐、汗出，甚则昏倒等症状。

眩晕病证，历代医籍记载颇多。《内经》对其涉及脏腑、病性归属方面均有记述，如《素问·至真要大论》认为："诸风掉眩，皆属于肝"，指出眩晕与肝关系密切。《灵枢，卫气》认为"上虚则眩"，《灵枢·口问》说："上气不足，脑为之不满，耳为之苦鸣，头为之苦倾，目为之眩"，《灵枢·海论》认为"脑为髓海"，而"髓海不足，则脑转耳鸣"，认为眩晕一病以虚为主。

汉代张仲景认为痰饮是眩晕发病的原因之一，为后世"无痰不作眩"的论述提供了理论基础，并且用泽泻汤及小半夏加茯苓汤治疗眩晕。

宋代以后，进一步丰富了对眩晕的认识。严用和《重订严氏济生方·眩晕门》中指出："所谓眩晕者，眼花屋转，起则眩倒是也，由此观之，六淫外感，七情内伤，皆能导致"，明代张景岳在《内经》"上虚则眩"的理论基础上，对下虚致眩作了详尽论述，他在《景岳全书·眩晕》中说："头眩虽属上虚，然不能无涉于下。盖上虚者，阳中之阳虚也；下虚者，阴中之阳虚也。阳中之阳虚者，宜治其气，……所以凡治上虚者，犹当以兼补气血为最，如大补元煎、十全大补汤诸补阴补阳等剂，俱当酌宜用之。"

本病病位在清窍，由气血亏虚、肾精不足致脑髓空虚，清窍失养，或肝阳上亢、痰火上逆、瘀血阻窍而扰动清窍发生眩晕，与肝、脾、肾三脏关系密切。

根据患者自诉和现有表现诊断为眩晕，气血亏虚证，由于先天体质不好，后加生育失血，以致于气血严重不足，而不能滋润脑髓。故方中黄芪、人参、白术、当归健脾益气生血，并重用参芪以补气生血；龙眼肉、茯苓养心安神；木香理气醒脾，使其补而不滞；熟地、阿胶、紫河车、鸡血藤等养血补血；代赭石、姜半夏、天麻、竹茹降逆止呕止晕；大云、仙茅温补阳气；甘草调和诸药。本人在行医至今，治愈眩晕较多，有些患者离我门诊比较近的还配合针灸治疗，效果显著。

2. 常用中药

（1）天麻

出自《神农本草经》，为兰科植物天麻的干燥块茎。主产于四川、云南、贵州等地。立冬后至次年清明前采挖，冬季茎枯时采挖者名"冬麻"，质量优良；春季发芽时采挖者名"春麻"，质量较差。性味甘，平。归肝经。息风止痉，平抑肝阳，祛风通络。

本品主入肝经，功能息风止痉，且味甘质润，药性平和。故可用治各种病因之肝风内动，惊痫抽搐，不论寒热虚实，皆可配伍应用。

本品既息肝风，又平肝阳，为治眩晕、头痛之要药。不论虚证、实证，随不同配伍皆可应用。用治肝阳上亢之眩晕、头痛，常与钩藤、石决明、牛膝等同用，如天麻钩藤饮；用治风痰上扰之眩晕、头痛，痰多胸闷者，常与半夏、陈皮、茯苓、白术等同用，如半夏白术天麻汤；若头风攻注，偏正头痛，头晕欲倒者，可配等量川芎为丸，如天麻丸。

本品又能祛外风，通经络，止痛，可治疗肢体麻木，手足不遂，风湿痹痛。用治中风手足不遂，筋骨疼痛等，可与没药、制乌头、麝香等药配伍；用治妇人风痹，手足不遂，可与牛膝、杜仲、附子浸酒服；若治风湿痹痛，关节屈伸不利者，多与秦艽、羌活、桑枝等祛风湿药同用。

《开宝本草》："主诸风湿痹，四肢拘挛，小儿风痫、惊气，利腰膝，强筋力。"

《用药法象》："疗大人风热头痛；小儿风痫惊悸；诸风麻痹不仁；风热语言不遂。"

《本草汇言》："主头风，头痛，头晕虚旋，癫痫强痉，四肢挛急，语言不顺，一切中风，风痰。"

（2）防风

防风《神农本草经》，为伞形科植物防风的根。主产于东北及内蒙古东部。性味辛、甘，微温。归膀胱、肝、脾经。祛风解表，胜湿止痛，止痉。

本品辛温发散，气味俱升，以辛散祛风解表为主，虽不长于散寒，但又能胜湿、止痛，且甘缓微温不峻烈，故外感风寒、风湿、风热表证均可配伍使用。

治风寒表证，头痛身痛、恶风寒者，常配以荆芥、羌活、独活等药同用，如荆防败毒散；治外感风湿，头痛如裹、身重肢痛者，每与羌活、藁本、川芎等药同用，如羌活胜湿汤；治风热表证，发热恶风、咽痛口渴者，常配伍薄荷、蝉蜕、连翘等辛凉解表药。

又因其发散作用温和，对卫气不足，肌表不固，而感冒风邪者，本品与黄芪、白术等益卫固表药同用，相反相成，祛邪而不伤正，固表而不留邪，共奏扶正祛邪之效，如玉屏风散。

本品辛温发散，能祛风止痒，可以治疗多种皮肤病，其中尤以风邪所致之瘾疹瘙痒较为常用。本品以祛风见长，药性平和，风寒、风热所致之瘾疹瘙痒皆可配伍使用。

治疗风寒者，常与麻黄、白芷、苍耳子等配伍；治疗风热者，常配伍薄荷、蝉蜕、僵蚕等药；治疗湿热者，可与土茯苓、白鲜皮、赤小豆等同用；若血虚风燥者，常与当归、地黄等配伍；若兼里实热结者，常配伍大黄、芒硝、黄芩等药。

其性辛温，功能祛风散寒，胜湿止痛，为较常用之祛风湿、止痹痛药。治疗风寒湿痹，肢节疼痛、筋脉挛急者，可配伍羌活、独活、桂枝、姜黄等祛风湿、止痹痛药，如蠲痹汤。若风寒湿邪郁而化热，关节红肿热痛，成为热痹者，可与地龙、薏苡仁、乌梢蛇等药同用。

本品既能辛散外风，又能熄内风以止痉，可治破伤风证。此外，以其升清燥湿之性，亦可用于脾虚湿盛，清阳不升所致的泄泻，可与人参、黄芪、白术等药配伍，如升阳益胃汤。若用于土虚木乘，肝郁乘脾，肝脾不和，腹泻而痛者，常与白术、白芍、陈皮同用，如痛泻要方。

《神农本草经》："主大风头眩痛，恶风，风邪，目盲无所见，风行周身，骨节疼痹，烦满。"

《名医别录》："胁痛，胁风头面去来，四肢挛急，字乳金疮内痉。"

《药类法象》："治风通用。泻肺实，散头目中滞气，除上焦风邪。"

七、不寐（顽固性失眠）

1. 病案

刘某，女，60岁，2019年8月10日初诊。

主诉：入睡困难10余年，加重3年。

病史： 患者自述十多年来，入睡困难，容易惊醒，醒后再难以入睡。三年前因受到惊吓，致使入睡后多梦越发严重，甚至无法正常入睡。近年来四处求医，效果不佳。现阶段每天只能靠服用安眠药才能安睡。刚开始服用安眠药效果较好，近段时间即使服用安眠药也无法入睡。由于长时间的睡眠不足，导致身体各方面机能下降，苦不堪言。现经儿媳推荐到我中医门诊部就诊。

症见： 患者偏瘦，精神状态不佳，面色无华，神疲乏力，胆小易惊，舌淡苔薄白，脉弦细。

西医诊断： 神经性失眠。

中医诊断： 不寐。

证型： 心胆虚怯，心神失养。

治则： 益气镇惊，安神定志。

拟方： 安神定志丸合酸枣仁汤加减。

处方： 党参10克、黄芪20克、当归10克、茯苓15克、白术10克、川芎9克、茯神15克、龙骨20克、牡蛎20克、香附10克、柴胡10克、郁金10克、琥珀3克（吞服）、炒酸枣仁15克、木香10克、生地20克、炙甘草10克、大枣10克。7剂，水煎服。每日三次分时段服用。暂停安眠药，调整心态，放松心情，不适随诊。

二诊： 患者反馈改善不明显，刚停安眠药的那几天，整夜无法入睡，心烦气躁，白天精神状态差。遂耐心开导患者，此病病程长，已服用大量安眠药，现在突然停用会有些不适应，一定要坚持服药，平复心情。以原方继续服用7剂，以观后效，不适随诊。

处方： 党参10克，黄芪20克，当归10克，茯苓15克，白术10克，川芎9克，茯神15克，龙骨20克，牡蛎20克，香附10克，柴胡10克，郁金10克，琥珀3克（吞服），炒酸枣仁15克，木香10克，生地20克，炙甘草10克，大枣10克，7剂，水煎服。每日三次分时段服用。

三诊： 病情有所改善，晚上在较安静的环境下可以入睡，睡眠较浅，易惊醒。患者信心大增，心情有好转，以原方稍做改动，继续服用7剂。

处方： 党参 10 克、黄芪 20 克、当归 10 克、茯苓 15 克、白术 10 克、川芎 9 克、茯神 15 克、龙骨 20 克、牡蛎 20 克、柴胡 10 克、远志 12 克、石菖蒲 6 克、炒酸枣仁 30 克、木香 10 克、磁石 20 克、熟地 20 克、炙甘草 10 克、龙眼肉 10 克、首乌藤 15 克、合欢皮 15 克。

四诊： 患者慢慢容易入睡，睡眠时间也在增加，晚上有动静会醒但已觉不惊，白天精神也好转，效不更方，继续服用上方 7 剂。另量身定制一疗程（三个月）中药药丸配合治疗，巩固疗效，达到标本兼治的目的。

半年后随访得知，患者失眠已然痊愈，整个人精神十足，有返老还童之势。

按： 失眠是临床常见病证之一，虽不属于危重疾病，但常妨碍人们正常生活、工作、学习和健康，并能加重或诱发心悸、胸痹、眩晕、头痛、中风病等病证。顽固性的失眠，给病人带来长期的痛苦，甚至形成对安眠药物的依赖，而长期服用安眠药物又可引起医源性疾病。

失眠在《内经》中称为"目不瞑""不得眠""不得卧"，并认为失眠原因主要有两种，一是其他病证影响，如咳嗽、呕吐、腹满等，使人不得安卧；二是气血阴阳失和，使人不能入寐。

如《素问·病能论》曰："人有卧而有所不安者，何也？……脏有所伤及，精有所寄，则安，故人不能悬其病也。"《素问·逆调论》还记载有"胃不和则卧不安"是指"阳明逆不得从其道""逆气不得卧，而息有音者"，后世医家延伸为凡脾胃不和，痰湿、食滞内扰，以致寐寝不安者均属于此。

《难经》最早提出"不寐"这一病名，《难经·四十六难》认为老人不寐的病机为"血气衰，肌肉不滑，荣卫之道涩，故昼日不能精，夜不得寐也"。汉代张仲景在《伤寒论》及《金匮要略》中记载了用黄连阿胶汤及酸枣仁汤治疗失眠，至今临床仍有应用价值。

本病多由情志所伤或由情志不遂，肝气郁结，肝郁化火，邪火扰动心神，心神不安而不寐。亦可由由饮食不节，脾胃受伤，脾失健运，气血生化不足，心血不足，心失所养而失眠。亦有因心虚胆怯，暴受惊恐，神魂不安，以致夜不能寐或寐而不酣者，该病其病位在心，但与肝、胆、脾、胃、肾关系密切。失眠虚证多由心脾两虚，心虚胆怯，阴虚火旺，引起心神失养所致。失眠实证则多由心火炽盛，肝郁化火，痰热内扰，引起心神不安所致。治疗上在补虚泻实，调整脏腑气血阴阳的基础上辅以安神定志是本病的基本治疗方法。

该患者年纪较大，本有失眠病史，后又暴受惊吓，故心胆气虚，神魂不安，出现多梦、易醒的情况，容易惊到。胆怯易惊，每天都心神不定，老是叹气，面色不华，胸胁部不适。肝和胆是相表里的关系，胆病累肝，胸胁部不适就容易叹气，时间久以后气血不足，面色不华。故我在治疗时选用安神定志丸合酸枣仁汤加减，方中党参，黄芪益心胆之气；柴胡、香附、首乌藤、合欢皮疏肝解郁安神；茯苓、茯神、远志化痰宁心；龙骨、牡蛎、琥珀、磁石、石菖蒲镇惊开窍宁神，重镇安惊；酸枣仁养肝、安神、宁心；生地泻热除烦；大枣、川芎调血安神，故得佳效。

注：方中琥珀一定要研磨吞服，因为琥珀难溶于水中，入煎剂效果不显。

2. 常用中药

（1）酸枣仁

出自《神农本草经》，为鼠李科植物酸枣的干燥成熟种子。性味甘、酸，平。归心、肝、胆经。可养心益肝，安神，敛汗。

本品味甘，入心、肝经，能养心阴，益肝血而有安神之效，为养心安神要药。主治心肝阴血亏虚，心失所养，神不守舍之心悸、怔忡、健忘、失眠、多梦、眩晕等症，常与当归、白芍、何首乌、龙眼肉等补血、补阴药配伍；若治肝虚有热之虚烦不眠，常与知母、茯苓、川芎等同用，如酸枣仁汤；若心脾气血亏虚，惊悸不安，体倦失眠者，可以本品与黄芪、当归、党参等补养气血药配伍应用，如归脾汤；若心肾不足，阴亏血少，心悸失眠，健忘梦遗者，又当与麦冬、生地、远志等合用，如天王补心丹。

本品味酸能敛而有收敛止汗之功效，常用治体虚自汗、盗汗，每与五味子、山茱萸、黄芪等益气固表止汗药同用。此外，还可用治伤津口渴咽干者，可与生地、麦冬、天花粉等养阴生津药同用。

我在治疗失眠时，常用本品，且量宜大，多在 15～30 克以上。本品药性和缓，在安神的同时又兼有一定的滋养强壮作用。一般炒用，本品炒后质脆易碎，便于煎出有效成分，可增强疗效。但从临床经验而论，酸枣仁生用或炒用各有适应证，凡表现虚热、精神恍惚或烦躁疲乏者宜生用，或半生半炒，取其镇静效力较好；而胆虚不宁，兼有脾胃虚弱、消化不良、烦渴、虚汗者，宜炒用。

《神农本草经》："主心腹寒热，邪结气聚，四肢酸痛湿痹，久服安五脏，轻身延年。"

《别录》："主心烦不得眠，……虚汗，烦渴，补中，益肝气，坚筋骨，助阴气。"

《本草纲目》："其仁甘而润，故熟用疗胆虚不得眠，烦渴虚汗之证；生用疗胆热好眠，皆足厥阴、少阳药也。"

（2）远志

出自《神农本草经》，为远志科植物远志或卵叶远志的干燥根。生用或炙用。性味苦、辛，温。归心、肾、肺经。可安神益智，祛痰开窍，消散痈肿。

本品苦辛性温，性善宣泄通达，既能开心气而宁心安神、又能通肾气而强志不忘，为交通心肾、安定神志、益智强识之佳品。主治心肾不交之心神不宁、失眠、惊悸等症，常与茯神、龙齿、朱砂等镇静安神药同用；本品可治健忘证，常与人参、茯苓、菖蒲同用。

远志味辛通利，能利心窍，逐痰涎，故可用治痰阻心窍所致之癫痫抽搐，惊风发狂等症，可与半夏、天麻、全蝎等化痰、息风药配伍；或与菖蒲、郁金、白矾等祛痰、开窍药同用。

远志可入肺经，能祛痰止咳，故可用治痰多粘稠、咳吐不爽或外感风寒、咳嗽痰多者，常与杏仁、贝母、瓜蒌、桔梗等同用。还擅疏通气血之壅滞而消散痈肿，用于痈疽疮毒，乳房肿痛，内服、外用均有疗效，内服可单用为末，黄酒送服。

常用配伍：远志同人参、茯苓、白术能补心；同黄芪、甘草、白术能补脾；同地黄、枸杞、山药能补肾；同白芍、当归、川芎能补肝；同人参、麦冬、沙参能补肺；同辰砂、金箔、琥珀、犀角能镇惊；同半夏、胆星、贝母、白芥子能消惊痰；同牙皂、钩藤、天竺黄能治急惊；同当归六黄汤能止阴虚盗汗；同黄芪四君子汤，能止阳虚自汗。

《神农本草经》："主咳逆伤中，补不足，除邪气，利九窍，益智慧，耳目聪明，不忘，强志，倍力。"

《本草正》：远志，功专心肾，故可镇心止惊，辟邪安梦，壮阳益精，强志助力。以其气升，故同人参、甘草、枣仁，极能举陷摄精，交接水火。

《药品化义》："远志，味辛重大雄，入心开窍，宣散之药。凡痰涎伏心，壅塞心窍，致心气实热，为昏聩神呆、语言蹇涩，为睡卧不宁，为恍惚惊怖，为健忘，为梦魇，为小儿客忤，暂以豁痰利窍，使心气开通，则神昏自宁也。"

八、阳痿

1. 病案

病案一

程某，男，30岁，2019年6月10日初诊。

主诉：阳事不举1年。

病史：年少手淫频繁，婚后育有一子，性生活和谐。近1年由于生意失败，精神压力大，寝食难安，时常伴恶梦，受惊吓而致阳痿，尿频尿急，期间曾服用大量温肾壮阳药物，疗效甚微。经朋友介绍，前来我门诊为其诊治。

症见：患者精神状态低迷，心烦气躁，胆小易惊，失眠多梦，阴茎萎软不坚或临房不举，胸胁胀痛，舌淡，苔薄白，脉弦细。

西医诊断：勃起功能障碍。

中医诊断：阳痿。

证型：肝郁气滞，惊恐伤肾。

治则：舒肝解郁，宁神补肾。

拟方：启阳娱心丹加减。

处方：柴胡10克、郁金10克，白芍10克、陈皮15克、人参10克、远志12克、石菖蒲6克、茯苓15克、白术10克、茯神15克、山药10克、当归10克、巴戟天10克、肉苁蓉10克、淫羊藿20克、龙齿15克、熟地20克、酸枣仁10克、枸杞10克、蜈蚣2条、甘草10克。7付，一日一剂，水煎服，一日三次服用。

二诊：胸肋胀痛有所缓解，恶梦感觉有所改善，心烦气躁好转。原方加味再服用7剂。

处方：柴胡10克、郁金10克，白芍10克、陈皮15克、人参10克、远志12克、石菖蒲6克、茯苓15克、茯神15克、当归10克、巴戟天10克、肉苁蓉10克、淫羊藿20克、龙齿15克、熟地20克、夜交藤10克、枸杞10克、蜈蚣2条、香附10克、佛手10克、益智仁10克甘草10克。7付，一日一剂，水煎服，一日三次服用。

三诊：胸肋胀痛改善明显，恶梦减轻，心情舒畅，晨勃明显，各方面明显好转。

处方：柴胡10克、郁金10克，白芍10克、陈皮15克、人参10克、远志12克、石菖蒲6克、茯苓15克、茯神15克、当归10克、巴戟天10克、肉苁蓉10克、淫羊藿20克、龙齿15克、熟地20克、夜交藤10克、菟丝子10克、蜈蚣2条、桑螵蛸10克，乌药10克、益智仁10克、甘草10克。7付，一日一剂，水煎服，一日三次服用。

另为其患者定制一副中药药丸，和中药水剂同时分开服用，标本兼治，巩固疗效。按疗程服用完之后，患者反馈，性功能恢复正常，性生活和谐，各方面恢复正常。

病案二

肖某，男，35 岁，2021 年 3 月初诊。

主诉：阳事不举，性冷淡一年。

病史：已婚，育有一子。近一年来性功能差，难以勃起或举而不坚，腰膝酸软，头晕耳鸣，尿频尿急，较以前怕冷，性欲低下，经医院诊断为性功能障碍，通过治疗，有些许改善，但效果难以持久，期间也自行买过补肾壮阳保健品服用，疗效甚微。

症见：患者体形偏胖，正值壮年，尚有少许白发，精神状态低迷，面色㿠白，手脚冰凉，舌质淡润，苔薄白，边有齿痕，脉沉细。

西医诊断：性功能障碍。

中医诊断：阳痿。

证型：肾阳亏虚。

治则：补肾壮阳。

拟方：右归丸合赞育丹加减。

处方：阳起石 30 克、淫羊藿 30 克、熟地 20 克、山萸 10 克、山药 10 克、枸杞 10 克、菟丝子 10 克、蛇床子 10 克、补骨脂 10 克、肉苁蓉 10 克、锁阳 10 克、巴戟天 10 克、沙苑子 10 克、制附子 10 克、肉桂 10 克、当归 10 克、鹿角胶 10 克、蜈蚣 2 条、仙茅 10 克、甘草 10 克。

7 剂，水煎服，一日三次分时段服用。

另根据体质量身定制一付中药药丸，标本兼治，事半功倍。治疗期间，放松心情，调整心态，暂禁房事，不适随诊。

二诊：患者反馈：吃药期间没有其他不适，严格遵医嘱，疗效不明显。冰冻三尺非一日之寒，拟原方继续服用 7 剂，和中药药丸分开服用，不适随诊。

三诊：患者反馈，腰膝酸软，怕冷有所改善，偶尔出现晨勃，精神状态好转，信心大增，效不更方，以原方加味继续服用 7 剂，禁房事，不适随诊。

处方: 阳起石 30 克、淫羊霍 30 克、熟地 20 克、山萸 10 克、山药 10 克、茯苓 10 克、白术 10 克、泽泻 20 克、枸杞 10 克、菟丝子 10 克、蛇床子 10 克、补骨脂 10 克、肉苁蓉 10 克、锁阳 10 克、巴戟天 10 克、沙苑子 10 克、制附子 10 克、肉桂 10 克、当归 10 克、陈皮 10 克、鹿角胶 10 克、蜈蚣 2 条、仙茅 10 克、甘草 10 克。

四诊: 患者反馈:腰膝酸软,怕冷近一步改善,精神十足,面色红润,尿频尿急好转,晨勃次数硬度有所增加,性欲有所增加,最近一次同房,明显感觉性功能提升。

半年后,随访得知,患者性功能已基本恢复正常,家庭幸福美满。

按: 阳痿是指青壮年男子,由于虚损、惊恐、湿热等原因,致使宗筋失养而弛纵,引起阴茎痿弱不起,临房举而不坚,或坚而不能持久的一种病证。阳痿分为原发性和继发性两种,原发性阳痿是指阴茎从未能坚硬勃起进入阴道而进行房事;继发性阳痿则是曾有过成功的同房,但后来同房障碍者。

阳痿在《素问·阴阳应象大论篇》和《灵枢·邪气脏腑病形》称阳痿为"阴痿",《灵枢·经筋》称为"阴器不用",在《素问·痿论篇》中又称为"筋痿":"思想无穷,所愿不得,意淫于外,入房太甚,宗筋弛纵,发为筋痿。"《内经》把阳痿的病因归之于"气大衰而不起不用""热则纵挺不收""思想无穷,所愿不得"和"入房太甚",认识到气衰、邪热、情志和房劳可引起本病。《诸病源候论·虚劳阴痿候》说:"劳伤于肾,肾虚不能荣于阴器,故痿弱也。"认为本病由劳伤及肾虚引起。《济生方·虚损论治》提出真阳衰惫可致阳事不举。《明医杂著·男子阴痿》指出除命门火衰外,郁火甚也可致阴痿。至明·《景岳全书》立《阳痿》篇,始以阳痿名本病。

阳痿的病因虽然复杂,但以房劳太过,频犯手淫为多见。病位在肾,并与脾、胃、肝关系密切。本病主要是命门火衰、心脾受损、恐惧伤肾、肝郁不舒、湿热下注等,导致宗筋失养而弛纵所致。辨证要点主要是辨别有火无火及分清脏腑虚实。阳痿的治疗主要从病因病机人手，属虚者宜补，属实者宜泻，有火者宜清，无火者宜温。命门火衰者，应温肾壮阳，滋肾填精，忌纯用刚热燥涩之剂，宜选用血肉有情温润之品；心脾受损者，补益心脾；恐惧伤肾者，益肾宁神；肝郁不舒者，疏肝解郁；湿热下注者，苦寒坚阴，清热利湿。节制房室，戒除手淫，调节好情志，都是重要的辅助治疗措施。

本病案一患者生意失败，精神压力大，情志不遂，忧郁不舒，致肝失调达，疏泄不利，气机不畅，年少手淫过度，加之恶梦连连，使其饱受惊吓，胆小易惊，导致阴茎萎软，举而不坚致阳痿。故我在治疗时选用启阳娱心丹加减，方中以人参、白术、山药、甘草益气健脾；当归、白芍养血和血；酸枣仁、茯神、石菖蒲、龙齿、远志养心安神；陈皮、郁金、柴胡调理气机，以助脾运；脾气健运，则生化有源，气血充足；菟丝子、淫羊藿、巴戟天、肉苁蓉补益肾气以助阳，蜈蚣血肉之品去通经络，引药直达病所。效果显著。

而病案二则是肾阳亏虚。肾阳为一身阳气之本，肾阳不足，宗筋失于温煦，则阳痿不举；元阳亏虚，失于温养，则面色皖白；元阳虚惫，无以上承精气于脑，则失晕耳鸣，精神状态低迷；腰为肾之府，命火衰微，失于温养，则腰膝酸软；命火不足，四肢失于温煦，则手脚冰凉；舌质淡润，苔薄白，脉沉细均为肾阳亏虚之表象。故我选用桂附地黄丸合右归丸加减，方中鹿角胶、菟丝子、淫羊藿、肉苁蓉、蛇床子、附子、肉桂、仙茅、巴戟天温肾壮阳，熟地、当归、枸杞、山茱萸滋补肾阴，山药、茯苓、白术健运脾胃。诸药阴阳相济，可达到"阳得阴助而生化无穷"的目的。锁阳、阳起石等以增补肾壮阳之力；熟地与方中鹿角胶同用以补肾填精；加陈皮以防诸药碍脾。

2.常用中药

（1）淫羊藿

出自《神农本草经》，为小檗科植物淫羊藿和箭叶淫羊藿或柔毛淫羊藿等的全草。生用或以羊脂油炙用。性味辛、甘，温。归肾、肝经。补肾壮阳，祛风除湿。

本品辛甘性温燥烈，长于补肾壮阳，单用有效，亦可与其他补肾壮阳药同用。单用本品浸酒服，以益丈夫兴阳，理腰膝冷痛，如淫羊藿酒；与肉苁蓉、巴戟天、杜仲等同用，治肾虚阳痿遗精等，如填精补髓丹。祛风胜湿，入肝肾强筋骨，可用于风湿痹痛，筋骨不利及肢体麻木，常与威灵仙、苍耳子、川芎、肉桂同用。此外，现代用于肾阳虚之喘咳及妇女更年期高血压，有较好疗效。

《神农本草经》："主阴痿绝伤，茎中痛，利小便，益气力，强志。"

《日华子本草》："治一切冷风劳气，补腰膝，强心力，丈夫绝阳不起，女子绝阴无子，筋骨挛急，四肢不任，老人昏耄，中年健忘。"

《分类草药性》："治咳嗽，去风，补肾而壮元阳。"

相传，这个名字的得来和入药还颇有一番不同寻常的经历呢！

北朝时的著名医学家陶弘景是个业精于勤、对中医药具有执着追求的人。一日采药途中，他忽听一位老羊倌对旁人说：有种生长在树林灌木丛中的怪草，叶青，状似杏叶，一根数茎，高达二尺。公羊啃吃以后，阴茎极易勃起，与母羊交配次数也明显增多，而且阳具长时间坚挺不痿。谁知说者无心，听者有意。陶弘景暗自思忖：这很可能就是一味还没被发掘的补肾良药。于是，他不耻下问，虚心向羊倌实地请教，又经过反复验证，果然证实这野草的强阳作用不同凡响。后将此药载入药典，并由此得名"淫羊藿"。

我在临床上用淫羊藿主要用于男科阳痿早泄的温肾壮阳起痿，并多以20克起步，量少了其功效不显著，淫羊藿一定要用羊油炒炙。

（2）肉苁蓉

出自《神农本草经》，为列当科植物肉苁蓉的带鳞叶的肉质茎。

性味甘、咸，温。归肾、大肠经。补肾助阳，润肠通便。

本品味甘能补，甘温助阳，质润滋养，咸以入肾，为补肾阳，益精血之良药。可治肾阳亏虚，精血不足之阳痿早泄、宫冷不孕、腰膝酸痛、痿软无力。常配伍菟丝子、川断、杜仲同用，治男子五劳七伤，阳痿不起，小便余沥；亦可与杜仲、巴戟肉、紫河车等同用，治肾虚骨痿，不能起动。

本品甘咸质润入大肠，可润肠通便，常与沉香、麻子仁同用，治发汗、津液耗伤而致大便秘结，如润肠丸；或与当归、牛膝、泽泻等同用，治肾气虚弱，大便不通，小便清长，腰酸背冷，如济川煎。

《神农本草经》："主五劳七伤，补中，除茎中寒热痛，养五脏，强阴，益精气，多子，妇人，久服轻身。"

《日华子本草》："治男绝阳不兴，女绝阴不产，润五脏，长肌肉，暖腰膝，男子泄精，尿血，遗沥，带下阴痛。"

本草经疏》："白酒煮烂顿食，治老人便燥闭结。"

我在临床上多与淫羊藿为对药使用，亦常配巴戟天等药，以发挥其补肾益精之功效。

九、早泄

1. 病案

李某，男，32岁，2021年3月初诊。

主诉：性交时过早射精2年。

病史：两年前同房时受到惊吓，至此性功能减退，早泄，性欲下降，感觉力不从心，夫妻关系紧张，工作压力大，期间通过治疗和服用补肾壮阳的保健品，当时见效，但难以彻底治愈，病情反复。

现主要症状：性欲减退，容易勃起，举而不坚，痿软无力，早泄，心理压力大，腰膝酸软睡眠差，经常从恶梦中惊醒。

症见：患者正值壮年，身体素质不错，精神欠佳，感觉对自己的病情很焦虑。舌淡苔薄白，脉弦细。

西医诊断：射精过早症。

中医诊断：早泄。

证型：惊恐伤肾，气机不畅。

治则：宁神益肾，疏肝理气，固精止泄。

拟方：柴胡疏肝散合酸枣仁汤、五子衍宗丸加减。

处方：柴胡 10 克、郁金 10 克、人参 10 克、菟丝子 10 克、枸杞 10 克、五味子 10 克、覆盆子 10 克、远志 12 克、石菖蒲 6 克、白芍 10 克、酸枣仁 15 克、茯苓 10 克、白术 10 克、龙骨 20 克、牡蛎 20 克、巴戟天 10 克、肉苁蓉 10 克、熟地 20 克、木香 10 克、芡实 20 克、琥珀 3 克（研末吞服）、甘草 10 克。

7 剂，水煎服，一日三次分时段服用，调整心态，暂禁房事，不适随诊。

另配中药药丸一个疗程（3 个月），以治其本。

二诊：患者反馈：通过张医生对病情的深入分析和开导，心态，睡眠有所好转。拟原方稍做调整，继续服用 7 剂。

处方：柴胡 10 克、黄芪 30 克、人参 10 克、菟丝子 10 克、枸杞 10 克、五味子 10 克、覆盆子 10 克、远志 12 克、石菖蒲 6 克、白芍 10 克、淫羊藿 15 克、茯苓 10 克、白术 10、巴戟天 10 克、当归 10 克、熟地 20 克、木香 10 克、鹿茸 3 克（研末吞服）、煅龙骨 20 克、煅牡蛎 20 克。甘草 10 克。7 剂，水煎服，一日三次分时段服用，调整心态，暂禁房事，不适随诊。

三诊：患者反馈：性欲有所提升，睡眠质量提高，身体各方面好转，心情愉快。效不更方，拟原方继续服用 7 剂，另根据其体质量身定制一副药丸，全方面调查体质，巩固疗效。

处方：柴胡 10 克、黄芪 30 克、人参 10 克、菟丝子 10 克、枸杞 10 克、五味子10克、覆盆子10克、远志12克、石菖蒲6克、白芍10克、淫羊藿15克、茯苓10克、白术10克、巴戟天10克、当归10克、熟地20克、木香10克、鹿茸3克（研末吞服）、煅龙骨20克、煅牡蛎20克、甘草10克。7剂，水煎服，一日三次分时段服用，调整心态，节制房事，不适随诊。

半年后随访得知，性功能各方面正常，体质有明显改善。

按：早泄是指在性交之始，阴茎可以勃起，但随即过早排精，因排精之后阴茎痿软而不能进行正常的性交。早泄虽可引起阳痿，但阳痿是指性交时阴茎根本不能勃起，或勃起无力，或持续时间过短而不能进行正常的性生活。临床上对阴茎勃起未进入阴道即射精，诊断为早泄。而能进入阴道进行性交者，如果没有动几下就很快射精，也定义为早泄。

早泄的发生与多种因素有关，主要与虚损（肾、心、脾虚）和肝胆湿热的关系最为密切。中医的肾相当于生殖系统和内分泌系统的功能（藏精、生精），与人体的前阴和后阴的关系非常密切（肾主二阴），储藏和释放人体的生殖物质（包括精液）和生长物质，控制人体包括性功能在内的排泄功能。先天不足或自慰生活过度，肾虚不能藏精，精液排泄失控（精关不固，精窍开）而早泄。用脑过度或劳倦伤神，损伤心脾，气血产生和运行不足，气血亏虚，造成早泄。

肝经络分支绕前阴而过，阴茎为宗筋所聚，其气血由肝（肝调理筋的功能）调节，所以，忧郁恼怒可致肝火（亦称相火）妄动，最易下扰储精的地方（精室）而引致失精早泄。过食肥甘，嗜酒，酿生湿热，或外感湿热之病邪，流注下焦，内扰精室，肾失去封藏的功能而产生早泄。或因肝经湿热下注，致肝的疏泄异常，不能控制封藏而引致早泄。或恐惧伤肾，则精关不固而早泄。或心情不舒畅、抑郁伤肝，肝失疏泄，也可导致封藏失控而早泄。

本病案患者行房时突然受惊恐，恐则气下，则阳道立痿；胆气不足，悸动易惊；大惊易恐，惊恐则伤肾；夜多恶梦，腰膝酸软无力；舌苔薄白，脉弦细皆为心肾惊恐之表现。故我在治疗时用归脾汤和安神定志丸加减，方中柴胡，郁金疏肝解郁；黄芪、人参补脾益气，使气旺血生；当归、熟地养血补心安神；白术、炙甘草补脾益气，助参芪补脾以资生化之源。木香理气醒脾，使之补而不滞；生姜大枣调和脾胃，以助生化。茯苓、石菖蒲、远志、琥珀、龙骨、牡蛎镇惊安神，补中有降，重镇安神；巴戟天、淫羊藿、菟丝子、鹿茸补阳填精；覆盆子、煅龙骨、煅牡蛎固精止泄；以甘草调和诸药。诸药合用，共奏安神定志，益气镇惊，固精止泄之功。本方中含有人参，故不宜与五灵脂、藜芦同服。

2. 常用中药

（1）菟丝子

出自《神农本草经》，为旋花科植物菟丝子或大菟丝子的成熟种子。我国大部分地区均有分布。生用，或煮熟捣烂作饼用。性味辛、甘，平。归肾、肝、脾经。可补肾益精，养肝明目，止泻安胎。

本品辛以润燥，甘以补虚，为平补阴阳之品，功能补肾阳、益肾精以固精缩尿。如菟丝子、炒杜仲等分，合山药为丸，治腰痛；与枸杞子、覆盆子、车前子同用，治阳痿遗精，如五子衍宗丸；与桑螵蛸、肉苁蓉、鹿茸等同用，治小便过多或失禁，如菟丝子丸；与茯苓、石莲子同用，治遗精、白浊、尿有余沥，如茯苓丸。

本品滋补肝肾益精养血而明目，常与熟地、车前子同用，如驻景丸；又明目益精长志倍力，久服长生耐老方，配远志、茯苓、人参、当归等。能补肾益脾止泻，如治脾虚便溏，与人参、白术、补骨脂为丸服；与枸杞子、山药、茯苓、莲子同用，治脾肾虚泄泻。尚可用于肾虚胎动不安。本品能补肝肾安胎，常以本品与续断、桑寄生、阿胶同用，治肾虚胎元不固，胎动不安、滑胎，如寿胎丸。此外，本品亦可治肾虚消渴，如单用本品研末蜜丸服，治消渴。

《神农本草经》："主续绝伤，补不足，益气力肥健。""久服明目，轻身延年。"

《本草经疏》：“五味之中，惟辛通四气，复兼四味，《经》曰肾苦燥，急食辛以润之。菟丝子之属是也，与辛香燥热之辛，迥乎不同矣，学者不以辞害义可也。”

《本经逢原》：“菟丝子，祛风明目，肝肾气分也。其性味辛温质粘，与杜仲之壮筋暖腰膝无异。其功专于益精髓，坚筋骨，止遗泄，主茎寒精出，溺有余沥，去膝胫酸软，老人肝肾气虚，腰痛膝冷，合补骨脂、杜仲用之，诸筋膜皆属之肝也。气虚瞳子无神者，以麦门冬佐之，蜜丸服，效。凡阳强不痿，大便燥结，小水赤涩者勿用，以其性偏助阳也。”

（2）枸杞子

出自《神农本草经》，为茄科植物宁夏枸杞的成熟果实。主产于宁夏、甘肃、新疆等地。性味甘，平。归肝、肾经。滋补肝肾，益精明目。

本品能滋肝肾之阴，为平补肾精肝血之品。治疗精血不足所致的视力减退、内障目昏、头晕目眩、腰膝酸软、遗精滑泄、耳聋、牙齿松动、须发早白、失眠多梦以及肝肾阴虚，潮热盗汗、消渴等证的方中，都颇为常用。可单用，或与补肝肾，益精补血之品配伍。以之与怀牛膝、菟丝子、何首乌等品同用。以其还能明目，故尤多用于肝肾阴虚或精亏血虚之两目干涩，内障目昏，常与熟地、山茱萸、山药、菊花等品同用。

《本草经集注》：“补益精气，强盛阴道。”

《药性论》：“补益精，诸不足，易颜色，变白，明目……令人长寿。”

《本草经疏》：“为肝肾真阴不足，劳乏内热补益之要药……故服食家为益精明目之上品。”

十、遗精

1. 病案

李某：男，30 岁，2019 年 10 月初就诊。

主诉：频繁遗精多年，近一年加重。

病史：未婚，有性生活史。近 1 年来遗精次数明显增加，每周约 3 到 4 次，有梦遗而不自知。看到煽情文字及图片，精液会不由自主流出。性功能减退，伴阳痿早泄，怕冷，腰膝酸软。

证见：三十岁的男子正是阳刚之气最盛之时，脉象本应轻取可得，但却需要沉按始得，怕冷，小便清长，大便尚可，舌苔厚腻，边有齿痕。

西医诊断：慢性前列腺炎。

中医诊断：遗精。

证型：脾肾阳虚，肾气不固。

治法：健脾温阳，补肾固摄止遗。

拟方：右归丸合金锁固精丸加减。

处方：制黑附片 10 克、干姜 10 克、熟地 20 克、山药 10 克、沙苑子 10 克、杜仲 10 克、山茱萸 10 克、茯苓 10 克、白术 10、淫羊藿 20 克、肉苁蓉 10 克、金樱子 15 克、益智仁 10 克、补骨脂 10 克、苍术 10 克、枸杞 10 克、鹿角胶 10 克（研末吞服）、人参 10 克、乌药 10 克、当归 10 克、甘草 10 克。7 剂，水煎服，每日一剂，分三次分时段服用。

另配中药药丸一个疗程（3 个月），以治其本。

二诊：吃药期间遗精没有出现明显改善，患者遵医嘱节制性生活，调整生活习惯，梦遗有所好转，但心态方面较着急。每一个患者都希望做到药到病除，但同样我们也知道，正所谓：冰冻三尺，非一日之寒！任何疾病的产生，都是日积月累而形成的，所以治疗起来也需要一定的时间。以原方加味药继续服用7剂，并为其专门定制中药膏滋，供其服用。

处方：制黑附片10克、干姜10克、熟地20克、山药10克、沙苑子10克、杜仲10克、山茱萸20克、茯苓10克、白术10克、淫羊藿20克、肉苁蓉10克、金樱子15克、益智仁10克、沙苑子15克、五味子15克、苍术10克、枸杞10克、鹿角胶10克（研末吞服）、人参10克、乌药10克、益智仁10克、肉桂3克（研磨吞服）、桑螵蛸10克、当归10克、甘草10克。7剂，水煎服，一日三次。每日一剂，分三次分时段服用。

三诊：患者此次复诊，精神状态和心情似乎不错，感觉身体方面有好转，遗精次数相比以前减少了2次，尿频有所减轻，人比以往要有精神些，畏寒肢冷有所改善。原方加味药继续服用。

处方：制黑附片10克、干姜10克、熟地20克、山药10克、沙苑子10克、山茱萸20克、白术10克、金樱子15克、益智仁10克、沙苑子15克、五味子15克、枸杞10克、紫河车10克（研末吞服）、人参10克、小茴香6克、乌药10克、桑螵蛸10克、当归10克、甘草10克。7剂，水煎服，一日三次。每日一剂，分三次分时段服用。

三个月后随访得知，患者已痊愈。

按：遗精是指因脾肾亏虚，精关不固，或火旺湿热，扰动精室所致的以不因性生活而精液频繁遗泄为临床特征的病证。本病发病因素比较复杂，主要有房室不节，先天不足，用心过度，思欲不遂，饮食不节，湿热侵袭等。有梦而遗精者，称为梦遗；无梦而遗精，甚至清醒时精液自出者，称为滑精。本病为男科疾病，其发病近年有增多之势，中医药治疗有较好的疗效。

本病的记载，始见于《内经》，《灵枢·本神》篇说："怵惕思虑则伤神，神伤则恐惧，流淫而不止。……恐惧而不解则伤精，精伤则骨酸痿厥，精时自下。"叙述了遗精的病因。

遗精一证，在汉，《金匮要略·血痹虚劳病脉证并治》中称"失精"和"梦失精"，并提出了治疗的方药。

《诸病源候论，虚劳病诸候》指出本病的病机有肾气虚弱和见闻感触等："肾气虚弱，故精溢也。见闻感触，则动肾气，肾藏精，今虚弱不能制于精，故因见闻而精溢出也。"

本病的发病因素比较复杂，主要有房室不节，先天不足，用心过度，思欲不遂，饮食不节，湿热侵袭等。遗精的病位主要在肾和心，并与肝、脾密切相关。病机主要是君相火旺，扰动精室；湿热痰火下注，扰动精室；劳伤心脾，气不摄精；肾精亏虚，精关不固。辨证要点以辨脏腑及辨虚实为主。本病应结合脏腑，分虚实而治，实证以清泄为主，心病者兼用安神；虚证以补涩为主，属肾虚不固者，补肾固精；劳伤心脾者，益气摄精。平时应注意调摄心神，排除杂念，以持心为先，同时应节制房事，戒除手淫。

本病案患者先天的肾精不足加上青春时期，年少无知，频犯手淫，导致肾精亏损，性知识方面的匮乏，导致心里压力过大，肾失固摄，梦中精泄，甚而精自滑脱；性功能减退，伴阳痿早泄，怕冷，腰膝酸软，这是典型的肾阳亏虚。故我在治疗时选用金贵肾气丸合金锁固精丸加减，金匮肾气丸是为肾阳不足之证而设，故以补肾助阳为法，"益火之源，以消阴翳"之说。方中黑附子、干姜、淫羊藿、肉苁蓉温肾助阳填精，熟地黄、山茱萸、山药滋补肝、脾、肾三脏之阴，阴阳相生，刚柔相济，使肾之元气生化无穷；诸药合用，助阳之弱以化水，滋阴之虚以生气，使肾阳振奋，气化复常；人参、紫河车、鹿角胶补气养精血；沙苑子、金樱子、益智仁补肾，固精止遗，《本经逢源》称沙苑子"为泄精虚劳要药，最能固精"。桑螵蛸固肾涩精；本方既可固精，又可补肾阳，标本兼顾，以涩为主，体现了"虚则补之""涩可固脱"的治法。

2. 常用中药

（1）金樱子

出自《雷公炮炙论》，为蔷薇科植物金樱子的成熟果实。性味酸、涩，平。归肾、膀胱、大肠经。可固精缩尿止带，涩肠止泻。

本品味酸而涩，功专固敛，具有固精、缩尿、止带作用。适用于肾虚精关不固之遗精滑精；膀胱失约之遗尿尿频；带脉不束之带下过多。可单用本品熬膏服，如金樱子膏；或与芡实相须而用，如水陆二仙丹；或配伍菟丝子、补骨脂、海螵蛸等补肾固涩之品同用。

本品入大肠，能涩肠止泻。治脾虚久泻、久痢，可单用浓煎服；或配伍党参、白术、芡实、五味子等同用，如秘元煎。此外，取其收涩固敛之功，本品还可用于崩漏，脱肛，子宫脱垂等证。

《蜀本草》："主治脾泄下痢，止小便利，涩精气。"

《本草备要》："固精秘气，治梦泄遗精，泄痢便数。"

《本草求真》："生者酸涩，熟者甘涩，当用其将熟之际，得微酸甘涩之妙，取其涩可止脱，甘可补中，酸可收阴，故能善理梦遗崩带遗尿。"

（2）覆盆子

出自《名医别录》，为蔷薇科植物华东覆盆子的未成熟果实。性味甘、酸，微温。入肝、肾经。固精缩尿，益肝肾明目。

本品甘酸微温，主入肝肾，既能收涩固精缩尿，又能补益肝肾。治肾虚遗精、滑精、阳痿、不孕者，常与枸杞子、菟丝子、五味子等同用，如五子衍宗丸；治肾虚遗尿、尿频者，常与桑螵蛸、益智仁、补骨脂等药同用。

本品还能益肝肾明目。治疗肝肾不足，目暗不明者，可单用久服，或与枸杞、桑椹子、菟丝子等药同用。

《名医别录》："益气轻身，令发不白"。

《本草备要》："益肾脏而固精，补肝虚而明目，起阳痿，缩小便"。

《本草正义》："覆盆，为滋养真阴之药，味带微酸，能收摄耗散之阴气而生津液，故寇宗奭谓益肾缩小便，服之当覆其溺器，语虽附会，尚为有理"。

十一、男子不育

1. 病案

程某，男，32岁，2019年3月初诊。

主诉：结婚4年，未避孕3年未育。

病史：患者结婚四年，夫妻同居，婚前及婚后采取避孕措施一年半，未避孕三年，性生活每周1到2次，质量不高。近1年心里压力较大，性欲冷淡，腰膝酸软，怕冷，射精无力，精液质稀薄，经西医检查显示，精子活动力低下，弱精，妻子妇科检查未见异常。

症见：患者正值壮年，形体偏胖，面色无华，神疲乏力，手脚冰凉，舌淡苔薄白，边有齿痕，脉细无力。

西医诊断：弱精，精子活动力低下。

中医诊断：不育症。

证型：脾肾阳虚，气血不足。

治则：健脾补肾温阳，养血生精。

拟方：五子衍宗丸合归脾汤加减。

处方：人参10克、黄芪15克、白术10克、茯苓15克、炒三仙各10克、当归15克、熟地30克、山药20克、淫羊藿30克、肉苁蓉20克、鹿角胶10克（研粉吞服）、海马10克、蛇床子10克、覆盆子10克、枸杞10克、菟丝子10克、蜈蚣2条、甘草10克。

7剂，水煎服，一日三次，分时段服用，近段时间节制房事，增强锻炼，不适随诊。

另配中药药丸一个疗程（3个月），以治其本。

二诊： 吃药期间没有出现其他不适，感觉有疗效但不明显，心里有点着急。以原方加味继续服用。

处方： 人参10克、黄芪15克、白术10克、茯苓15克、炒三仙各10克、当归15克、熟地30克，山药20克、淫羊藿30克、肉苁蓉20克、鹿角胶10克（研粉吞服）、紫河车10克（研粉吞服）、海马10克、覆盆子10克、枸杞10克、菟丝子10克、蜈蚣2条、干姜10克、肉桂3克、甘草10克。7剂，水煎服，一日三次，分时段服用，调整状态，增强锻炼，不适随诊。

三诊： 此次疗程身体状况较上次有明显改善，精气神有明显改善，怕冷也有所缓解，以原方加味继续服用7剂，水煎服，一日三次，分时段服用，继续调整心态，增强锻炼，不适随诊，并为其量身定制一副针对其体质的中药药丸，以达到标本兼治的最终目的。

处方： 人参10克、黄芪15克、白术10克、茯苓15克、炒三仙各10克、当归15克、川芎10克、熟地30克、山药20克、淫羊藿30克、巴戟天10克、肉苁蓉20克、鹿角胶10克（研粉吞服）、紫河车10克（研粉吞服）、海马10克、覆盆子10克、枸杞10克、菟丝子10克、蜈蚣2条、干姜10克、肉桂3克、香附10克、甘草10克。

半年后随访得知，身体各方面明显好转，经过医院一系列检查，弱精，精子活动力低下，指标相较于之前已有明显提升，一年之后，发来喜讯，爱人已怀孕。

按： 男性不育症，是指夫妻婚后同居1年以上，未采取避孕措施而妻子未能生育，原因在丈夫的病症。中医认为，引起男性不育的原因很多，但根源在肾，即由于肾气不足，湿热过盛，寒凝血瘀，肝郁气滞等引起不育。不育症与肾、心、肝、脾等脏有关，而其中与肾脏关系最为密切。大多由于精少、精弱、死精、无精、阳痿及不射精等所引起。

若禀赋不足，肾气虚弱，命门火衰，可致阳痿不举，甚至阳气内虚，

无力射出精液；病久伤阴，精血耗散，则精少精弱；元阴不足，阴虚
火旺，相火偏亢，精热黏稠不化，均可导致不育。情志不舒，郁怒伤
肝，肝气郁结，疏泄无权，可致宗筋痿而不举，或气郁化火，肝火亢盛，
灼伤肾水，肝木失养，宗筋拘急，精窍之道被阻，也可影响生育。或
素嗜肥甘滋腻、辛辣炙煿之品，损伤脾胃，脾失健运，痰湿内生，郁
久化热，阻遏命门之火，可致阳痿、死精等而造成不育。若思虑过度、
劳倦伤心而致心气不足，心血亏耗；大病久病之后，元气大伤，气血
两虚，血虚不能化生精液而精少精弱，甚或无精，也可引起不育。

　　本病案患者是典型的肾之阳气不足，精血亏虚，不能主司生殖，
导致精弱无子，射精无力；肾阳不足；气血亏虚，则面色少华；肾阳
虚惫，不能温养脾土，后天精化生不足，精弱不育，精液稀薄，神疲
乏力；腰为肾之外府，失于温养，则腰酸腿软；阳虚失于温煦，形寒
肢冷；舌淡苔薄，有齿痕，脉细无力，为阳虚精亏之征象。故我在治
疗时选用赞育丹合五子衍宗丸合归脾丸加减，方中巴戟天、淫羊藿、
肉苁蓉、菟丝子、海马、鹿角胶等大队辛热温肾壮阳之品以温壮元阳，
补益命火；熟地、当归、枸杞、紫河车等填精补血，阴中求阳，制阳
药之温燥；香附疏肝理气；肉桂引火归元；蛇床子、枸杞、菟丝子、
覆盆子提高精子质量；蜈蚣活血通络，为引经寓通。人参、炒三仙、
白术益气健脾，先后天并补，诸药配伍，共成温肾壮阳，填精补血助
育之功。

2.常用中药

（1）紫河车

指人类的胎盘，别名：胞衣、人胞、混沌皮、仙人衣、混沌衣、
混元丹、佛袈裟、胎衣。中医认为胎盘有补肾益精，益气养血之功。
性味：味甘；咸；性温。归经：肺经；肝经；肾经。功效：益气养血；
补肾益精。虚劳羸瘦；虚喘劳嗽；气虚无力；血虚面黄；阳痿遗精；
不孕少乳。

李时珍的《本草纲目》中记载："儿孕胎中，脐系于母，胎系母脊，受母之荫，夫精母血，相合而成。虽后天之形，实得先天之气，显然非他金石草木之类所比。其滋补之功极重，久服耳聪目明，须发乌黑，延年益寿"。

国人自古识"胎盘"为滋补上品，它能从根本上医治和调节人体各器官的生理功能，激活人体内的衰老细胞及细胞再造功能，使身体各部位生理功能恢复到几年、甚至几十年前的状态，使人精力旺盛，青春焕发。

紫河车为血肉有情之品，能大补人体气血，又能健脾开胃，促进食物的消化吸收，对于气血不足的患者十分有效和适应。可单独应用，如研粉装胶囊吞服；也可与红枣、桂圆等一起煮服；更多的则是配伍党参、黄芪、当归、熟地黄等配伍作为药用。紫河车气血阴阳精俱补、作用全面，又以补益肾精为主，非常适用于那些肾精亏虚之人。

（2）鹿角胶，味甘、咸，性温。能温补肝肾，益精血，止血。"治肾气不足，虚劳羸瘦，腰痛，阴疽，男子阳痿、滑精，妇女子宫虚冷，崩漏，带下。补血，益精。

《本经》：主伤中劳绝；腰痛羸瘦，补中益气，妇人血闭无子，止痛安胎。

《药性论》：主男子肾藏气衰虚劳捐，能安胎去冷，治漏下赤白，主吐血。

《玉楸药解》：温肝补肾，滋益精血。治阳痿精滑，跌打损伤。

本人常用鹿角胶配伍：

1）鹿角胶配阿胶：鹿角胶善温补肝肾，填精益血而补阴中之阳；阿胶功专滋阴补血。鹿角胶咸温以壮阳生气，阿胶甘腻纯厚可填精益阴。两胶合用，有阴阳兼顾，形气俱补之功。此外，两胶皆有止血作用，合用则止血之力更增。用于肾之精气俱损，气血两虚之虚羸瘦弱，腰膝酸软冷痛，男子精少阳痿，女子宫寒不孕，闭经崩漏，便血等。

2）鹿角胶配龟板胶：鹿角得天之阳气最全，为纯阳之品，善通督脉，峻补元阳；龟板得地之阴气最全，为纯阴之品，善通任脉，滋阴益肾。鹿角胶与龟版胶，其质纯厚，直入任督，一阳一阴，一火一水，既可益火壮阳，又可滋水填精，用治先天不足或后天劳损，精血亏虚，元阳衰惫之小儿五迟，男子精少阳痿罕泄，女子经闭不孕，方如龟鹿二仙膏。

3）鹿角胶配熟地：鹿角胶具有温精补血之功；熟地能补血生精，滋肾养肝。两药合用，滋肾温阳，补血益精。用治阳气虚弱，精血亏虚之阴疽。常与肉桂同用，增强鹿角胶温阳补气之功，使疗效更佳。

十二、不孕症

1. 病案

谢某，女，2018 年 10 月初诊。

主诉：结婚 3 年，未避孕未孕。

病史：结婚 3 年，未避孕，至今未怀孕。月经初潮较迟，一直月经不调，周期 30 ～ 35 天，量少，颜色较淡，身形偏瘦，长期容易口腔溃疡，月经周期推迟。近一年月经二至三月来一次，量少，周期三天，甚至有闭经现象。面额痤疮，身体多毛，经前腰部及乳房胀痛，月经来时，小腹冷痛，有针刺感，性欲冷淡。老公一切正常。西医医生建议患者可以吃黄体酮和达英 35 调经，定期复查。经过半年的治疗，身体状况改善不明显，经同事推荐来张医生门诊部就诊。

症见：患者身形偏瘦，面部痤疮，身体多毛，求子心切，精神压力较大，有些心烦气躁。舌黯淡少苔，脉沉细尺弱。

西医诊断：多囊卵巢综合征。

中医诊断：不孕症。

证型：肝肾阴阳两虚夹瘀，上焦有热，下焦有寒。

治则： 滋肝补肾，养血活血，清上温下，调经助孕。

拟方： 左归丸、右归丸、清上温下汤加减。

处方： 黑附子10克、干姜10克、巴戟天10克、淫羊藿15克、山药10克、茯苓10克、白术10克、生地20克、当归10克、鸡血藤15克、菟丝子10克、菊花10克、枸杞10克、牡丹皮10克、连翘10克、白芍15克、山茱萸10克、丹参20克、益母草15克、杜仲10克、川牛膝10克、黄连6克，肉桂10克、甘草10克。7剂，水煎服。一日三次，分时段服用，不适随诊。

二诊： 患者反馈：脸上的痤疮有些许改变，红肿有所消退，没有再长趋势，失眠有些许改善。

此疗程患者严格遵医嘱，对治疗信心十足，以原方稍作调整，配合针灸给予治疗。

处方： 黑附子10克、干姜10克、淫羊藿15克、仙茅10克、山药10克、茯苓10克、熟地20克、当归10克、鸡血藤15克、红花10克、桃仁10克、牡丹皮10克、白芍15克、山茱萸10克、丹参20克、益母草15克、香附10克、杜仲10克、川牛膝10克、甘草10克。7剂，水煎服。一日三次，分时段服用，不适随诊。

针灸取穴： 太溪，昆仑，三阴交，关元，中机，气海，天枢，足三里，太冲，肾俞，血海，合谷。

三诊： 患者反馈：失眠多梦改善明显，经前腰痛和乳房胀痛有些许改善。月经没有如约而至，此次患者在情绪上有些波动，我给患者给予情绪疏导，告知如果单一从能否来月经来证明是否有效的话，那还不如每个月口服黄体酮来得直接。经过沟通，患者愿意继续坚持治疗。

处方： 黑附子10克、干姜10克、淫羊藿15克、仙茅10克、山药10克、茯苓10克、熟地20克、紫石英20克、当归10克、鸡血藤15克、红花10克、桃仁10克、牡丹皮10克、白芍15克、山茱萸10克、丹参20克、益母草15克、通草10克、王不留行10克、香附10克、柴胡10克、川牛膝10克、甘草10克。7剂，水煎服。

一日三次，分时段服用，不适随诊。

四诊： 患者反馈：身体各方面有明显改善，但月经依然没有来，自己已经想通了，虽然月经没来，但起码身体各方面在慢慢改善。患者主动提出，希望采取标本兼治，为其量身定制中药膏滋，中药水剂和中药膏滋同时分时段服用。

半年之后，随访得知，中药膏滋吃到一个半月时，久违的月经来潮，月经过后，整个人从未有过的轻松，后来这几个月，月经如约而至。一段时间后刚刚收获意外惊喜，已怀孕。

按： 女子婚后夫妇同居2年以上，配偶生殖功能正常，未避孕而未受孕者，或曾孕育过，未避孕又2年以上未再受孕者，称为"不孕症"，前者称为"原发性不孕症"，后者称为"继发性不孕症"。古称前者为"全不产"，后者为"断绪"。

中医学对女性先天生理缺陷和畸形的不孕总结了五种不宜——"五不女"，即螺（又作骡）、纹、鼓、角、脉五种，其中除脉之外，均非药物治疗所能奏效的。不孕主要与肾气不足，冲任气血失调有关。临床常见有肾虚、肝郁、痰湿、血瘀等类型。

助孕是中医的优势与特色之一。"求子之道，莫如调经"。肾藏精，主生殖，调经怀孕重在补肾；肝藏血，主疏泄，调经怀孕妙在疏肝；女子以血为本，调经贵在理血；如有痰瘀互结，则祛瘀化痰，功在疏通。

本病案患者为肾阳不足，精血衰少，天癸迟至，冲任血海空虚，不能按时满盈，则初潮延迟，经期推迟，量少，渐至停闭；阴虚内热，热扰心神，则心烦少寐，失眠多梦，郁而化火，则面部痤疮；肾阳不足则小腹冷，性欲冷淡；久病必瘀，故有刺痛感。我在治疗时选用温胞饮合桃红四物汤和交泰丸加减，方中淫羊藿、仙茅、补骨脂、熟地、菟丝子补肾助阳而益精气；杜仲、牛膝补肾而止腰痛；黑附子、干姜温肾助阳以化阴；桃仁、红花、鸡血藤、当归、丹参、通草、益母草活血化瘀通经；柴胡、香附疏肝理气；黄连、肉桂交通心肾；山药、茯苓健脾滋养后天；全方共奏温肾助阳，填精助孕，佐以调和血脉之品，使精充血足，冲任得养，胎孕乃成。

2. 常用中药

（1）紫石英

出自《神农本草经》，为卤化物类矿石紫石英的矿石。全年均可采挖，挑选紫色者入药。捣成小块，生用或煅用。性味甘，温。归心、肺、肾经。温肾助阳，镇心安神，温肺平喘。

本品甘温，能助肾阳，暖胞宫，调冲任，常用治元阳衰惫，血海虚寒，宫冷不孕、崩漏带下诸证。多以本品与当归、熟地、川芎、香附、白术等配伍。

紫石英甘温能补，质重能镇，为温润镇怯之品。用治心悸怔忡，虚烦失眠，常与酸枣仁、柏子仁、当归等养血补心之品同用；用治心经痰热，惊痫抽搐，常与龙骨、寒水石、大黄等重镇清热之品同用，如风引汤。

本品可温肺寒，止喘嗽，用治肺寒气逆，痰多喘咳症，与五味子、款冬花、桑白皮、人参等配伍。

《神农本草经》："主心腹咳逆邪气，补不足，女子风寒在子宫，绝孕下年无子。久服温中，轻身延年。"

《名医别录》："疗上气心腹痛，寒热邪气结气，补心气不足，定惊悸，安魂魄，填下焦，止消渴，除胃中久寒，散痈肿，令人悦泽。"

《药性论》："虚而惊悸不安者，加而用之。"

《本草纲目》："紫石英上能镇心，重以去怯也。下能益肝，湿以去枯也。心主血，肝藏血，其性暖而补，故心神不安，肝血不足及女子血海虚寒不孕者宜之。"

（2）关木通

为马兜铃科植物东北马兜铃的干燥藤茎。主产于吉林、辽宁、黑龙江等省。性味苦，寒。有毒。归心、小肠、膀胱经。利尿通淋，清心火，通经下乳。

本品能利水消肿，下利湿热，使湿热之邪下行从小便排出。治疗膀胱湿热，小便短赤，淋沥涩痛，常与车前子、木通等配用；用于水肿，则配以猪苓、桑白皮等同用。

本品能上清心经之火，下泄小肠之热。常治心火上炎，口舌生疮，或心火下移下肠而致的心烦尿赤等症，多与生地黄、甘草、竹叶等配用。

本品通经下乳，用治血瘀经闭，配红花、桃仁、丹参等同用；若用治乳汁短少或不通，可与王不留行、穿山甲等同用；本品还能利血脉，通关节，配桑枝、薏苡仁等同用，治疗湿热痹痛。

因本品有毒，现多用川木通，或以通草代之。

川木通为毛茛科植物小木通、或绣球藤的干燥藤茎。性能淡、苦，寒。归心、肺、小肠、膀胱经。效用与关木通相似，亦用治水肿，淋证，口疮，经闭，乳少，关节痹痛。但川木通副作用小。

十三、前列腺炎

1. 病案

李某，男，35 岁，已婚，出租车司机，2018 年 5 月就诊。

主诉：尿频尿急尿不尽多年。

病史：患者自述：自己是一名出租车司机，患前列腺炎多年，期间断断续续也治疗过，病情总是反反复复，难以治愈，近断时间感觉比以往有所加重，尿频尿急尿不尽，小便有灼痛感，小腹坠胀，腰酸背痛，经朋友推荐，特从深圳回来请余帮忙诊治。

症见：患者身材高大但偏瘦，皮肤偏黄，头发稀疏，有比较重的黑眼圈。尿频尿急尿不尽，每次量不多但很频繁想上厕所，最近尿时是灼痛感，阴囊潮湿，瘙痒有异味，长时间腰痛，容易流虚汗，有夜起，性欲低，有阳痿早泄，精神差，饭量可以但不长肉。舌淡苔腻，脉弦细。

西医诊断：前列腺炎。

中医诊断：淋证。

证型：肝经湿热，肾虚不固。

治则：祛湿清热，滋肝补肾。

拟方：龙胆泻肝汤加减。

处方：龙胆草 10 克、黄芩 10 克、滑石 10 克、黄柏 10 克、栀子 10 克、车前子 10 克、当归 10 克、生地 20 克、泽泻 15 克、金银花 10 克、补骨脂 10 克、茯苓 10 克、白术 10 克、桑螵蛸 10 克、沙苑子 10 克、金樱子 10 克、人参 10 克、黄芪 30 克、乌药 6 克、桂枝 6 克。7 剂，水煎服，日一剂。

另配中药药丸一个疗程（3 个月），以治其本。

二诊：患者自述：这几天自身减少了出车时间，早晚增加了锻炼，尽量没有刻意去憋尿，不知道是心理原因还是药物的原因，感觉似乎有点好转，小腹胀痛有所缓解，尿灼痛有所减轻，以前出车时总是不敢喝水，担心憋不住要上厕所，后来形成一种习惯，总是不爱喝水。现在不出车时，可以开始慢慢尝试喝一些菊花，枸杞泡茶喝，喝了之后，感觉整个人还蛮舒服的，没有出现喝水之后，尿频尿急加重的情况。此疗程让患者治疗信心大增。

处方：龙胆草 10 克、黄柏 10 克、栀子 10 克、车前子 10 克、当归 10 克、熟地 20 克、补骨脂 10 克、茯苓 10 克、白术 10 克、淫羊藿 15 克、桑螵蛸 10 克、沙苑子 10 克、金樱子 10 克、人参 10 克、黄芪 30 克、炒五仙各 10 克、乌药 6 克、紫河车 3 克（研末吞服）。7 剂，水煎服，日一剂。

同时嘱咐患者此疗程患者可以中药水剂和中药药丸分时段服用，继续保持好的习惯，坚持治疗，随时和我保持沟通。

半年之后，患者专程从深圳来武汉，带来一家老小。再次见面，我都有点没认出来患者。患者精神饱满，似乎比治疗初期长胖了一些，整个人容光焕发，气色不错，黑眼圈也消失了，尿频尿急再也没有出现过。

按：淋证是指因饮食劳倦、湿热侵袭而致的以肾虚，膀胱湿热，气化失司为主要病机，以小便频急，滴沥不尽，尿道涩痛，小腹拘急，痛引腰腹为主要临床表现的一类病证。相当于西医的前列腺炎。

淋之名称，始见于《内经》，《素问·六元正纪大论篇》称为"淋闷"，并有"甚则淋"，"其病淋"等的记载。《金匮要略·五脏风寒积聚病脉证并治》称"淋秘"，该篇并指出淋秘为"热在下焦"。《金匮要略·消渴小便不利淋病脉证并治》描述了淋证的症状："淋之为病，小便如粟状，小腹弦急，痛引脐中。"隋代《诸病源候论·淋病诸候》对本病的病机作了详细的论述，并将本病的病位及发病机理作了高度明确的概括："诸淋者，由肾虚而膀胱热故也。"

巢氏这种以肾虚为本，以膀胱热为标的病机理论，已为后世所宗。金元时期《丹溪心法·淋》强调淋证主要由热邪所致："淋有五，皆属乎热"。明代《景岳全书·淋浊》在认同"淋之初病，则无不由乎热剧"的同时，提出"久服寒凉"，"淋久不止"有"中气下陷和命门不固之证"，并提出治疗时"凡热者宜清，涩者宜利，下陷者宜升提，虚者宜补，阳气不固者温补命门"，对淋证病因病机的认识更为全面，治疗方法也较为完善。

本案例患者从事出租车司机大概四年，起初身体各方面都很好，性功能还算正常。由于职业的原因，需要长时间久坐，有时候由于载客不方便，无法及时上厕所，需要憋尿，生活方面也不太规律。这个工作大概做了一年后，这个前列腺炎就出现了，刚开始还不算太严重，自己买些前列康或打两针消炎药可以好一段时间。又过了一段时间，以同样的治疗方式，治疗效果也不明显了。近年来找过很多专业的男科医院治疗，都无法根治，令人身心疲惫。其治疗思路：方中龙胆草大苦大寒，既能清利肝胆实火，又能清利肝经湿热；黄芩、金银花，栀子苦寒泻火，燥湿清热；泽泻、滑石、车前子渗湿泄热，导热下行；实火所伤，损伤阴血，当归、生熟地养血滋阴，邪去而不伤阴血；人参、黄芪、炒五仙、茯苓、白术健脾益气；补骨脂、桑螵蛸、沙苑子、金樱子、桂枝、淫羊藿温阳固摄；乌药引诸药归肝经，肝经绕阴器，布胁肋，连目系，入巅顶；甘草调和诸药。

2. 常用中药

（1）黄芩

出自《神农本草经》，为唇形科植物黄芩的干燥根。性味苦，寒。归肺、胆、脾、胃、大肠、小肠经。清热燥湿，泻火解毒，止血，安胎。

本品性味苦寒，功能清热燥湿，善清肺胃胆及大肠之湿热，尤长于清中上焦湿热。治湿温、暑湿证，湿热阻遏气机而致胸闷恶心呕吐、身热不扬、舌苔黄腻者，常配滑石、白豆蔻、通草等药用，如黄芩滑石汤；若配黄连、干姜、半夏等，可治湿热中阻，痞满呕吐，如半夏泻心汤；若配黄连、葛根等药用，可治大肠湿热之泄泻、痢疾，如葛根黄芩黄连汤；若配茵陈、栀子，可治湿热黄疸。

本品主入肺经，善清泻肺火及上焦实热，用治肺热壅遏所致咳嗽痰稠，可单用，如清金丸；若配苦杏仁、桑白皮、苏子，可治肺热咳嗽气喘，如清肺汤；若配法夏，可治肺热咳嗽痰多。

本品苦寒，清热泻火力强，配薄荷、栀子、大黄等，可用治外感热病，中上焦热盛所致之高热烦渴、面赤唇燥、尿赤便秘、苔黄脉数者，如凉膈散。

本品能清热泻火以凉血止血，可用治火毒炽盛迫血妄行之吐血、衄血等证，常配大黄用。本品经配伍，也可用治其他出血证，如配地榆、槐花，用治血热便血；配当归，用治崩漏。

本品有清热泻火，清解热毒的作用，可用治火毒炽盛之痈肿疮毒，常与黄连、黄柏、栀子配伍，如黄连解毒汤。若治热毒壅滞痔疮热痛，则常配黄连、大黄、槐花等药用。本品具清热安胎之功，用治血热胎动不安。

清热多生用，安胎多炒用，清上焦热可酒炙用，止血可炒炭用。

《神农本草经》："主诸热黄疸，肠？泄痢，逐水，下血闭，恶疮疽蚀火疡。"

《滇南本草》："上行泻肺火，下行泻膀胱火，男子五淋，女子暴崩，调经清热，胎有火热不安，清胎热，除六经实火实热。"

《本草正》："枯者清上焦之火，消痰利气，定喘咳，止失血，退往来寒热，风热湿热，头痛，解瘟疫，清咽，疗肺萎、乳痈发背，尤祛肌表之热，故治斑疹、鼠瘘、疮疡、赤眼；实者凉下焦之热，能除赤痢，热蓄膀胱，五淋涩痛，大肠闭结，便血，漏血。"

（2）龙胆

出自《神农本草经》，为龙胆科植物条叶龙胆、龙胆、三叶龙胆或坚龙胆的干燥根及根茎。前三种习称"龙胆"，后一种习称"坚龙胆"。以东北产量最大，故习称"关龙胆"。性味苦，寒。归肝、胆经。清热燥湿，泻肝胆火。

本品苦寒，清热燥湿之中，尤善清下焦湿热，常用治下焦湿热所致诸证，可治湿热黄疸、阴肿阴痒、带下、湿疹瘙痒。若治湿热下注，阴肿阴痒、湿疹瘙痒、带下黄臭，常配泽泻、木通、车前子等药用，如龙胆泻肝汤。治湿热黄疸，可配苦参用，或配栀子、大黄、白茅根等药用。

本品苦寒沉降，善泻肝火胆实火，治肝火头痛、目赤耳聋、胁痛口苦诸症，多配柴胡、黄芩、栀子等药用。

《神农本草经》："主骨间寒热，惊痫邪气，续绝伤，定五脏，杀蛊毒。"

《珍珠囊》："去目中黄及睛赤肿胀，瘀肉高起，痛不可忍。"

《药品化义》："胆草专泻肝胆之火，主治目痛颈痛，两胁疼痛，惊痫邪气，小儿疳积，凡属肝经热邪为患，用之神妙。其气味厚重而沉下，善清下焦湿热，若囊痈、便毒、下疳，及小便涩滞，男子阳挺肿胀，或光亮出脓，或茎中痒痛，女人因癃作痛，或发痒生疮，以此入龙胆泻肝汤治之，皆苦寒胜热之力也。"

十四、精索静脉曲张

1. 病案

肖某，男，30 岁，2020 年 6 月初诊。

主诉：左侧阴囊肿痛 1 年。

病史：一年前由于用力不当，出现左侧阴囊肿痛，治疗休养之后有所减轻。近半年来阴囊部肿大，静脉曲张，如蚯蚓状，睾丸胀痛伴刺痛，劳累后加重，心理压力大，脾气暴躁，胸胁胀痛，经同行推荐，找张医生看诊。

症见：患者身强体健，查体，左侧精索肿胀，站立可见曲张静脉似蚯蚓状，平躺之后有所改善，舌有瘀斑，舌下脉络瘀阻，脉弦细。

西医诊断：精索静脉曲张

中医诊断：筋疝、筋瘤

证型：气滞血瘀

治则：行气活血，通络止痛

拟方：桃红四物汤合金铃子散加减。

处方：桃仁 10 克、红花 10 克、三七 10 克、柴胡 10 克，川楝子 10 克、郁金 10 克、乌药 10 克、熟地 20 克、当归 10 克、白芍 10 克、川芎 10 克、延胡索 10 克、川牛膝 10 克、甘草 10 克。水剂 7 付，一日一剂，一剂分三次服用，不适随诊。

二诊：患者反馈：胀痛，刺痛有所减轻，吃药期间配合医嘱，感觉疗效明显。效不更方，以原方继续服用 7 剂。

处方：桃仁 10 克、红花 10 克、三七 10 克、柴胡 10 克，川楝子 10 克、郁金 10 克、乌药 10 克、熟地 20 克、当归 10 克、白芍 10 克、川芎 10 克、延胡索 10 克、川牛膝 10 克、甘草 10 克。水剂 7 付，一日一剂，一剂分三次服用，不适随诊。

三诊：患者反馈，胀痛，刺痛明显减轻，胸胁胀痛有所缓解，肿胀感有所缓解。效不更方，拟原方加味继续服用 7 剂，并为其量身定制一副中药药丸，以达到标本兼治的目的。

半年后随访得知，患者已基本痊愈，性功能也有很大提升。

按：精索静脉曲张是男子最常见的疾病，本病为精索静脉蔓丛发生扩张，伸长、迂曲。多发于 20 ～ 30 岁之成年人，多数在左侧。其主要原因是左侧精索内静脉长而无瓣膜，且垂直进入肾静脉，血流受阻较大之缘故。本病也可继发于肾肿瘤、肾积水等病，这种继发症，临床上称为症状性精索静脉曲张。祖国医学虽无精索静脉曲张病名，但从其临床表现来看，应属"筋瘤""筋疝"和"无子"范围。

本病之病机以瘀血凝滞，阻于络脉为基本特点，故其治疗以活血化瘀通络为基本原则然本病有虚实之分，实证或为寒凝肝脉，或为气滞血瘀，或为湿热瘀阻，治疗上分别采取温经散寒、行气活血及清热化湿的法则。

其病因病机多属肝血亏虚、肾气不足，脉络失于漏养；或久立之入，寒湿聚滞，气血失畅，疯血阻络，致使精索静脉状如蚯蚓，阴囊坠胀不适，甚则睾丸或少腹部抽痛。本病之形成常可影响精子的产生，造成男性不育，中医治以化瘀通络法为主。

本案例患者由于用力不当，加之脾气暴躁以致气滞血瘀的病症。因气为血帅，血随气行，气滞有碍血之运行，血瘀有碍气之运行，气滞与血瘀互为影响。下焦络脉，瘀滞日久，故见精索静脉曲张似蚯蚓状；气机不畅，则时时胀痛；血瘀不行，故有时刺痛；劳则气耗，气少无力推动血行，加重血瘀而痛甚，反之休息则可使症状减轻；舌有瘀斑，舌底部脉络瘀阻，脉弦细皆为瘀血之象。方中以强劲的破血之品桃仁、红花，三七为主力主活血化瘀；以甘温之熟地、当归滋阴补肝养血通经；白芍养血和营，以增补血之力；川楝子、延胡索缓急止痛；川牛膝引药直达病所；柴胡、郁金、乌药、川芎活血行气、调畅气血，以助活血之功。全方配伍得当，使瘀血祛、新血生、气机畅，化瘀生新，通经消肿功效显著。

2. 常用中药

（1）乌药

出自《本草拾遗》，为樟科植物乌药的块根。性味辛，温。归肺、脾、肾、膀胱经。行气止痛，温肾散寒。

本品味辛行散，性温祛寒，入肺而宣通，入脾而宽中，故能行气散寒止痛。治胸腹胁肋闷痛，常配香附、甘草等同用，也可与薤白、瓜蒌皮、延胡索等同用；若治脘腹胀痛，可配伍木香、青皮、莪术等，如乌药散，也可与香附、木香、陈皮等同用；治寒疝腹痛，多与小茴香、青皮、高良姜等同用，如天台乌药散；若寒凝气滞痛经，可与当归、香附、木香等同用，如乌药汤。

本品可入肾与膀胱而温肾散寒，缩尿止遗。常与益智仁、山药等同用，治肾阳不足、膀胱虚冷之小便频数、小儿遗尿，如缩泉丸。

《本草衍义》："乌药和来气少，走泄多，但不甚刚猛，与沉香同磨作汤，治胸腹冷气，甚稳当。"

《药品化义》："乌药，气雄性温，故快气宣通，疏散凝滞，甚于香附。外解表而理肌，内宽中而顺气。以之散寒气，则客寒冷气自除；驱邪气则天行疫瘴即却；开郁气，中恶腹痛，胸膈胀痛，顿然可减；疏经气，中风四肢不遂，初产血气凝滞，渐次能通，皆藉其气雄之功也。"

《本草求真》："凡一切病之属于气逆，而见胸腹不快者，皆宜用此。功与木香、香附同为一类。但木香苦温，入脾爽滞，每于食积则宜；香附辛苦入肝胆二经，开郁散结，每于忧郁则妙。此则逆邪横胸，无处不达，故用以为胸腹逆邪要药耳。"

（2）川楝子

出自《神农本草经》，为楝科植物川楝树的干燥成熟果实。我国南方各地均产，以四川产者为佳。性味苦，寒。有小毒。归肝、胃、小肠、膀胱经。可行气止痛，杀虫。

本品苦寒降泄，能清肝火、泄郁热、行气止痛，可治肝郁化火所致诸痛证。每与延胡索配伍，用于肝郁气滞或肝郁化火胸腹诸痛，如金铃子散；用治疝气痛，以治疗热疝为宜，可配延胡索、香附、橘核、芒果核等同用；寒疝腹痛则宜配暖肝散寒之品小茴香、木香、吴茱萸等，如导气汤。

本品苦寒有毒，能驱杀肠道寄生虫，味苦又能降泄气机而行气止痛。可用治蛔虫等引起的虫积腹痛，每与槟榔、使君子等同用。此外，本品苦寒有毒，能清热燥湿，杀虫而疗癣。可用本品焙黄研末，以油调膏，外涂治头癣、秃疮。

《本草纲目》："楝实，导小肠膀胱之热，因引心包相火下行，故心腹痛及疝气为要药。"

《本草经疏》："楝实，主温病伤寒，大热狂烦者，邪在阳明也，苦寒能散阳明之邪热，则诸证自除。"

《本经逢原》："川楝，苦寒性降，能导湿热下走渗道，人但知其治疝之功，而不知其荡热止痛之用。《本经》主温病烦狂，取以引火毒下泄，而烦乱自除。其杀虫利水道，总取以苦化热之义。古方金铃子散，治心包火郁作痛，即妇人产后血结心痛，亦宜用之。以金铃子能降火逆，延胡索能散结血，功胜失笑散而无腥秽伤中之患。"

十五、水肿（肾炎水肿）

1. 病案

许某，女，40岁，新州人，从事冷冻食品批发，2019年5月3日初诊。

主述：全身多部位不明原因浮肿一年余。

病史：患者自述从事冷冻食品批发两年，一年前出现小腿浮肿，当时比较忙，也没太放在心上，半年后浮肿越发严重，手，脚及大腿也出现了浮肿，家人担心肾脏方面出了问题，去医院做过一系列检查，诊断为肾炎，肾性水肿。打针吃药之后稍微有点缓解，停药之后，此症状又卷土重来，反反复复，期间也找中医看过，也是反反复复，经中医同行推荐找我看诊。

症见：患者面色失华偏黄，体态臃肿。每天早晨起床之后，眼睛，面部浮肿紧绷，活动一下，到中午之后，稍微好点。双腿，脚肿胀一年多，按之凹陷，不易复原，忙碌一天后，晚上腿脚肿胀更甚，用热水泡脚或休息时把双脚抬高平放有所缓。面色暗黄，精神差，脘腹胀闷，腰膝酸软，无精打采，较正常人怕冷，冬天更甚，手脚冰凉，小便短少，睡眠尚可，纳可。胖大舌，边有齿痕，苔白腻。脉象沉弱，无力。

西医诊断：肾炎、肾性水肿。

中医诊断：水肿。

证型：脾肾阳虚。

治则：健脾温阳，温肾助阳，化气行水。

拟方：桂附地黄丸加减。

处方：制附子10克、干姜10克、茯苓15克、白术30克、菟丝子10克、黄芪30克、泽泻20克、车前子10克、大腹皮10克、桂枝10克、益母草10克、木通10克、猪苓20克、麻黄3克、牛膝10克、冬葵子10克、玉米须10克、生甘草10克。7剂，水煎服，日一剂，每剂分3次服用。

嘱咐者，吃药期间要注意饮食禁忌，还要重视身体方面的调养。工作对你现在的身体状况不利，虽然不是直接原因，但确是导致此病症加重的原因。现在除了配合药物治疗，平时也是要注意尽量多吃温性食物，喝热水，多泡脚，不可久站，注意保暖。

二诊：患者自述，最近这两天身体似乎比以前轻松些，以前总是感觉皮肤特别紧绷，特别难受，小便这两天比以往多些。吃了一个星期，有了这些改善，治疗信心大增，心情也变好了。为了更好的配合治疗，跟家人商量，暂时放下手中的工作，安心调理，希望可以对病情有所帮助。改方如下：

处方： 制附子 10 克、干姜 10 克、巴戟天 10 克、茯苓 15 克、白术 30 克、菟丝子 10 克、黄芪 60 克、泽泻 20 克、车前子 10 克、大腹皮 10 克、桂枝 10 克、木通 10 克、猪苓 20 克、麻黄 3 克、牛膝 10 克、泽兰 10 克、冬葵子 10 克、玉米须 10 克、生甘草 10 克。7 剂，水煎服，日一剂，每剂分 3 次服用。

三诊： 第 2 次吃后，有较明显改善，早晨起床之后，眼睛浮肿有减轻，小便的次数和量有所增加。现在运动一下会出汗，以前夏天三伏天都不出汗，现在出汗之后感觉整个人神清气爽。

为患者定制一副中药药丸（三个月），从全方面调理，达到标本兼治的目的。水药改方如下：

处方： 制附子 10 克、干姜 10 克、巴戟天 10 克、茯苓 15 克、白术 30 克、菟丝子 10 克、黄芪 60 克、泽泻 20 克、车前子 10 克、大腹皮 10 克、桂枝 10 克、木通 10 克、猪苓 20 克、牛膝 10 克、泽兰 10 克、冬葵子 10 克、玉米须 10 克、生甘草 10 克。7 剂，水煎服，日一剂，每剂分 3 次服用。中药药丸另配处方。

半年后再次见到患者，简直变了一个人，身形比以前苗条了许多，整个人容光焕发，神采奕奕。患者告诉我，中药药丸已经吃完一段时间，身上的浮肿已完全消失，也没有出现反弹，整个人精气神十足。

按： 在西医学中，水肿是多种疾病的一个症状或体征，包括肾性水肿、心性水肿、肝性水肿、营养不良性水肿、功能性水肿、内分泌失调引起的水肿等。也包括急慢性肾小球肾炎、肾病综合征、继发性肾小球疾病。此上这些病症在中医学可归为水肿范畴。水肿是由于多种原因导致体内水液潴留，泛滥肌肤，引起以眼睑、头面、四肢、腹背甚至全身浮肿为主要病症。

人体水液的正常输布与排泄，主要依靠肺、脾、肾的相互作用，并与三焦、膀胱的气化功能密切相关。肺主一身之气，有主治节、通调水道、下输膀胱的作用。脾主运化，有转输、布散水精的功能。肾主开阖，有蒸化水液、通利小便的职责。三焦为决渎之官，是水液运行的通道。膀胱为储尿之腑，赖肾气而司排泄。因此，在治疗医学上水肿的病案，在中医方面来讲，究其根本，只需专业中医医生正确的辨证论治，方可达到事半功倍的疗效。

本病案患者用药思路：制附子、干姜、巴戟天、菟丝子温补脾肾之阳而散寒；黄芪、茯苓、白术健脾益气；猪苓、泽泻、车前子、玉米须、泽兰渗湿利水消肿；大腹皮、木通、冬葵子理气行水通小便；桂枝温阳化气助运；麻黄宣肺利水，开合腠理；牛膝引药下行；甘草调和诸药。

特别提示：本人第 3 次复诊没有用麻黄，因为麻黄的解表发汗的力量比较猛，我在前面 2 次有用麻黄，但是所用量比较小，我的主要目的是让麻黄打开患者的肌腠（毛细孔），让水湿有出处。患者第 3 次复诊明显的有出汗，所以后面就不用麻黄了。还有麻黄不易久服，发汗要点到即止。

2. 常用中药

（1）麻黄

出自《神农本草经》，为麻黄科植物草麻黄、中麻黄或木贼麻黄的草质茎。性味辛、微苦，温。归肺、膀胱经。发汗解表，宣肺平喘，利水消肿。

本品味辛发散，性温散寒，主入肺与膀胱经，善于宣肺气、开腠理、透毛窍而发汗解表，发汗力强，为发汗解表之要药。宜用于风寒外郁，腠理闭密无汗的外感风寒表实证，每与桂枝相须为用，以增强发汗散寒解表之力。因麻黄兼有平喘之功，故对风寒表实而有喘逆咳嗽者，尤为适宜，如麻黄汤。辛散苦泄，温通宣畅，主入肺经，可外开皮毛之郁闭，以使肺气宣畅；内降上逆之气，以复肺司肃降之常，故善平喘，为治疗肺气壅遏所致喘咳的要药，并常以杏仁等止咳平喘药为辅助。治疗风寒外束，肺气壅遏的喘咳实证，常配伍杏仁、甘草，如三拗汤。治疗寒痰停饮，咳嗽气喘，痰多清稀者，常配伍细辛、干姜、半夏等，如小青龙汤。若肺热壅盛，高热喘急者，每与石膏、杏仁、甘草配用，以清肺平喘，如麻杏甘石汤。

本品上宣肺气、发汗解表，可使肌肤之水湿从毛窍外散，并通调水道、下输膀胱以下助利尿之力，故宜于风邪袭表，肺失宣降的水肿、小便不利兼有表证者，每与甘草同用，如甘草麻黄汤。如再配伍生姜、白术等发汗解表药、利水退肿药，则疗效更佳，如越婢加术汤。

此外，取麻黄散寒通滞之功，也可用治风寒痹证，阴疽，痰核。

《神农本草经》："主中风，伤寒头痛，温疟。发表出汗，去邪热气，止咳逆上气，除寒热，破癥坚积聚。"

《名医别录》："通腠理，解肌。"

《本草纲目》："散目赤肿痛，水肿，风肿……""麻黄乃肺经专药，故治肺病多用之。张仲景治伤寒，无汗用麻黄，有汗用桂枝。"

（2）车前子

出自《神农本草经》，为车前科植物车前或平车前的干燥成熟种子。性味甘，微寒。归肝、肾、肺、小肠经。利尿通淋，渗湿止泻，明目，祛痰。

本品甘寒而利，善通利水道，清膀胱热结。治疗湿热下注于膀胱而致小便淋沥涩痛者，常与木通、滑石、瞿麦等清热利湿药同用，如八正散；对水湿停滞水肿，小便不利，可与猪苓、茯苓、泽泻同用；若病久肾虚，腰重脚肿，可与牛膝、熟地黄、山茱萸、肉桂等同用，如济生肾气丸。

本品能利水湿，分清浊而止泻，即利小便以实大便。尤宜于小便不利之水泻，可单用本品研末，米饮送服；若脾虚湿盛泄泻，可配白术同用；若暑湿泄泻，可与香薷、茯苓、猪苓等同用。车前子善清肝热而明目，故治目赤涩痛，多与菊花、决明子等同用；若肝肾阴亏，两目昏花，则配熟地黄、菟丝子等养肝明目药，如驻景丸。

本品入肺经，能清肺化痰止咳。治肺热咳嗽痰多，多与瓜蒌、浙贝母、枇杷叶等清肺化痰药同用。

《神农本草经》："主气癃，止痛，利水道小便，除湿痹。"

《名医别录》："男子伤中，女子淋沥，不欲食。养肺强阴益精，令人有子，明目疗赤痛。"

《本草纲目》："导小肠热，止暑湿泻痢。"

十六、肾结石

1. 病案

蔡某，35 岁，武汉青山人。

主诉： 肾结石一年，腰疼加重 7 天。

现病状： 患者自述一年前突然腰痛难忍，去医院检查后诊断为肾结石 1.2cm×0.9cm，伴有积液。经医院治疗后疼痛减轻，随后吃排石颗粒一段时间后复查还是肾结石，伴有积液。经人介绍到我处治疗！经过仔细问诊得知：腰部时有隐痛，痛引胁腹，小便艰涩，尿液混浊，偶有血尿；严重时疼痛难忍，汗水淋漓，要吃止痛片才能缓解，舌淡红苔薄白，脉沉弦。

西医诊断： 肾结石。

中医诊断： 淋症。

证型： 石淋。

治则： 补肾利尿，通淋化石。

拟方： 天下无石汤加减（本方出自《医门推敲》第一部）。

处方： 熟地 20 克、山药 10 克、泽泻 30 克、车前子 10 克（包煎）、海金沙 10 克（包煎）、鸡内金 20 克、金钱草 30 克、石韦 15 克、牛膝 10 克、王不留行 15 克、杜仲 15 克、巴戟天 10 克、冬葵子 10 克、白茅根 10 克、琥珀 3 克（研末吞服）、芒硝 3 克（冲服）、莪术 10 克、白芍 15 克、甘草 10 克。10 剂，水煎服。

另配中药药丸一个疗程（3 个月），以治其本。

二诊：腰疼痛次数减少，小便时有小结石出来。原方加减继续吃服用。

处方：熟地 20 克、山药 10 克、泽泻 30 克、车前子 10 克（包煎）、海金沙 10 克（包煎）、鸡内金 20 克、金钱草 30 克、石韦 15 克、木通 10 克、牛膝 10 克、王不留行 15 克、杜仲 15 克、滑石 10 克、冬葵子 10 克、白茅根 10 克、琥珀 3 克（研末吞服）、芒硝 3 克（冲服）、三棱 10 克、莪术 10 克、甘草 10 克。10 剂，水煎服。

1 个月后去医院检查肾结石没有了。半年后随访未复发。

按：肾结石为泌尿系统的常见病、多发病，男性发病多于女性，多发生于青壮年，左右侧的发病率无明显差异，90% 含有钙，其中草酸钙结石最常见。40% ～ 75% 的肾结石患者有不同程度的腰痛。结石较大，移动度很小，表现为腰部酸胀不适，或在身体活动增加时有隐痛或钝痛。较小结石引发的绞痛，常骤然发生腰腹部刀割样剧烈疼痛，呈阵发性。泌尿系统任何部位均可发生结石但常始发于肾，肾结石形成时多位于肾盂或肾盏，可排入输尿管和膀胱，输尿管结石几乎全部来自肾脏。

早在《黄帝内经》里就有关于"淋证"的记载。《金匮要略》明确指出："淋之为病，小便如粟状，小腹弦急，痛引脐中。"《外台秘要》描述："石淋者，淋而出石也。肾主水，水结则化为石，故肾客砂石，肾虚为热所乘，热则成淋。其病之状，小便则茎里痛，溺则不能卒出，痛引少腹，膀胱里急，砂石从小便道出，甚则寒痛，令闷绝。"

本案例的治疗思路：方中石韦、冬葵子、车前子清热利尿，通淋排石；金钱草、海金沙、鸡内金，三棱，莪术，芒硝加强排石消坚的作用；熟地、巴戟天、山药、杜仲补肾壮腰；王不留行、木通、泽泻、琥珀、白茅根利尿通淋；白芍、甘草以缓急止痛；若见尿中带血，可加小蓟、藕节以凉血止血；尿中有血条血块者，加川牛膝、赤芍、血竭以活血祛瘀；若兼有发热，可加蒲公英、黄柏、大黄以清热泻火。

2. 常用中药

（1）金钱草

出自《本草纲目拾遗》，为报春花科植物过路黄的干燥全草。性味甘、咸，微寒。归肝、胆、肾、膀胱经。利湿退黄，利尿通淋，解毒消肿。金钱草的品种甚多，全国各地作金钱草用的植物还有以下几种：①唇形科植物活血丹，药材称连钱草，为江苏、浙江等地区所习用。②豆科植物广金钱草，药材称广金钱草，为广东、广西等地区所习用。③伞形科植物白毛天胡荽，药材称江西金钱草，为江西等地区所习用。④旋花科植物马蹄金，药材称小金钱草，为四川等地区所习用。以上诸药功效不完全一样，但各地均用于结石症与肝胆疾病。

本品清肝胆之火，又能除下焦湿热；有清热利湿退黄之效。治湿热黄疸，常与茵陈蒿，栀子、虎杖等同用。

金钱草利尿通淋，善消结石，尤宜于治疗石淋，可单用大剂量金钱草煎汤代茶饮，或与海金沙、鸡内金、滑石等同用；治热淋，常与车前子、萹蓄等同用；本品还能清肝胆湿热，消胆石，配伍茵陈、大黄、郁金等同用，治疗肝胆结石。本品有解毒消肿之效，可用治恶疮肿毒，毒蛇咬伤等证。可用鲜品捣汁内服或捣烂外敷，或配蒲公英、野菊花等同用。新鲜金钱草捣烂。加入清凉油调匀外敷，纱布覆盖，治疗带状疱疹，获效颇佳。

《采药志》："反胃噎膈，水肿臌胀，黄白火丹。"

《草木便方》："除风毒。"

（2）海金沙

出自《嘉祐本草》，为海金沙科植物海金沙的干燥成熟孢子。性味甘、咸，寒。归膀胱、小肠经。利尿通淋，止痛。

本品其性下降，善清小肠、膀胱湿热，尤善止尿道疼痛，**为治诸淋涩痛之要药**。治热淋急病，可以本品为末，甘草汤送服；**治血淋，**可以本品为末，新汲水或沙糖水送服；治石淋，同鸡内金、金钱草等配伍；治膏淋，与滑石、麦冬、甘草同用；本品又能利水消肿，治疗水肿，多与泽泻、猪苓、防己、木通等配伍，以加强利尿的作用。

本品常与金钱草相须为用，但需包煎。

《本草品汇精要》："主通关窍，利水道。"

《本草纲目》："治湿热肿满，小便热淋、膏淋、血淋、石淋、茎痛，解热毒气。"

十七、尿血（肾炎尿路感染）

1. 病案

肖某，女，45 岁，2020 年 7 月初诊。

主诉：尿血一月有余。

病史：近一个月以来尿血，尿频伴尿痛，颜色是深红色，头晕头痛，腰膝酸软，失眠多梦，心烦气躁，期间在医院住院，做过各项检查，医院打针吃消炎药未见好转！辗转治疗，后经为其诊治的医生推荐，请余诊治。

症见：患者体倦乏力，气短声低，面色不华，精神压力大。

西医诊断：肾炎尿路感染。

中医诊断：尿血（血淋）。

证型：气虚无力，血溢脉络，肾虚不固，血失藏摄。

治则：健脾补气，温阳固摄。

拟方：归脾汤加减。

处方：党参 15 克、黄芪 10 克、山药 15 克、五味子 15 克、茜草 15 克、赤芍 10 克、白茅根 15 克、仙鹤草 15 克、鹿角胶 10 克（烊化）、黄芩炭 15 克、小蓟炭 15 克、生地炭 20 克、地榆炭 15 克、生甘草 10 克。7 剂，水煎服，一日三次分时段服用，吃药期间暂停其他药物，不适随诊。

二诊：患者反映一直吃到第 5 天，疗效都不明显，心里压力大，想放弃，我对其进行开导，鼓励患者坚持，终于在第 7 天患者发来好消息，尿血的颜色变淡，身体其他方面也有所好转，信心大增。效不更方，以原方稍作调整继续服用 7 剂，密切观察，不适随诊。

处方： 党参 15 克、黄芪 50 克、山药 15 克、五味子 15 克、茜草 15 克、赤芍 10 克、白茅根 15 克，仙鹤草 20 克、鹿角胶 10 克（烊化）、艾叶炭 10、小蓟炭 15 克、熟地炭 20 克、地榆炭 15 克、金樱子 10 克、生甘草 10 克。7 剂，水煎服。

此疗程在第三天时，患者就发来好消息，尿血不适症状已消失，身体明显好转，会坚持服完疗程，巩固其效。

其后在原方基础上稍做加减，同时配制丸子药一个疗程，配合治疗，经三个月治疗，经随访得知，患者已痊愈，身体各方面恢复正常。

按： 凡由多种原因引起火热熏灼或气虚不摄，致使血液不循常道，或上溢于口鼻诸窍，或下泄于前后二阴，或渗出于肌肤所形成的疾患，统称为血证。也就是说，非生理性的出血性疾患，称为血证。

早在《内经》有关篇章对血溢、血泄、衄血、咳血、呕血、溺血、溲血、便血等病证作了记载，并对引起出血的原因及部分血证的预后有所论述。

《金匮要略·惊悸吐衄下血胸满瘀血病脉证治》最早记载了泻心汤、柏叶汤、黄土汤等治疗吐血、便血的方剂，沿用至今。《诸病源候论，血病诸候》将血证称为血病，对各种血证的病因病机作了较详细的论述。

《医学正传·血证》率先将各种出血病证归纳在一起，并以"血证"之名概之。自此之后，血证之名即为许多医家所采用。

《景岳全书·血证》对血证的内容作了比较系统的归纳，将引起出血的病机提纲挈领地概括为"火盛"及"气虚"两个方面。《血证论》是论述血证的专书，对各种血证的病因病机、辨证论治均有许多精辟论述，该书所提出的止血、消瘀、宁血、补血的治血四法，确实是通治血证之大纲。

治疗血证，应针对各种血证的病因病机及损伤脏腑的不同，结合证候虚实及病情轻重而辨证论治。

本病案由于患者尿血一个月之久，在加上有体倦乏力，气短声低，这就是典型的脾气虚的表现。试想患者尿血这么久，肯定是久病必虚。所以我用党参、黄芪、山药补脾气，同时还可以起到益气升阳的作用。患者腰膝酸软，四肢不温，小便频数，这就是典型的肾阳虚的表现，所以我用了比较猛的鹿角胶，此药补肾阳比较快，在加上我在开的处方里面偏凉性的中药较多，同时也可以反佐一下处方的寒凉之性。这位患者同时出现了脾气虚和肾阳虚的症状，所以以健脾补气，温肾补阳为本，毕竟患者是尿血，在治疗本的同时也要治标，标就是固摄止血，止血我用的十灰散思路。在处方中，仙鹤草补血补虚又止血，五味子益气又能固涩。我在第一次处方黄芪的用量是 10 克，第二次处方黄芪用量是 50 克，为什么呢！是因为气可以速生，血不可骤补，所以我用大量的黄芪补气，气补足后，气可以转化血，也就是说，我用气生血的原理来补血，气血充足，面色自然有神。在这个案例中黄芪和鹿角胶起到了至关重要的作用。

2. 常用中药

（1）仙鹤草

出自《神农本草经》，为蔷薇科植物龙牙草的全草。性味苦、涩，平。归心、肝经。收敛止血，止痢，截疟，补虚。

本品味涩收敛，功能收敛止血，广泛用于全身各部的出血之证。因其药性平和，大凡出血病证，无论寒热虚实，皆可应用。如治血热妄行之出血证，可配生地、侧柏叶、牡丹皮等凉血止血药同用；若用于虚寒性出血证，可与党参、熟地、炮姜、艾叶等益气补血、温经止血药同用。

本品涩敛之性，能涩肠止泻止痢，因本品药性平和，兼能补虚，又能止血，故对于血痢及久病泻痢尤为适宜，如《岭南采药录》单用本品水煎服，治疗赤白痢，也可配伍其他药物同用。

本品有解毒截疟之功，治疗疟疾寒热，可单以本品研末，于疟发前2小时吞服，或水煎服。本品又有补虚强壮作用，可用治脱力劳伤之症，民间称之为"脱力草"，常与大枣同煎服，亦殊有功也。

《滇南本草》："调治妇人月经或前或后，红崩白带，面寒背寒，腰痛，发热气胀，赤白痢疾。"

《本草纲目拾遗》："葛祖方：消宿食，散中满，下气，疗吐血各病，翻胃噎膈，疟疾，喉痹，闪挫，肠风下血，崩痢，食积，黄白疸，疔肿痈疽，肺痈，乳痈，痔肿。"

《本草求真》："叶蒸醋，贴烂疮，最去腐，消肿，洗风湿烂脚。"

（2）小蓟

出自《名医别录》，为菊科植物刺儿菜或刻叶刺儿菜的地上部分或根。性味甘、苦，凉。归心、肝经。凉血止血，散瘀解毒，消痈。

本品性属寒凉，善清血分之热而凉血止血，无论吐咯衄血，便血崩漏等出血由于血热妄行所致者皆可选用。单用本品捣汁服，治九窍出血；以本品捣烂外涂，治金疮出血；临证治疗多种出血证，常与大蓟、侧柏叶、茅根、茜草等同用，如十灰散。因本品兼能利尿通淋，故尤善治尿血、血淋，可单味应用，也可配伍生地、滑石、山栀、淡竹叶等，如小蓟饮子。本品能清热解毒，散瘀消肿，用治热毒疮痈初起肿痛之证。可单用鲜品捣烂敷患处，也可与乳香、没药同用，如神效方。

《日华子本草》："小蓟根凉，无毒，治热毒风并胸膈烦闷，开胃下食，退热，补虚损。苗，去烦热，生研汁服。小蓟力微只可退热，不似大蓟能补养下气。"

《本草纲目拾遗》："清火、疏风、豁痰，解一切疔疮痈疽肿毒。"

《医学衷中参西录》："鲜小蓟根，味微辛，气微腥，性凉而润。为其气腥与血同臭，且又性凉濡润，故善入血分，最清血分之热，凡咳血、吐血、衄血、二便下血之因热者，服者莫不立愈。又善治肺病结核，无论何期，用之皆宜，即单用亦可奏效。并治一切疮疡肿疼、花柳毒淋、下血涩疼，盖其性不但能凉血止血，兼能活血解毒，是以有以上种种诸效也。其凉润之性，又善滋阴养血，治血虚发热；至女子血崩赤带，其因热者用之亦效。"

十八、腰痛（腰椎骨质增生）

1. 病案

李某，男 40 岁，武汉蔡甸人，装修工人，2018 年 11 月初就诊。

主诉： 腰痛一年。

病史： 患者自述，自己从事室内装修工作多年，三年前双腿偶尔出现疼痛伴麻木，腰部两侧不适，当时在药店买膏药贴几次能缓解，一直没太在意。一年前，连着工作十几天，有天早晨起床，突然一下子腰痛的没法下地，也没法翻身，腿和脚趾头麻木，当时把自己吓了一大跳，以为自己瘫痪了。后来通过 120 送去医院，做了一系列相关检查，最后诊断为腰椎骨质增生。医生当时建议做个小手术，当时自己没同意。在医院住院几天，症状有所缓解，就出院。开了些中成药和膏药贴剂回家。自此之后，腰痛一直反复，期间理疗，打针只能缓解，根本没法上班做事。前几天，一位以前工作的同事去看望，推荐到我处就诊。

症见： 患者先天禀赋不足，属于早产，小时候体弱，工作属于体力活，夏天由于天气炎热，常常一天十多瓶冰水下肚，常常洗澡之后，水没有擦干，直接进空调房。现腰部酸软隐痛或者冷痛，腿膝无力麻木，阴雨天气更甚，劳累之后加重，休息平卧有所缓解。面色苍白，怕冷，伴尿频尿急，夜晚起夜，性欲冷淡。

西医诊断： 腰椎骨质增生。

中医诊断： 痹症。

证型： 肾精不足，腰脊失养，寒湿藏内，闭阻经脉。

治则： 补肾填精，散寒祛湿，温经通络。

拟方： 桂附地黄丸、独活寄生汤加减。

处方： 黑附片10克、干姜10克、苍术10克、茯苓15克、白术10克、桂枝10克、秦艽6克、熟地20克、杜仲10克、威灵仙20克、路路通10克、穿破石20克、细辛2克、白芍20克、独活10克、五加皮10克、麻黄3克、香附10克、黄芪30克、甘草10克。7剂，水煎服。

另配中药药丸一个疗程（3个月），以治其本。

吃药期间配合做针灸。针灸处方取穴：肾俞、大肠俞、腰3－5.夹脊、秩边、环跳、委中、承山、阳陵泉、昆仑，照海。

二诊： 吃药期间没有出现不适，吃药期间配合做了几次针灸，腰痛明显改善，生活饮食各方面也在注意，希望继续治疗。改方如下：

处方： 黑附片10克、制草乌10克、干姜10克、茯苓15克、白术10克、桂枝10克、秦艽6克、生地20克、杜仲10克、威灵仙30克、穿破石20克、细辛2克、白芍20克、独活10克、牛膝20克、五加皮10克、麻黄3克、香附10克、黄芪120克、甘草10克。7剂，水煎服。

三诊： 腰部酸软疼痛改善明显，麻木有所减轻，这次变天不适症状比以前稍有减轻。水药处方如下：

处方： 黑附片10克、干姜10克、山药20克、党参10克、当归10克、川芎10克、茯苓15克、白术10克、桂枝10克、秦艽6克、，生地20克、杜仲10克、威灵仙60克、穿破石20克、狗脊20克、白芍20克、独活10克、牛膝20克、五加皮10克、香附10克、黄芪120克、甘草10克。7剂，水煎服。

另定制中药丸一疗程。

很长一段时间，患者一直没有跟我联系，具体患者恢复的怎么样，我也不得而知。前几天，患者打来电话，说自己的身体已恢复正常，这一年来基本没有出现腰不适，身体各方面都不错。现在已经去深圳工作。

按： 腰痛是指腰部感受外邪，或因劳伤，或由肾虚而引起气血运行失调，脉络绌急，腰府失养所致的以腰部一侧或两侧疼痛为主要症状的一类病证。

腰痛属于比较常见的疾病，它不属于疑难杂症，但却长时间困扰着人们的工作和生活，此病逐渐呈年轻化，需要引起重视。

腰痛一年四季都可发生，其发病率较高，国外有报告认为世界人口的 80% 患过腰背痛，本病为中医内科门诊较为常见的病种之一，中医有较好的疗效。

腰痛一病，古代文献早有论述，《素问·脉要精微论》指出："腰者，肾之府，转摇不能，肾将惫矣。"说明了肾虚腰痛的特点。《素问·刺腰痛》认为腰痛主要属于足六经之病，并分别阐述了足三阳、足三阴及奇经八脉经络病变时发生腰痛的特征和相应的针灸治疗。《内经》在其他篇章还分别叙述了腰痛的性质、部位与范围，并提出病因以虚、寒、湿为主。《金匮要略》已开始对腰痛进行辨证论治，创肾虚腰痛用肾气丸、寒湿腰痛用干姜苓术汤治疗，两方一直为后世所重视。隋·《诸病源候论》在病因学上，充实了"坠隋伤腰""劳损于肾"等病因，分类上分为卒腰痛与久腰痛。唐·《千金要方》《外台秘要》增加了按摩、宣导疗法和护理等内容。金元时期，对腰痛的认识已经比较充分，如《丹溪心法·腰痛》指出腰痛病因有"湿热、肾虚、瘀血、挫闪、痰积"，并强调肾虚的重要作用。清代，对腰痛病因病机和证治规律已有系统的认识和丰富的临床经验。《七松岩集·腰痛》指出："然痛有虚实之分，所谓虚者，是两肾之精神气血虚也，凡言虚证，皆两肾自病耳。所谓实者，非肾家自实，是两腰经络血脉之中，为风寒湿之所侵，闪肭挫气之所碍，腰内空腔之中，为湿痰瘀血凝滞不通而为痛，当依据脉证辨悉而分治之。"对腰痛常见病因和分型作了概括。《证治汇补·腰痛》指出："唯补肾为先，而后随邪之所见者以施治，标急则治标，本急则治本，初痛宜疏邪滞，理经隧，久痛宜补真元，养血气。"这种分清标本先后缓急的治疗原则，对临床很有意义。

我的治疗思路：处方中黑附片、制草乌、细辛、干姜、桂枝、麻黄温通经络，补阳散寒止痛；茯苓、白术健脾祛湿；熟地、山药、当归、川芎、党参、黄芪补气养血，养血就相当于在养精（肾精）；杜仲、五加皮、牛膝补肾壮腰；威灵仙、路路通、穿破石通经消腰椎骨质增生；香附温中理气；白芍酸性入肝，柔肝疏筋；秦艽风中润剂；狗脊直达督脉；独活、牛膝引药直达腰部。

我的经典配伍关系和功效：处方中黑附片配甘草，辛甘化阳，补阳通经；白芍配甘草，酸甘化阴，缓急止痛；威灵仙单味药用 60 克，配穿破石 20 克，可以软化骨质增生；黄芪单味药用 120 克，可以迅速补气，气能生血，血能生精。

2. 常用中药

（1）杜仲

出自《神农本草经》，为杜仲科植物杜仲的树皮。4～6 月采收，去粗皮堆置"发汗"至内皮呈紫褐色，晒干。生用或盐水炒用。性味甘，温。归肝、肾经。补肝肾，强筋骨，安胎。

以其补肝肾、强筋骨，肾虚腰痛尤宜。其他腰痛用之，均有扶正固本之效。常与胡桃肉、补骨脂同用治肾虚腰痛或足膝痿弱，如青娥丸；与独活、寄生、细辛等同用，治风湿腰痛冷重，如独活寄生汤；与川芎、桂心、丹参等同用，治疗外伤腰痛；与当归、川芎、芍药等同用治疗妇女经期腰痛；与鹿茸、山萸肉、菟丝子等同用，治疗肾虚阳痿，精冷不固，小便频数。

常以本品补肝肾固冲任安胎，单用有效，亦可与桑寄生、续断、阿胶、菟丝子等同用。此外，近年来单用或配入复方治高血压病有较好效果，多与夏枯草、桑寄生、菊花等同用。

《神农本草经》："主腰脊痛，补中，益精气，坚筋骨，强志，除阴下痒湿，小便余沥。久服轻身耐老。"

《名医别录》："治脚中酸痛，不欲践地。"

《本草正》："暖子宫，安胎气。"

（2）五加皮

出自《神农本草经》，为五加科植物细柱五加的干燥根皮。性味辛、苦，温。归肝、肾经。

祛风湿，补肝肾，强筋骨，利水。

本品辛能散风，苦能燥湿，温能祛寒，且兼补益之功，为强壮性祛风湿药，尤宜于老人及久病体虚者。治风湿痹证，腰膝疼痛，筋脉拘挛，可单用或配当归、牛膝、地榆等；亦可与木瓜、松节同用。本品有温补之效，能补肝肾，强筋骨。又常用于肝肾不足，筋骨痿软者，小儿行迟，体虚乏力。常与杜仲、牛膝等配伍；治小儿行迟，则与龟甲、牛膝、木瓜等同用。

本品能温肾而除湿利水。治水肿，小便不利，每与茯苓皮、大腹皮、生姜皮、地骨皮配伍。

《神农本草经》："主心腹疝气腹痛，益气，疗躄，小儿不能行，疽疮阴蚀。"

《名医别录》："主男子阴痿，囊下湿，小便余沥，女人阴痒及腰脊痛，两脚疼痹风弱，五缓，虚羸，补中益精，坚筋骨，强志意，久服轻身耐老。"

《本草思辨录》："五加皮，宜下焦风湿之缓证。若风湿搏于肌肤，则非其所司。古方多浸酒、酿酒及酒调末服之，以行药势。"

十九、中风后遗症

1. 病案

谢某，男，35岁，2020年10月初诊。

主诉：中风后半身不遂近一个月。

病史： 两年前体检查出，血压血脂偏高伴脂肪肝，颈椎腰椎退行性改变，当时未及时采取药物控制治疗。一个月前感觉头昏昏沉沉伴健忘，手麻木，几天后突然中风，经医院抢救诊断为脑栓塞，给予治疗。治疗之后血压趋于稳定，但中风所留下的后遗症始终无法彻底恢复，经母亲推荐，来我处就诊。

症见： 患者体形偏胖，说话吐字不清，手麻腿无力，口眼㖞斜，流口水，眼睛迎风流泪，半身不遂，无法独立行走，精神差，怕冷，尿频尿急，舌淡苔腻滑，颤抖舌，脉弦滑。

西医诊断： 脑栓塞。

中医诊断： 中风。

证型： 气虚血瘀，痰瘀阻络。

治则： 益气养血，化瘀通络。

拟方： 补阳还五汤合半夏白术天麻汤加减。

处方： 黄芪60克、法半夏10克、当归10克、川芎10克、熟地20克、桂枝10克、鸡血藤15克、地龙10克、巴戟天10克、肉苁蓉10克、茯苓15克、白术20克、牛膝10克、枸杞10克、桃仁10克、红花10克、天麻10克、石菖蒲10克、香附10克、大枣5枚、生姜3片。7剂，水煎服，一日三次分时段服用，每日配合针灸，调整心态，合理安排作息，不适随诊。

另配中药药丸一个疗程（3个月），以治其本。

针灸： 足三里，气海，阳陵泉透阴陵泉，风市，地仓透颊车，丰隆，三阴交，手三里，合谷，太冲，水沟，风池，委中，肾俞，肝俞。

二诊： 患者反馈：眼睛慢慢能闭上，嘴巴歪斜较之前有所改善，流口水方面稍微好点。效不更方，拟原方稍做调整，继续服用7剂，针灸穴位不变，不适随诊。

处方： 黄芪120克、法半夏10克、当归10克、川芎10克、熟地20克、桂枝10克、鸡血藤15克、地龙10克、巴戟天10克、肉苁蓉10克、茯苓15克、白术20克、牛膝10克、枸杞10克、桃仁

10 克、红花 10 克、蜈蚣 2 条、全蝎 10 克、石菖蒲 10 克、香附 10 克、大枣 5 枚、生姜 3 片。

三诊：患者反馈：嘴巴歪斜，流口水已基本正常，腿脚麻木无力已改善，心情愉快。经过和患者家属沟通，后期的治疗采取中药膏滋及水剂，并配合针灸，三管齐下，达到最终根治目的。水剂以原方稍作调整，继续服用 7 剂，不适随诊。

处方：黄芪 120 克、法半夏 10 克、当归 10 克、川芎 10 克、熟地 20 克、桂枝 10 克、鸡血藤 15 克、地龙 10 克、桑寄生 15 克、菟丝子 10 克、杜仲 10 克、茯苓 15 克、白术 20 克、牛膝 10 克、枸杞 10 克、桃仁 10 克、红花 10 克、蜈蚣 2 条、全蝎 10 克、香附 10 克、大枣 5 枚、生姜 3 片。7 剂，水煎服。

针灸：足三里，气海，阳陵泉透阴陵泉，风市，丰隆，三阴交，手三里，合谷，太冲，风池，委中，肾俞，肝俞，关元。

后来随访得知，患者已基本痊愈，生活质量明显提高。

按：中风病是由于正气亏虚，饮食、情志、劳倦内伤等引起气血逆乱，产生风、火、痰、瘀，导致脑脉痹阻或血溢脑脉之外为基本病机，以突然昏仆、半身不遂、口舌歪斜、言语謇涩或不语、偏身麻木为主要临床表现的病证。根据脑髓神机受损程度的不同，有中经络、中脏腑之分，有相应的临床表现。本病多见于中老年人。四季皆可发病，但以冬春两季最为多见。

中风病严重危害着人类健康，死亡率高，致残率高。在本病的预防、治疗和康复方面，中医药具有较为显著的疗效和优势。

《内经》虽没有明确提出中风病名，但所记述的"大厥""薄厥""仆击""偏枯""风痱"等病证，与中风病在卒中昏迷期和后遗症期的一些临床表现相似。对本病的病因病机也有一定认识。还明确指出中风的病变部位在头部，是由气血逆而不降所致。如《素问·调经论》说："血之与气，并走于上，则为大厥，厥则暴死。"

《金匮要略·中风历节病脉证并治》："邪在于络，肌肤不仁；

229

邪在于经，即重不胜；邪人于腑，即不识人；邪人于脏，舌即难言，口吐涎。"

后世医家对中风有外风和内风之争，如《景岳全书·非风》："非风一证，即时人所谓中风证也。此证多见卒倒，卒倒多由昏愦，本皆内伤积损颓败而然，原非外感风寒所致。"

《证治汇补·中风》："平人手指麻木，不时眩晕，乃中风先兆，须预防之，宜慎起居，节饮食，远房帏，调情志。"

《医学衷中参西录·治内外中风方》："内中风之证，曾见于《内经》。而《内经》初不名为内中风，亦不名为脑充血，而实名之为煎厥、大厥、薄厥。……盖肝为将军之官，不治则易怒，因怒生热，煎耗肝血，遂致肝中所寄之相火，掀然暴发，挟气血而上冲脑部，以致昏厥。"

本病以脑脉痹阻或血溢脑脉之外所引起的脑髓神机受损是中风病的证候特征。其主症为神昏、半身不遂、言语謇涩或不语、口舌歪斜、偏身麻木。次症见头痛、眩晕、呕吐、二便失禁或不通、烦躁、抽搐、痰多、呃逆。舌象可表现为舌强、舌歪、舌卷，舌质暗红或红绛，舌有瘀点、瘀斑；苔薄白、白腻、黄或黄腻；脉象多弦，或弦滑、弦细，或结或代等。

中风病急性期标实症状突出，急则治其标，治疗当以祛邪为主，常用平肝熄风、清化痰热、化痰通腑、活血通络、醒神开窍等治疗方法。闭、脱二证当分别治以祛邪开窍醒神和扶正固脱、救阴回阳。内闭外脱则醒神开窍与扶正固本可以兼用。在恢复期及后遗症期，多为虚实夹杂，邪实未清而正虚已现，治宜扶正祛邪，常用育阴熄风、益气活血等法。

本例病案为气虚血瘀，痰瘀阻络之中风后遗症，治以益气养血，化瘀通络。气为血之帅，血随之而运行，气虚运血无力，脉道失于温通而滞涩，血脉不利，形成血瘀。脾失健运，则痰饮水湿内生，久而久之，痰瘀阻络。方中重用生黄芪，补益元气，意在气旺则血行，瘀去络通；当归活血通络而不伤血；鸡血藤、川芎、桃仁、红花协同当归以活血祛瘀；蜈蚣、蝎子、地龙祛风通经活络，力专善走，周行全身，以行药力；法半夏、茯苓、白术、石菖蒲祛湿通络；巴戟天、肉苁蓉、熟地、枸杞补肾填精；桂枝、香附温通经络；天麻头痛头晕要药。重用补气药与少量活血药相伍，使气旺血行以治本，祛瘀通络以治标，标本兼顾；且补气而不壅滞，活血又不伤正。合而用之，则气旺、瘀消、络通，诸症向愈。

2. 常用中药

（1）黄芪

出自《神农本草经》，为豆科植物蒙古黄芪或膜荚黄芪的根。主产于内蒙古、山西、黑龙江等地。生用或蜜炙用。性味甘，微温。归脾、肺经。健脾补中，升阳举陷，益卫固表，利尿，托毒生肌。

本品甘温，善入脾胃，为补中益气要药。脾气虚弱，倦怠乏力，食少便溏者，可单用熬膏服，或与党参、白术等补气健脾药配伍。因其能升阳举陷，故长于治疗脾虚中气下陷之久泻脱肛，内脏下垂。常与人参、升麻、柴胡等品同用，如补中益气汤。若脾虚水湿失运，以致浮肿尿少者，本品既能补脾益气，又能利尿消肿，标本兼治，为治气虚水肿之要药，常与白术、茯苓等利水消肿之品配伍。本品又能补气生血，治血虚证亦常与补血药配伍，如当归补血汤以之与当归同用。

对脾虚不能统血所致失血证，本品尚可补气以摄血，常与人参、白术等品同用，如归脾汤。对脾虚不能布津之消渴，本品能补气生津，促进津液的生成与输布而有止渴之效，常与天花粉、葛根等品同用，如玉液汤。

本品入肺又能补益肺气，可用于肺气虚弱，咳喘日久，气短神疲者，常与紫菀、款冬花、杏仁等祛痰止咳平喘之品配伍。能补脾肺之气，益卫固表，常与牡蛎、麻黄根等止汗之品同用，如牡蛎散。若因卫气不固，表虚自汗而易感风邪者，宜与白术、防风等品同用，如玉屏风散。

本品以其补气之功还能收托毒生肌之效。疮疡中期，正虚毒盛不能托毒外达，疮形平塌，根盘散漫，难溃难腐者，可用本品补气生血，扶助正气，托脓毒外出，常与人参、当归、升麻、白芷等品同用，如托里透脓散。溃疡后期，因气血虚弱，脓水清稀，疮口难敛者，用本品补气生血，有生肌敛疮之效。常与人参、当归、肉桂等品同用，如十全大补汤。

此外，痹证、中风后遗症等气虚而致血滞，筋脉失养，症见肌肤麻木或半身不遂者，亦常用本品补气以行血。治疗风寒湿痹，宜与川乌、独活等祛风湿药和川芎、牛膝等活血药配伍。对于中风后遗症，常与当归、川芎、地龙等品同用，如补阳还五汤。蜜炙可增强其补中益气作用。

人参、党参、黄芪三药，皆具有补气及补气生津、补气生血之功效，且常相须为用，能相互增强疗效。但人参作用较强，被誉为补气第一要药，并具有益气救脱、安神增智、补气助阳之功。党参补气之力较为平和，专于补益脾肺之气，兼能补血。黄芪补益元气之力不及人参，但长于补气升阳、益卫固表、托疮生肌、利水退肿，尤宜于脾虚气陷及表虚自汗等证。

《神农本草经》："主治痈疽，久败疮，排脓止痛……补虚。"

《本草汇言》："补肺健脾，实卫敛汗，驱风运毒之药也。"

《医学衷中参西录》："能补气，兼能升气，善治胸中大气（即宗气……）下陷。"

（2）地龙

出自《神农本草经》，为钜蚓科动物参环毛蚓、通俗环毛蚓、威廉环毛蚓或栉盲环毛蚓的干燥体。前一种习称"广地龙"，主产于广东、广西、福建等地；后三种习称"沪地龙"，主产于上海一带。性味咸，寒。归肝、脾、膀胱经。清热定惊，通络，平喘，利尿。

本品性寒，既能息风止痉，又善于清热定惊，故适用于热极生风所致的神昏谵语、痉挛抽搐及小儿惊风，或癫痫、癫狂等症。治小儿急慢惊风，则用本品研烂，同朱砂作丸服。治高热抽搐惊痫之症，多与钩藤、牛黄、白僵蚕、全蝎等息风止痉药同用。

本品性走窜，善于通行经络，常与黄芪、当归、川芎等补气活血药配伍，治疗中风后气虚血滞，经络不利，半身不遂，口眼㖞斜等症，如补阳还五汤。

本品长于通络止痛，适用于多种原因导致的经络阻滞、血脉不畅，肢节不利之症。性寒清热，尤适用于关节红肿疼痛、屈伸不利之热痹，常与防己、秦艽、忍冬藤、桑枝等除湿热、通经络药物配伍；如用治风寒湿痹，肢体关节麻木、疼痛尤甚、屈伸不利等症，则应与川乌、草乌、南星、乳香等祛风散寒，通络止痛药配伍，如小活络丹。

性寒降泄，长于清肺平喘。用治邪热壅肺，肺失肃降之喘息不止，喉中哮鸣有声者，单用研末内服即效；亦可用鲜地龙水煎，加白糖收膏用。或与麻黄、杏仁、黄芩、葶苈子等同用，以加强清肺化痰、止咳平喘之功。本品咸寒走下入肾，能清热结而利水道。用于热结膀胱，小便不通，可单用，或配伍车前子、木通、冬葵子等同用。

此外，本品有降压作用，常用治肝阳上亢型高血压病。

《本草拾遗》："疗温病大热，狂言，主天行诸热，小儿热病癫痫。"

《本草纲目》："性寒而下行，性寒故能解诸热疾，下行故能利小便，治足疾而通经络也。""主伤寒疟疾，大热狂烦，及大人小儿小便不通，急慢惊风，历节风痛。"

二十、痛风

1. 病案

张某，男，44 岁，河南人，2021 年 10 月 1 日初诊。

主诉：左脚大拇指红肿疼痛 10 余天。

病史：患者自述从事体力劳动，劳累之后喜欢饮酒吃烧烤海鲜，平时生活饮食不太规律，喜食甘油腻食物。患痛风多年，近期左脚大拇指红肿疼痛，无法下地行走，经查尿酸627mo1/L，尿酸正常值（2024/16mo1L），甘油三酯2.86偏高，近些年双膝经常不适，经医院CT检查得知，患有双膝关节退化改变，双漆积液，局部组织增厚钙化，右股骨外侧髁囊变，血压偏高110/165，一直在配合治疗，吃药控制，但效果不明显。

症见：双脚大拇指处红肿发热，拒按，疼痛难以承受，双膝关节疼痛，无法弯曲，弯曲疼痛加重，无法下地走路，血压偏高头晕，舌淡苔厚腻偏黄，舌体胖大边有齿痕。

西医诊断：痛风。

中医诊断：痹证。

证型：湿热蕴结，脾肾阳虚。

治则：清热止痛，健脾补肾。

拟方：四妙散加减。

处方：萆薢30克、苍术10克、薏苡仁30克、黄柏10克、赤芍10克、路路通10克、土茯苓30克、败酱草10克、茯苓15克、白术20克、川芎10克、香附10克、牛膝10克、泽泻20克、夏枯草15克、石决明20克、天麻10克、枸杞10克、菊花10克、甘草10克。7剂，水煎服，日一剂。

为患者量身定制了一个疗程的中药丸剂。

二诊：患者反馈，此疗程身体没有太大改善，膝盖关节处疼痛，屈伸不利，无法灵活下蹲，大拇指依然红肿发烫，疼痛难忍，唯一的变化是感觉吃药之后，最近放屁特别多。

处方：萆薢30克、苍术10克、薏苡仁30克、黄柏10克、赤芍10克、路路通10克、土茯苓60克、败酱草10克、茯苓15克、白术20克、川芎10克、香附10克、牛膝10克、川楝子10克、延胡索10克、泽泻20克、夏枯草15克、石决明20克、天麻10克、枸杞10克、菊花 10 克、甘草 10 克。7 剂，水煎服，日一剂。

三诊：患者反馈，此疗程身体有所好转，脚趾疼痛有所缓解，膝盖处也有些许缓解，仍然无法正常弯曲，现在是中药汤剂和中药丸剂分时段服用，处方。

处方：萆薢 30 克、苍术 10 克、薏苡仁 30 克、黄柏 10 克、丹参 20 克、伸筋草 10 克、土茯苓 60 克、败酱草 10 克、透骨草 10 克、茯苓 15 克、白术 20 克、白芍 10 克、香附 10 克、牛膝 10 克、泽泻 20 克、夏枯草 15 克、桑寄生 10 克、杜仲 10 克、枸杞 10 克、菊花 10 克、甘草 10 克。7 剂，水煎服，日一剂。

四诊：患者反馈，此次身体明显有所好转，脚趾疼痛部位明显减轻，膝关节也改善很多，前天去做了尿酸检测，尿酸已降至 350mo/L，在正常范围之内，血压也维持在 90 － 135，整个人感觉轻松不少，对治疗充满信心。

处方：萆薢 30 克、苍术 10 克、薏苡仁 30 克、黄柏 10 克、丹参 20 克、伸筋草 10 克、土茯苓 30 克、败酱草 10 克、茯苓 15 克、白术 20 克、白芍 10 克、香附 10 克、怀牛膝 10 克、泽泻 20 克、鸡血藤 15 克、夏枯草 15 克、桑寄生 10 克、杜仲 10 克、枸杞 10 克、甘草 10 克。7 剂，水煎服，日一剂。

按：痛风是由于尿酸盐沉积在关节囊、滑囊、软骨、骨质和其他组织中而引起病损及炎性反应，其多有遗传因素，痛风与平时的生活习惯有很大关联，好发于 40 岁以上男性，多见于第一跖趾关节，也可发生于其他较大关节，尤其是踝部与足部关节。痛风是一种常见且复杂的关节炎类型，痛风患者经常会在夜晚出现突然性的关节疼，发病急，关节部位出现疼痛、水肿、红肿和炎症，疼痛感慢慢减轻直至消失，持续几天或几周不等。痛风发作与体内尿酸浓度有关，痛风会在关节腔等处形成尿酸盐沉积，进而引发急性关节疼痛。

痛风属于中医的痹证范畴。痹证是由于风、寒、湿、热等邪气闭阻经络，影响气血运行，导致肢体筋骨、关节、肌肉等处发生疼痛、重着、酸楚、麻木，或关节屈伸不利、僵硬、肿大、变形等症状的一种疾用。轻者病在四肢关节肌肉，重者可内舍于脏。本病为邪气痹阻经络，气血运行不畅所致，故祛邪活络、缓急止痛为本病的治疗原则。

因邪气杂至，祛风、散寒、除湿、清热、祛痰、化瘀通络等治法应相互兼顾，因邪气有偏胜，祛邪通络又各有重点。正气不足是本病的重要病因，久病耗伤正气而虚实夹杂者，应扶正祛邪，且扶正有助祛邪。风邪胜者或久病入络者，应佐养血之品，正所谓"治风先治血，血行风自灭"也；寒邪胜者，应佐助阳之品，使其阳气旺盛，则寒散络通；湿邪胜者，佐以健脾益气之品，使其脾旺能胜湿；热邪胜者，佐以凉血养阴之晶，以防热灼营阴而病深难解。益气养血、滋补肝肾是虚证、顽痹的重要治法。

本病例是典型的湿热引起的痹症，所以我在治疗中选用四妙丸和独活寄生汤加减，方中黄柏、萆薢、土茯苓、败酱草、泽泻其寒以胜热，苦以燥湿，且善除下焦之湿热；苍术、香附、川芎、白术苦温，健脾燥湿除痹；牛膝活血通经络，且引药直达下焦；桑寄生、杜仲、牛膝补肝肾，强筋骨；夏枯草、菊花、枸杞、石决明、天麻清肝热且降血压；伸筋草、鸡血藤疏通经络；因《内经》有云：治痿独取阳明。阳明者主润宗筋，宗筋主束筋骨而利机关也。薏苡仁独入阳明，祛湿热而利筋络；诸药合用，共奏清热利湿之功。

痛风患者，吃药期间需注意饮食禁忌，禁酒，禁海鲜、动物内脏大油腻食物，合理安排的饮食作息规律，坚持配合治疗。

2. 常用中药

（1）黄柏

出自《神农本草经》，为芸香科植物黄皮树 或黄檗的干燥树皮。前者习称"川黄柏"，后者习称"关黄柏"。川黄柏主产于四川、贵州、湖北、云南等地，关黄柏主产于辽宁、吉林、河北等地。性味苦，寒。归肾、膀胱、大肠经。清热燥湿，泻火除蒸，解毒疗疮。

本品苦寒沉降，长于清泻下焦湿热。用治湿热下注之带下黄浊臭秽，常配山药、芡实、车前子等药用，如易黄汤；若治湿热下注膀胱，小便短赤热痛，常配萆薢、茯苓、车前子等药用，如萆薢分清饮。

本品清热燥湿之中，善除大肠湿热以治泻痢，常配白头翁、黄连、秦皮等药用，如白头翁汤；若配栀子用，可治湿热郁蒸之黄疸，如栀子柏皮汤。

取本品清泄下焦湿热之功，用治湿热下注所致脚气肿痛、痿证，常配苍术、牛膝用，如三妙丸。若配知母、熟地、龟甲等药用，可治阴虚火旺之痿证，如虎潜丸。

本品主入肾经而善泻相火、退骨蒸，用治阴虚火旺，潮热盗汗、腰酸遗精，常与知母相须为用，并配生地黄、山药等药用，如知柏地黄丸；或配熟地黄、龟甲用，如大补阴丸。

取本品既能清热燥湿，又能泻火解毒，用治疮疡肿毒，内服外用均可，如黄连解毒汤以本品配黄芩、黄连、栀子煎服。以本品配大黄为末，醋调外搽为二黄散；治湿疹瘙痒，可配荆芥、苦参、白鲜皮等煎服。

《神农本草经》："主五脏肠胃中结热，黄疸，肠痔，止泄利，女子漏下赤白，阴伤蚀疮。"

《珍珠囊》："黄柏之用有六：泻膀胱龙火，一也；利小便结，二也；除下焦湿肿，三也；痢疾先见血，四也；脐中痛，五也；补肾不足，壮骨髓，六也。"

《长沙药解》："黄柏，泄己土之湿热，清乙木之郁蒸，调热利下重，理黄疸、腹满、伤寒。"

（2）土茯苓

出自《本草纲目》，为百合科植物光叶菝葜的干燥块茎。长江流域及南部各省均有分布。性味甘、淡，平。归肝、胃经。解毒，除湿，通利关节。

本品甘淡，解毒利湿，通利关节，又兼解汞毒，故对梅毒或因梅毒服汞剂中毒而致肢体拘挛、筋骨疼痛者疗效尤佳，为治梅毒的要药。

甘淡渗利，解毒利湿，故可用于湿热引起的热淋、带下、湿疹湿疮等证。常与木通、萹蓄、蒲公英、车前子同用，治疗热淋；单用本品水煎服，治疗阴痒带下；若与生地、赤芍、地肤子、白鲜皮、茵陈等配伍，又可用于湿热皮肤瘙痒。

本品清热解毒，兼可消肿散结，常与苍术、黄柏、苦参等药配伍同用。

《本草纲目》："健脾胃，强筋骨，去风湿，利关节，止泄泻。治拘挛骨痛，恶疮痈肿。解汞粉、银朱毒。"

《本草备要》："治杨梅疮毒，瘰疬疮肿。"

《本草正义》："土茯苓，利湿去热，能入络，搜剔湿热之蕴毒。其解水银、轻粉毒者，彼以升提收毒上行，而此以渗利下导为务，故专治杨梅毒疮，深入百络，关节疼痛，甚至腐烂，又毒火上行，咽喉痛溃，一切恶症。"

二十一、颈椎病

1. 病案

病案一

谢某，女，40岁，公司财务，武昌人，2020年11月初就诊。

主诉： 颈项部不适10年，近几天加重

病史： 患者自述颈椎不适有10年之久。患者一直从事财务工作，需要长时间对着电脑，久而久之，颈椎处出现不适，最先开始是低头久了之后，脖子出现酸胀，后来慢慢演变成脖子周围僵硬，活动受限。这些年期间断断续续也在积极治疗，推拿和按摩也经常做，会有些缓解，但无法根治，前几天由于天气骤变，脖子处受凉了，导致颈椎活动受限，头晕伴手麻加重。去医院检查结果显示，颈椎骨质增生伴退

行性改变，这次的结果相比以前的结果，好像要严重些了，后来经同事介绍，来我处诊治。

症见： 气色方面相对差些，有黑眼圈，畏寒肢冷，脖子僵硬，酸胀，偶尔出现针痛感，头晕手发麻，做过头部 CT，结果没有异常。自我感觉颈椎遇寒或秋冬季节加重，夏季只要避免空调直吹，一般都比较好。头晕和手麻近期加重。冬季比较怕冷，手脚冰凉，腰酸背痛，月经方面还算正常，睡眠饮食尚可。舌质淡红苔薄白有瘀点，脉沉细涩。

西医诊断： 颈椎病。

中医诊断： 痹证。

证型： 肝肾亏虚，气虚血瘀。

治则： 滋肝补肾，益气活血，通经活络。

拟方： 葛根汤合黄芪桂枝五物汤加减。

处方： 桂枝 10 克、熟地 20 克、黄芪 20 克、当归 10 克、通草 10 克、鸡血藤 15 克、丹参 20 克、羌活 10 克、葛根 30 克、姜黄 10 克、天麻 10 克、防风 10 克、伸筋草 10 克、透骨草 10 克、威灵仙 20 克、白芍 20 克、黑附子 10 克、干姜 10 克、大枣 10 克、甘草 10 克、生姜 3 片。水煎服，7 剂，日一剂。

另配中药药丸一个疗程（3 个月），以治其本。

针药并用，标本兼治。针灸取穴：大椎，肩井，天柱，风池，后溪，曲池，血海，阳陵泉，手三里。大椎穴点刺拔罐放血。

第一次针灸拔罐完成，患者表示整个人轻松不少。嘱患者颈部还要注意保暖，工作时可以多多活动一下颈部，晚上睡觉枕头不要太高，尽管平躺着睡，尽量少玩手机，不做低头族。

二诊： 此时，患者已连续坚持做完一个星期的针灸和中药汤剂。患者表示，每次做完针灸之后特别轻松，吃药期间也没有出现其他不适，脖子酸胀痛得以缓解，手麻这两天有所减轻，头晕还存在。

处方： 桂枝 10 克、熟地 20 克、黄芪 60 克、当归 10 克、通草 10 克、鸡血藤 15 克、蜈蚣 2 条、丹参 30 克、羌活 10 克、葛根 50 克、姜黄 10 克、天麻 10 克、防风 10 克、伸筋草 10 克、透骨草 10 克、威灵仙 30 克、白芍 20 克、黑附子 10 克、干姜 10 克、大枣 10 克、甘草 10 克、生姜 3 片。水煎服，7 剂，日一剂。

中药丸子处方另配。

三诊：患者反应此疗程效果明显，身体各方面也在改善，颈部酸胀基本消失，麻木也减轻不少，头晕症状有所减轻。中药丸子也在坚持服用，身体方面也在往好的方面发展。

三个月后，患者再次来到门诊，表示现在身体精神各方面都不错，整个人精神十足，去医院检查，之前的颈椎骨质增生完全没有了。现在颈椎引发的不适症状已完全消失，手麻也没有再出现，自己感觉月经量比以前有所增加，整个人感觉非常好。

病案二

黄某，女，38 岁，湖北应城人

主诉：颈项部不适 5 年，加重 1 年

病史：患者自述 5 年前突发头晕被家人送往医院救治，经医院检查后诊断为颈椎病，颈椎 5、6、7 椎体肥大，伴退行性改变，经过医院医生治疗后头昏好转。近一年多来双手手指麻木，脖颈僵硬，受冷空气影响后加重，偶尔心慌，伴随头昏，月经不调。再次去医院检查治疗，疗效不显著，经我患者介绍后特此来我处就医。

症见：面色无华，无精打采，脖颈和手臂活动受限制。经细问诊得知：做饭洗碗都要戴手套，不然双手麻木更甚，上卫生间蹲久后站起头昏眼花，怕冷，晚上睡觉被子里一晚上难得有暖气，喜欢倦缩在一起。月经量少，色淡。查舌脉：舌淡苔薄白，脉沉涩无力。

西医诊断：颈椎病。

中医诊断：痹证。

证型：肾阳不足，气血双亏。

治则：益肾通络，补气养血。

拟方：右归丸合葛根汤加减。

处方: 黑附片15克、肉桂3克(研粉吞服)、干姜10克、当归15克、熟地20克、川芎10克、天麻10克、钩藤10克(后下)、黄芪30克、白芍20克、鸡血藤15克、葛根15克、威灵仙15克、姜黄15克、茯苓15克、白术15克、羌活9克、香附15克、炙甘草10克。7剂,水煎服,日一剂,一剂分三次服用。

另配中药药丸一个疗程(3个月),以治其本。

二诊: 全身上下都有暖意,头昏也减弱了,脖颈也可自行活动。但双手麻木还在。继服改方如下。

处方: 羌活10克、黄芪30克、桂枝15克、白芍20克、当归15克、熟地20克、川芎10克、防风10克、天麻10克、淫羊叶15克、巴戟天10克、伸筋草15克、透骨草10克、乌梢蛇10克、红藤20克、甘草10克。7剂,水煎服,日一剂,一剂分三次服用。

另配针灸治疗:取穴:风池,大椎,肩井,合谷,曲池,后溪,内关,太溪,昆仑,阳陵泉。

三诊: 月经量,色泽正常,双手麻木有明显改善。经商议为其另定制中药药丸一疗程(3个月),再隔一日做一次针灸(共7次)。

一疗程中药药丸吃后,疗效明显,至今头昏,双手麻木在没出现过。阳气充足,气血充盈,经络通畅,此病自愈。

按: 颈椎病又称颈椎综合征,是颈椎骨关节炎、增生性颈椎炎、颈神经根综合征、颈椎间盘脱出症的总称,是一种以退行性病理改变为基础的疾患。

主要由于颈椎长期劳损、骨质增生,或椎间盘脱出、韧带增厚,致使颈椎脊髓、神经根或椎动脉受压,出现一系列功能障碍的临床综合征。表现为椎节失稳、松动;髓核突出或脱出;骨刺形成;韧带肥厚和继发的椎管狭窄等,刺激或压迫了邻近的神经根、脊髓、椎动脉及颈部交感神经等组织,引起一系列症状和体征。

颈椎病属于中医的痹证范畴,中医学认为痹症的发生,与体质因素、气候条件、生活环境等均有密切关系。正虚卫外不固是痹证发生的内在基础，感受外邪是痹证发生的外在条件。风寒湿热之邪，乘虚袭入人体，引起气血运行不畅，经络阻滞，或痰浊淤血，阻于经络，深入关节筋骨，甚则影响脏腑。

颈椎位于头部、胸部与上肢之间，是脊柱椎骨中体积最小，但灵活性最大、活动频率最高、负重较大的节段。由于承受各种负荷、劳损，甚至外伤，所以极易发生退变。由于颈椎长期劳损、骨质增生，或椎间盘突出、韧带增厚，致使颈椎脊髓、神经根或椎动脉受压，交感神经受到刺激，从而引发颈椎病。

现在我给大家分析一下处方治疗思路：病案一方用黑附子、干姜、桂枝温阳驱寒；黄芪补气行气；当归、鸡血藤补血通经；熟地滋补肾精而养精血；白芍，酸性入肝，养肝柔肝；羌活，引药上行，直达病所（上羌活，下独活）；葛根，治疗颈椎引起的刚痉和柔痉，属于特药特用；威灵仙，此药可以消骨鲠，同时可以消骨质增生，不管是人体内任何部位的骨质增生，都可以用，但是一定配伍引经药引到病所，此案例我就是用的羌活做为引经药；伸筋草、透骨草、通草这三草不用我介绍大家应该就可以在药名里面找到答案；丹参、姜黄活血化瘀通络，推旧迎新；天麻，眩晕要药；防风，可以防一切风邪，（包括破伤风）；蜈蚣，动物药，取其药性，搜风通络，也可以引药通经络；甘草，大枣调和药性。

病案二为肾阳虚致温煦失常，所以怕冷，怕风。气血两虚致乏力，精神差，月经不调，血不荣筋致肢体麻木不仁，当然肾阳虚也会影响阳气不足鼓舞无力而出现麻木，但是我认为在这个病案中以血虚为主要病因。药方中，熟地可养血，也可填补肾精提升阳气，重用黄芪以补气，气能生血，也能补气行络，附片为补阳之圣药，配合干姜温阳祛寒，（附子无姜不热），白芍柔肝舒经，肝藏血，血荣筋，养血同时柔肝相当于通筋，天麻为头昏要药（老百姓都知道），羌活引药上行直达病所，再配合葛根和姜黄，事半功倍。先期10天为什么不做针灸？而选吃药后10天针灸？我个人认为，患者先期气血不足太过，做针灸会引起晕针或者身边其他不适，（患者本身就怕打针）所以先用中草药调理过后在做针灸。太溪补肾，内关调节心慌，阳陵泉为筋会，合谷、后溪通经止麻，大椎、风池止痹祛风通络，肩井配合调节颈部僵硬，昆仑为远端取穴（我个人习惯用此穴）。在此也感谢患者的信任和配合，才有今天的典型成功案例！

2. 常用中药

（1）细辛

出自《神农本草经》，为马兜铃科植物北细辛、汉城细辛或华细辛的干燥全草。前两种习称"辽细辛"，主产于东北地区；华细辛主产于陕西、河南、山东、浙江等省。性味辛，温。有小毒。归肺、肾、心经。解表散寒，祛风止痛，通窍，温肺化饮。

本品辛温发散，芳香透达，长于解表散寒，祛风止痛，宜于外感风寒，头身疼痛较甚者，常与羌活、防风、白芷等祛风止痛药同用，如九味羌活汤；因其既能散风寒，又能通鼻窍，并宜于风寒感冒而见鼻塞流涕者，常配伍白芷、苍耳子等药。且细辛既入肺经散在表之风寒，又入肾经而除在里之寒邪，配麻黄、附子，可治阳虚外感、恶寒发热、无汗、脉反沉者，如麻黄附子细辛汤。

本品辛散温通，芳香透达，散风邪，化湿浊，通鼻窍，常用治鼻渊等鼻科疾病之鼻塞、流涕、头痛者，为治鼻渊之良药，宜与白芷、苍耳子、辛夷等散风寒、通鼻窍药配伍。

本品辛散温通，外能发散风寒，内能温肺化饮，常与散寒宣肺、温化痰饮药同用，以主治风寒咳喘证，或寒饮咳喘证。治疗外感风寒，水饮内停之恶寒发热，无汗，喘咳，痰多清稀者，常与麻黄、桂枝、干姜等同用，如小青龙汤；若纯系寒痰停饮射肺，咳嗽胸满，气逆喘急者，可配伍茯苓、干姜、五味子等药，如苓甘五味姜辛汤。

《神农本草经》："主咳逆，头痛脑动，百节拘挛，风湿痹痛，死肌。明目，利九窍。"

《本草别说》："细辛若单用末，不可过半钱匕，多则气闷塞，不通者死。"

《本草汇言》："细辛，佐姜、桂能驱脏府之寒，佐附子能散诸疾之冷，佐独活能除少阴头痛，佐荆、防能散诸经之风，佐芩、连、菊薄，又能治风火齿痛而散解诸郁热最验也。"

（2）威灵仙

出自《新修本草》，为毛茛科植物威灵仙、棉团铁线莲或东北铁线莲的干燥根及根茎。性味辛、咸，温。归膀胱经。祛风湿，通络止痛，消骨哽。

本品辛散温通，性猛善走，通行十二经，既能祛风湿，又能通经络而止痛，为治风湿痹痛要药。凡风湿痹痛，肢体麻木，筋脉拘挛，屈伸不利，无论上下皆可应用，尤宜于风邪偏盛，拘挛掣痛者。可单用为末服，如威灵仙散；与当归、肉桂同用，可治风寒腰背疼痛。能软坚而消骨哽，可单用或与砂糖、醋煎后慢慢咽下。《本草纲目》则与砂仁、砂糖煎服，均有较好疗效。此外，本品宣通经络止痛之功，可治跌打伤痛、头痛、牙痛、胃脘痛等；并能消痰逐饮，用于痰饮、噎膈、痞积。

《开宝本草》："主诸风，宣通五脏，去腹内冷滞，心膈痰水，久积癥瘕，痃癖气块，膀胱宿脓恶水，腰膝冷疼，及疗折伤。久服之，无温疫疟。"

《本草汇言》："大抵此剂宣行五脏，通利经络，其性好走，亦可横行直往。追逐风湿邪气，荡除痰涎冷积，神功特奏。"

《药品化义》："灵仙，其猛急，善走而不守，宣通十二经络。主治风、湿、痰壅滞经络中，致成痛风走注，骨节疼痛，或肿，或麻木。"

二十二、癫痫

1. 病案

病案一

袁某，男，8岁。

主诉： 阵发性抽搐 2 年。

病史： 2 年前因脑震荡愈后遗癫痫症，每周发作 2 至 3 次，发作时两目上吊，口吐涎沫，四肢抽搐，有时发出尖叫声，即而昏迷不知人事，待 1～3 分钟后自醒，醒后如常人。经多方治疗，疗效不明显。2 年来一直靠服西药维持。症见形体消瘦，面色发青，心烦急躁，夜寐不安，大便干结如球状。舌红苔黄且干，脉弦滑数。

西医诊断： 癫痫精神运动性发作。

中医诊断： 痫证。

证型： 肝经郁热，脉络受阻。

治则： 活血化瘀，清泻肝热。

拟方： 定痫汤加减。

处方： 蝉蜕 6 克、僵蚕 10 克、姜黄 6 克、大黄 2 克、柴胡 6 克、远志 9 克、龙骨 20 克、牡蛎 20 克、丹参 10 克、赤芍 10 克、焦五仙各 10 克、红花 10 克。7 剂，水煎服，日一剂，一剂分三次服用。

另配中药药丸一个疗程（3 个月），以治其本。

二诊： 服药后来发作，大便日 2 次，较稀，余症减轻。舌红且干，脉滑数。

处方： 蝉蜕 6 克、僵蚕 10 克、姜黄 6 克、大黄 1 克、竹茹 6 克、炒枳壳 6 克、胆南星 6 克、钩藤 6 克、槟榔 10 克、焦五仙各 10 克、茯苓 10 克、甘草 10 克。7 剂，水煎服，日一剂，一剂分三次服用。

三诊： 服药期间仅小发作一次，夜寐尚安。前方加减：蝉蜕 6 克、僵蚕 10 克、姜黄 6 克、大黄 2 克、钩藤 6 克、使君子 10 克、龙骨 20 克、牡蛎 20 克、甘草 10 克、炒三仙 10 克。7 剂，水煎服，日一剂，一剂分三次服用。

四诊：病情稳定，西药已停，未发作，无其他不适。另和小孩家长沟通为其小孩定制一副中药膏滋巩固疗效。

处方：青礞石 10 克、法半夏 10 克、竹茹 6 克、钩藤 10 克、蝉蜕 6 克、僵蚕 10 克、郁金 10 克、赤芍 10 克、槟榔 10 克、焦三仙各 10 克、大黄 1 克。7 剂，水煎服，日一剂，一剂分三次服用。

追访，未再复发。

病案二

李某，男，25 岁，2018 年 5 月初诊。

主诉：阵发性抽搐一年余。

病史：2017 年初因与女友分手，情绪低落，情绪暴躁。2017 年 5 月初，突然出现不省人事，四肢抽搐，口吐黏沫，牙关紧闭，目上视，尿失禁，醒后如常，平时常自言自语，至此每个月发作 2～3 次，经医院检查确诊为癫痫，CT 未见异常。

症见：患者急燥易怒，心烦意乱，失眠多梦，口苦咽干。发作时不省人事，四肢抽搐，口吐黏沫，牙关紧闭，目上视，尿失禁，醒后如常。舌红，苔黄腻，脉滑数。

西医诊断：癫痫。

中医诊断：癫证。

证型：痰火内盛上扰元神。

治则：清肝泻火，化痰宁心。

拟方：龙胆泻肝汤合半夏白术天麻汤加减。

处方：龙胆草 10 克、黄芩 10 克、柴胡 10 克、胆南星 10 克、僵蚕 10 克、茯苓 10 克、白术 10 克、瓜蒌 10 克、牡蛎 20 克、龙骨 20 克、石菖蒲 6 克、远志 12 克、天麻 10 克、法半夏 10 克、竹茹 10 克、地龙 10 克、白芥子 15 克、白芍 15 克、甘草 10 克。7 剂，水煎服，日一剂，一剂分三次服用。

二诊：患者母亲反馈：口苦咽干好转，心烦有所改善。拟原方稍作调整。

处方：黄芩10克、柴胡10克、胆南星10克、僵蚕10克、茯苓10克、白术10克、瓜蒌10克、牡蛎20克、龙骨20克、当归10克、川芎10克、石菖蒲6克、远志12克、天麻10克、法半夏10克、陈皮15克、竹茹10克、地龙10克、白芥子15克、白芍15克、甘草10克。7剂，水煎服，日一剂，一剂分三次服用。

三诊：患者母亲反馈，口苦咽干消失，睡眠，精神状态好转。拟原方稍作调整，另量身定制一副中药药丸，配合中药水剂，标本兼治。

处方：柴胡10克、郁金10克、香附10克、胆南星10克、僵蚕10克、茯苓10克、白术10克、牡蛎20克、龙骨20克、当归10克、川芎10克、石菖蒲6克、远志12克、天麻10克、法半夏10克、陈皮15克、竹茹10克、地龙10克、白芥子15克、白芍15克、甘草10克。7剂，水煎服，日一剂，一剂分三次服用。

另配中药药丸一个疗程（3个月），以治其本。

后期回访，患者母亲反馈：在此吃中药期间一直都没有出现癫痫症状。现在小孩也开始了自己新的工作，心态积极向上。

按：癫痫是由先天或后天因素，使脏腑受伤，神机受损，元神失控所导致的，以突然意识丧失，发则仆倒，不省人事，两目上视，口吐涎沫，四肢抽搐，或口中怪叫，移时苏醒，醒后一如常人为主要临床表现的一种发作性疾病。又称为"痫证""癫痫""羊痫风"等。自新生儿至老年均可发病。

癫痫多因七情失调，饮食所伤，脑部外伤，或先天遗传，先天禀赋不足等，致使脏腑受伤，痰、火、瘀为内风所触动，致气血逆乱，蒙蔽清窍而成。病位在心脑，与肝脾肾有关。治疗时当以急则开窍醒神豁痰以治其标，控制其发作，缓则祛邪补虚以治其本，多以调气豁痰，平肝熄风，通络解痉，清泻肝火，补益心脾肝肾等法治之。

突然发作以针刺等外治法开窍醒神以促进苏醒，再投以煎剂，平日当调脏腑阴阳。

本案例一，患儿头部血络受阻，瘀血停滞，筋脉失调，心窍不通，咀致元神受损，神志昏乱而发为痫。血瘀则气滞，肝脉不舒，则四肢抽搐；气滞则痰壅，可见口吐涎沫；频发则耗伤正气，则形体消瘦；血瘀不行，气机不畅，津液不布，肠失滴润，故大便干结；心烦急躁，夜寐不安，面色篮青，舌红脉滑数，为肝经郁热之象。故我选用治疗思路是：柴胡、郁金、蝉蜕透散清泻肝经之热；赤芍、丹参，大黄，红花助姜黄散郁活血通络；胆南星、远志祛痰定志；龙骨、牡蛎重镇安神；焦五仙、消食导滞，又能防其升降太过而损伤胃气；待肝经之郁热渐清后，加法半夏、竹茹、茯苓、青礞石、枳壳、使君子、僵蚕而调之，以巩固疗效。

本案例二，方中龙胆草、黄芩、柴胡清肝泻火；地龙导火下行；当归、川芎、白芍养血；法半夏、胆南星、僵蚕、白芥子、陈皮豁痰开窍；龙骨、牡蛎重镇安神；竹茹降气而有助于化痰；茯苓、白术健脾祛湿；天麻、石菖蒲、远志醒神定志。

2. 常用中药

（1）礞石

出自《嘉祐本草》，为绿泥石片岩或云母岩的石块或碎粒。前者药材称青礞石，主产于湖南、湖北、四川等地；后者药材称金礞石，主产于河南、河北等地。性味咸，平。归肺、肝经。

坠痰下气，平肝镇惊。

本品质重性烈，功专坠降，味咸软坚，善消痰化气，以治顽痰、老痰胶固之证，症见咳喘痰壅难咯，大便秘结，常配沉香、黄芩、大黄同用，如礞石滚痰丸。

本品既能攻消痰积，又能平肝镇惊，为治惊痫之良药。治热痰壅塞引起的惊风抽搐，以煅礞石为末，用薄荷汁和白蜜调服。若痰积惊痫，大便秘结者，可用礞石滚痰丸。

宜打碎布包先煎。本品重坠性猛，非痰热内结不化之实证不宜使用。

《嘉祐本草》："治食积不消，留滞在脏腑，食积癥块久不差。"

《本草纲目》："治积痰惊闲，咳嗽喘急。""治惊利痰……然止可用之救急，气弱脾虚者不宜久服。"

《本草备要》："能平肝下气，为治惊利痰之圣药。"

（2）石菖蒲

出自《神农本草经》，为天南星科植物石菖蒲的干燥根茎。性味辛、苦，温。归心、胃经。开窍醒神，化湿和胃，宁神益志。

本品辛开苦燥温通，芳香走窜，不但有开窍醒神之功，且兼具化湿，豁痰，辟秽之效。故擅长治痰湿秽浊之邪蒙蔽清窍所致之神志昏乱。治中风痰迷心窍，神志昏乱、舌强不能语，常与半夏、天南星、橘红等燥湿化痰药合用，如涤痰汤；若治痰热蒙蔽，高热、神昏谵语者，常与郁金、半夏、竹沥等配伍，如菖蒲郁金汤；治痰热癫痫抽搐，可与枳实、竹茹、黄连等配伍，如清心温胆汤；治癫狂痰热内盛者，可与远志、朱砂、生铁落同用，如生铁落饮；用治湿浊蒙蔽，头晕，嗜睡，健忘，耳鸣，耳聋等症，又常与茯苓、远志、龙骨等配伍，如安神定志丸。

本品辛温芳香，善化湿浊、醒脾胃、行气滞、消胀满，可治湿阻中焦，脘腹痞满，胀闷疼痛。用治湿浊中阻，脘闷腹胀、痞塞疼痛，常与砂仁、苍术、厚朴同用；若湿从热化、湿热蕴伏、身热吐利、胸脘痞闷、舌苔黄腻者，可与黄连、厚朴等配伍。

芳香化湿、燥湿，又行胃肠之气。治疗湿浊、热毒蕴结肠中所致之水谷不纳，痢疾后重等，可与黄连、茯苓、石莲子等配伍，如开噤散。

本品入心经，开心窍、益心智、安心神、聪耳明目，故可用于健忘，失眠，耳鸣，耳聋诸症。治健忘证，常与人参、茯苓等配伍；治劳心过度、心神失养引发的失眠、多梦、心悸怔忡，常与人参、白术、龙眼肉及酸枣仁、茯神、朱砂等配伍；治心肾两虚、耳鸣耳聋、头昏、心悸，常与菟丝子、女贞子、旱莲草及丹参、夜交藤等配伍。

此外，还可用于声音嘶哑、痈疽疮疡、风湿痹痛、跌打损伤等证。

《神农本草经》："主风寒湿痹，咳逆上气，开心孔，补五脏，通九窍，明耳目，出音声。久服轻身，不忘，不迷惑，延年。"

《本草纲目》："治中恶卒死，客忤癫痫，下血崩中，安胎漏，散痈肿。"

《本草从新》："辛苦而温，芳香而散，开心孔，利九窍，明耳目，发声音，去湿除风，逐痰消积，开胃宽中，疗噤口毒痢。"

二十三、滑膜炎

1. 病案

李某，男，43岁，黄陂人，装修工人，2020年10月初诊。

主诉：膝关节不适2年，加重1年。

病史：患者自述膝关节处不适两年。最初时发现膝盖关节处下蹲时出现咔咔的响声，偶尔屈伸不利，听说可能是缺钙，自行在药店买了半年的钙片服用，自觉有些许改善。近一年来膝盖部位总有一段时间感觉不那么灵活，特别是阴雨季节或冬季，疼痛肿胀加剧，外贴膏药已无法缓解，去医院做过检查，诊断结果是滑膜炎伴积水，在医院治疗了一段时间，有所缓解，但无法根治，听其工友介绍，找到我处诊治。

症见：膝关节肿痛，怕冷，遇阴雨天或受寒加剧，活动受限，近日无法独自站立，需人搀扶。腰部酸胀，有阳痿早泄，饮食尚可，近期由于膝盖不适睡眠较差。

西医诊断：滑膜炎。

中医诊断：痹证。

治则：散寒通络，祛风除湿。

拟方：独活寄生汤加减。

处方：制附子 10 克、干姜 10 克、细辛 2 克、薏苡仁 30 克、茯苓 20 克、白术 20 克、泽泻 20 克、防风 10 克、桂枝 10 克、独活 10 克、苍术 10 克、牛膝 10 克、通草 10 克、当归 10 克、鸡血藤 20 克、木瓜 10 克、地龙 10 克、续断 10 克、香附 10 克、大枣 10 克、甘草 10 克。7 剂，水煎服，日一剂。

首次针灸之前，患者表示自身从来没有用针灸治疗过，不知效果如何。

针灸取穴：犊鼻，足三里，阴陵泉，肾俞，腰阳关，血海，昆仑，太溪，委中，丰隆。一次针灸之后，患者连连称赞，自觉一下子轻松不少。

另配中药丸子一个疗程（3 个月），以治其本。

二诊：患者反馈吃药期间没有出现任何不适，膝盖活动受阻有所好转，每次针灸之后感觉特别明显，整个腿部特别轻松，自己也在每天坚持泡脚和热敷患处，膝盖里面感觉没有那么冰凉了，效果还是不错的。

处方：制附子 10 克、干姜 10 克、细辛 2 克、薏苡仁 30 克、茯苓 20 克、白术 20 克、泽泻 20 克、防风 10 克、桂枝 10 克、独活 10 克、熟地 20、牛膝 10 克、伸筋草 10 克、当归 10 克、鸡血藤 20 克、白芍 10 克、地龙 10 克、透骨草 10 克、香附 10 克、大枣 10 克、甘草 10 克。7 剂，水煎服，日一剂。

三诊：患者反馈，此疗程中药丸剂和中药水剂已同时分时段服用，这个疗程的效果似乎更明显了，膝盖已基本能够活动自如，已经可以慢慢独自下床活动，整个人精神状态不错，腰部酸胀方面也有所减轻。

告知患者，继续坚持服用中药水剂，可以量力而行适当做一些锻炼，继续坚持服用中药丸剂。

3 个月以后，患者再次找到我，此次中药丸剂已吃完，患者反馈，身体基本已恢复正常，整个人状态很好。这次过来是介绍自己的亲戚来看诊。

按：滑膜炎属于中医痹证范畴。痹症是由于风、寒、湿热等邪气闭阻经络，影响气血运行，导致肢体筋骨、关节、肌肉等处发生疼痛、重着、酸楚、麻木，或关节屈伸不利、僵硬、肿大、变形等症状的一种疾病。

膝关节是全身关节中滑膜最多的关节，故滑膜炎以膝关节较为多见。当关节受外在性和内在性因素影响时，滑膜发生反应，引起充血或水肿，并且渗出液体，表现为关节肿胀、疼痛、关节腔积液、活动受限等。

本案例的治疗思路：方中白术、茯苓、薏苡仁除湿利痹；独活、防风、桂枝祛风除湿；制附子、干姜、苍术、细辛温燥寒湿；当归、黄芪、木瓜、鸡血藤、透骨草、地龙活血益气通络止痛；牛膝、续断、白芍、山药、菟丝子、熟地补肝肾，强筋骨；甘草调和诸药。全方有祛风除湿，散寒通络之效。

2. 常用中药

（1）伸筋草

出自《本草拾遗》，为石松科植物石松的干燥全草。性味微苦、辛，温。归肝、脾、肾经。祛风湿，舒筋活络。

本品辛散、苦燥、温通，能祛风湿，入肝尤善通经络，可治风寒湿痹，肢软麻木。治风寒湿痹，关节酸痛，屈伸不利，可与羌活、独活、桂枝、白芍等配伍；若肢体软弱，肌肤麻木，宜与松节、寻骨风、威灵仙等同用。

本品辛能行散以舒筋活络，消肿止痛，治跌打损伤，瘀肿疼痛，多配苏木、土鳖虫、红花、桃仁等活血通络药，内服外洗均可。

《本草拾遗》："主人久患风痹，脚膝疼冷，皮肤不仁，气力衰弱。"

《滇南本草》："石松，其性走而不守，其用沉而不浮，得槟榔良。"

（2）松节

出自《名医别录》，为松科植物油松马尾松赤松等枝干的结节。

性味苦、辛，温。归肝、肾经。祛风湿，通络止痛。

本品辛散苦燥温通，能祛风湿，通经络而止痛，入肝肾而善祛筋骨间风湿，性偏温燥，尤宜于寒湿偏盛之风湿痹证。治风湿痹痛，历节风痛，可单用酿酒服，如松节酒，或与羌活、独活、川芎等活血通络药同用。

本品能通经络止痛，治跌打损伤，瘀肿疼痛，可与童便、醋同炒为末服；亦常配伍乳香、没药、桃仁、红花等活血止痛药；若皮肤未破者，可酒浸擦患处。

《名医别录》："主百节久风，风虚，脚痹疼痛。"

《本草纲目》："松节，松之骨也。质坚气劲，久亦不朽，故筋骨间风湿诸病宜之。"

《本草汇言》："松节，气温性燥，如足膝筋骨有风有湿，作痛作酸，痿弱无力者，用之立痊。倘阴虚髓乏，血燥有火者，宜斟酌用之。"

二十四、糖尿病

1. 病案

病案一

谢某，男，40 岁，2020 年 6 月初诊。

主诉：易饥饿，饭量增加，人消瘦，口渴多饮半年。

病史：二年前通过体检得知，血压血脂偏高，血糖正常，未给予药物治疗。平时嗜食肥甘厚味，喜饮酒，常熬夜。一年前饮酒熬夜之后，出现头晕、心慌、胸闷，检查得知，血压血脂较以前加重，曾入当地医院治疗，至今以药物维持。半年前出现易饿，口渴多饮，小便多，西医检查诊断为"糖尿病"，服用西药二甲双胍、格列本脲等药物维持。

现主要症状：体重减轻，饭量增加，口渴多饮，口干舌燥，人乏力，尿频量多，烦热多汗，舌红苔薄黄，脉洪数。

西医诊断：糖尿病。

中医诊断：消渴。

证型：肺燥热盛伤津。

治则：养阴生津止渴。

拟方：消渴丸加减。

处方：人参10克、黄芪15克、茯苓10克、乌梅10克、石斛10克、天冬10克、葛根30克、天花粉30克、麦冬15克、生地20克、生石膏30克、粳米15克、黄连10克、黄芩15克、知母10克、甘草10克。10剂，水煎服，一日三次分时段服用。饮食清淡，调节情志，注意生活作息规律，不适随诊。

二诊：患者反馈：口干舌燥，燥热有所缓解，精神状态好转。效不更方，拟原方继续服用10剂，不适随诊。

处方：人参10克、黄芪15克、茯苓10克、乌梅10克、石斛10克、天冬10克、葛根30克、天花粉30克、麦冬15克、生地10克、枸杞15克、菊花10克、黄连10克、黄芩15克、知母10克、甘草10克。10剂，水煎服。

三诊：患者反馈，口干舌燥进一步改善，小便次数减少，燥热减轻，精神状态佳。拟原方继续服用10剂，并为其量身定制一副中药丸，调理体质，与水剂分开服用，保持良好心态和饮食作息规律，不适随诊。

处方：西洋参10克、黄芪15克、茯苓10克、乌梅10克、石斛10克、天冬10克、葛根30克、天花粉30克、麦冬15克、生地20克、枸杞15克、菊花10克、山药10克、黄连10克、黄芩15克、知母10克、甘草10克。10剂，水煎服。

四个月后，患者传来喜讯，身体状况基本痊愈，血糖已控制在正常范围，身体各方面恢复正常。

病案二

毛某，男，63岁，退休干部，2021年10月初诊。

主诉：下肢水肿一年。

病史： 自述患糖尿病十余年，长期服西药降糖药治疗，现"三多"症状已不明显。近一年来反复出现下肢水肿，重时按之凹陷没指，甚则行走困难，夜尿频，量少不利，足趾麻木，间有针刺感，伴见畏寒肢冷、气短乏力、精神不振，少言淡漠、腰酸膝软、纳食尚可、舌边齿痕、舌质淡红、苔薄白、脉沉细无力。血压：130/80mmHg，化验检查：尿蛋白++++，24小时尿蛋白定量4.8克，血尿素氮6.50mmol/L，血肌酐180μmol/L，总胆固醇7.60mmol/1，空腹血糖8.7mmol/L，血清总蛋白70.4mmol/L，白蛋白40.2mmol/L。

西医诊断： 2型糖尿病合并糖尿病肾病。

中医诊断： 水肿。

证型： 阴阳两虚，兼气虚血瘀证。

治则： 温肾益气，滋阴化瘀，利水消肿。

拟方： 金匮肾气丸加减。

处方： 制附片10克、桂枝10克、肉桂10克、淫羊藿15克、巴戟天10克、熟地15克、黄芪30克、山药30克、葛根20克、茯苓30克、泽兰15克、车前子30克、芡实15克、益智仁15克、丹参15克、西洋参10克、鬼箭羽15克、甘草10克。7剂，水煎服，每日一剂。

另为患者定制一付中药药丸同时服用，以治其本。

二诊： 服药7剂后，诸症即见明显改善，随症原方稍做加减，

处方： 制附片10克、桂枝10克、肉桂10克、淫羊藿15克、巴戟天10克、黄精15克、熟地15克、黄芪30克、山药30克、葛根20克、茯苓30克、泽兰15克、石斛10克、车前子30克、芡实15克、益智仁15克、丹参15克、西洋参10克、鬼箭羽15克、甘草10克。7剂，水煎服，每日一剂。

3个月后，诸症状全部正常。

按： 西医的糖尿病属中医消渴范畴，中医认为消渴病是由于先天禀赋不足，复因情志失调、饮食不节等原因所导致的以阴虚燥热为基本病机，以多尿、多饮、多食、乏力、消瘦，或尿有甜味为典型临床

表现的一种疾病。

消渴之名，首见于《素问·奇病论》，根据病机及症状的不同，《内经》还有消瘅、膈消、肺消、消中等名称的记载。《内经》认为五脏虚弱，过食肥甘，情志失调是引起消渴的原因，而内热是其主要病机。《金匮要略》立专篇讨论，并最早提出治疗方药。《诸病源候论·消渴候》论述其并发症说："其病变多发痈疽。"《外台秘要，消中消暑肾消》引《古今录验》说："渴而饮水多，小便数，……甜者，皆是消渴病也。"又说："每发即小便至甜"；"焦枯消瘦"，对消渴的临床特点作了明确的论述。刘河间对其并发症作了进一步论述，《宣明论方·消渴总论》说消渴一证"可变为雀目或内障"，《儒门事亲·三消论》说："夫消渴者，多变聋盲、疮癣、痤疬之类"，"或蒸热虚汗，肺痿劳嗽"。《证治准绳·消瘅》在前人论述的基础上，对三消的临床分类作了规范，"渴而多饮为上消（经谓膈消），消谷善饥为中消（经谓消中），渴而便数有膏为下消（经谓肾消）"。

由于本病常发生血脉瘀滞及阴损及阳的病变，以及易并发痈疽、眼疾、劳嗽等症，故还应针对具体病情，及时合理地选用活血化瘀、清热解毒、健脾益气、滋补肾阴、温补肾阳等治法。

病案一，过食肥甘，醇酒厚味，脾胃损伤，运化失职，积热内蕴。肺布津液，燥热伤肺，津液不能敷布而直趋下行，随小便排出，则小便频数量多；肺不布津则口渴多饮。方中天花粉以生津清热，佐黄连，菊花清热降火；生地黄、粳米等养阴增液；人参、西洋参、黄芪、茯苓益气生津；天冬、麦冬、葛根、乌梅、天花粉、枸杞、黄芩、石膏、知母清热生津止渴。

病案二，证属阴阳两虚，兼气虚血瘀，故治疗用金匮肾气丸加味治疗。方中加黄精则滋阴之力添，加黄芪则益气之力增，加仙灵脾、巴戟天则助阳之力尤著且无温燥伤阴之嫌，加芡实、益知仁有益肾固涩之效而无恋邪之弊，更加泽兰、丹参、鬼箭羽活血利水，化瘀抗凝。全方滋阴温阳，补肾益气，化瘀利水，邪正兼顾，标本兼治，故临床症状很快消除，各项实验室指标也大有改善，收效良佳。

临证中尚需注意，糖尿病肾病虚多邪少，但湿、热、瘀、水、毒等标实之邪在各期中均可夹见，阶段不同，主次不等，程度各异。早期以热、瘀、湿等为主，在治疗中多选用黄连、知母、牛蒡子、半枝莲等；活血化瘀则多选用川芎、赤芍、丹参、益母草、鬼箭羽、泽兰等；中后期水饮、浊毒渐成主要矛盾，利水多用茯苓、猪苓、车前子、冬葵子，尤可选用有双效作用的黑豆健脾利水，泽兰、王不留行化瘀利水，桑寄生补肾利水等；祛湿浊毒邪则选用土茯苓、虎杖、生大黄、茵陈、蒲公英、苏叶等。尿中蛋白为水谷精微化生，大量蛋白从尿中排泄，正气日益耗损，脾肾更见亏虚，遂形成恶性循环。故如何尽量减少尿蛋白量也是糖尿病肾病治疗的重要环节，可酌情选加萆薢、芡实、益智仁、覆盆子、桑螵蛸、金樱子、玉米须等，选药得当，疗效尤佳。

2.常用中药

（1）山药

出自《神农本草经》，为薯蓣科植物薯蓣的根茎。习惯认为河南（怀庆府）所产者品质最佳，故有"怀山药"之称。性味甘，平。归脾、肺、肾经。补脾养胃，生津益肺，补肾涩精。

本品性味甘平，能补脾益气，滋养脾阴。多用于脾气虚弱或气阴两虚，消瘦乏力，食少，便溏；或脾虚不运，湿浊下注之妇女带下。

本品又能补肺气，兼能滋肺阴。其补肺之力虽较和缓，但对肺脾气阴俱虚者，补土亦有助于生金。适用于肺虚咳喘，可与脾肺双补之太子参、南沙参等品同用，共奏补肺定喘之效。

本品还能补肾气，兼能滋养肾阴，对肾脾俱虚者，其补后天亦有助于充养先天。适用于肾气虚之腰膝酸软，夜尿频多或遗尿，滑精早泄，女子带下清稀及肾阴虚之形体消瘦，腰膝酸软，遗精等症。不少补肾名方，如肾气丸、六味地黄丸中，都配有本品。

消渴一病，与脾肺肾有关，气阴两虚为其主要病机。本品既补脾肺肾之气，又补脾肺肾之阴，常与黄芪、天花粉、知母等品同用，对治消渴气阴两虚证。

唯其亦食亦药，"气轻性缓，非堪专任"，对气虚重证，常嫌力量不足，故用量宜大，且需与他药共用。因其含有较多营养成分，又容易消化，可作成食品长期服用，对慢性久病或病后虚弱羸瘦，需营养调补而脾运不健者，则是佳品。

《神农本草经》："补中，益气力，长肌肉"。

《本草纲目》："益肾气，健脾胃。"

《本草正》："第其气轻性缓，非堪专任，故补脾肺必主参、术，补肾水必君茱、地，涩带浊须破故同研，固遗泄仗菟丝相济"。

（2）天花粉

出自《神农本草经》，为葫芦科植物栝楼或双边栝楼的干燥根。全国南北各地均产，以河南安阳一带产者质量较好。性味甘、微苦，微寒。归肺、胃经。清热泻火，生津止渴，消肿排脓。

本品甘寒，既能清肺胃二经实热，又能生津止渴，故常用治热病烦渴，可配芦根、麦门冬等用；或配生地黄、五味子用；取本品生津止渴之功，配沙参、麦门冬、玉竹等用，可治燥伤肺胃，咽干口渴。本品既能泻火以清肺热，又能生津以润肺燥，用治燥热伤肺，干咳少痰、痰中带血等肺热燥咳证，可配天门冬、麦门冬、生地黄等药用；取本品生津润燥之功，配人参用治燥热伤肺，气阴两伤之咳喘咯血。

本品还善清肺胃热、生津止渴，可用治积热内蕴，化燥伤津之消渴证，常配麦门冬、芦根、白茅根等药用；若配人参，则治内热消渴，气阴两伤者。

本品既能清热泻火而解毒，又能消肿排脓以疗疮，用治疮疡初起，热毒炽盛，未成脓者可使消散，脓已成者可溃疮排脓，常与金银花、白芷、穿山甲等同用，如仙方活命饮；取本品清热、消肿作用，配薄荷等分为末，西瓜汁送服，可治风热上攻，咽喉肿痛。

《神农本草经》："主消渴，身热，烦满大热，补虚，安中，续绝伤。"

《日华子本草》："通小肠，排脓，消肿毒，生肌长肉，消扑损瘀血。治热狂时疾，乳痈，发背，痔瘘疮疖。"

《本草汇言》："天花粉，退五脏郁热，如心火盛而舌干口燥，肺火盛而咽肿喉痹，脾火盛而口舌齿肿，痰火盛而咳嗽不宁。若肝火之胁胀走注，肾火之骨蒸烦热，或痈疽已溃未溃，而热毒不散，或五疸身目俱黄，而小水若淋若涩，是皆火热郁结所致，惟此剂能开郁结，降痰火，并能治之。又其性甘寒，善能治渴，从补药而治虚渴，从凉药而治火渴，从气药而治郁渴，从血药而治烦渴，乃治渴之要药也。"

二十五、慢性结肠炎

1. 病案

李某，男，50 岁，2021 年 3 月初诊。

主诉：大便果冻状 10 余年，加重 1 年。

病史：腹痛，大便次多量少，质地黏稠或者大便带泡沫状十余年，经医院诊断为慢性结肠炎，期间给予治疗，病情反复，难以治愈。近一年来加重，大便似果冻状，偶见赤冻。

现主要症状：腹痛，肠鸣，便急次多量少，色黄，黏稠似果冻，肛门灼热，神疲乏力，面色萎黄，睡眠质量差，舌淡，苔厚腻，脉滑数。

西医诊断：慢性结肠炎。

中医诊断：痢疾。

证型：湿热痢。

治则：祛湿清热，调气行血。

拟方：芍药汤加减。

处方：白芍 20 克、黄芩 10 克、黄连 6 克、木香 10 克、大黄 6 克、槟榔 10 克、黄芪 20 克、党参 10 克、茯苓 15 克、白术 10 克、陈皮

15克、地榆10克、牡丹皮10克、苍术10克、厚朴10克、诃子10克、甘草10克。7剂，水煎服，日一剂，一剂分三次服用。

二诊：患者反馈：腹痛肠鸣减轻，大便次数稍微减少，精神好转。拟原方稍作调整继续服用，禁食大油腻食物，不适随诊。

处方：白芍20克、黄芩10克、黄连6克、木香10克、大黄6克、槟榔10克、黄芪20克、党参10克、茯苓15克、白术10克、炒三仙各10克、陈皮15克、苍术10克、厚朴10克、诃子10克、补骨脂10克、甘草10克。7剂，水煎服，日一剂，一剂分三次服用。

三诊：患者反馈：腹痛肠鸣进一步缓解，大便次数明显减少，大便果冻状有所改善，精神状态好转，面色好转，睡眠质量改善。拟原方稍作调整，继续服用，另为其量身定制一副中药药丸，标本兼治，与中药水剂分时段服用。

处方：白芍20克、黄芩10克、黄连6克、桂枝10克、木香10克、槟榔10克、黄芪20克、党参10克、茯苓15克、白术10克、炒五仙各10克、陈皮15克、当归10克、苍术10克、厚朴10克、补骨脂10克、甘草10克。7剂，水煎服，日一剂，一剂分三次服用。

另配中药药丸一个疗程（3个月），以治其本。

四诊：患者反馈：腹痛，肠鸣消失，大便次数进一步减少，色黄质稀，肛门灼热消失，精神状态佳，面色红润，睡眠正常。

处方：白芍20克、黄芩10克、葛根20克、桂枝10克、木香10克、槟榔10克、黄芪20克、党参10克、茯苓15克、白术10克、炒五仙各10克、陈皮15克、当归10克、苍术10克、厚朴10克、补骨脂10克、甘草10克。7剂，水煎服，日一剂，一剂分三次服用。

三个月后，随访得知，患者慢性结肠炎基本痊愈，大便正常，身体机能恢复。

按：痢疾是因邪蕴肠腑，气血壅滞，传导失司，以腹痛腹泻，里急后重，排赤白脓血便为主要临床表现的疾病。

《内经》称本病为"肠澼"，对本病的病因、症状、预后等方面都有所论述，如《素问·太阴阳明论》说："食饮不节，起居不时者，阴受之，……阴受之则入五脏，……脏则䐜满闭塞，下为飧泄，久为肠澼。"指出本病病因与饮食不节有关。《素问，至真要大论》说："火淫所胜，……民病泄注赤白，……腹痛溺赤，甚为血便。"指出本病的病因与气候有关，症状为腹痛，便下赤白。汉《金匮要略·呕吐哕下利病脉证并治》将本病与泄泻合称"下利"，制定了寒热不同的白头翁汤和桃花汤治疗本病，开创了痢疾的辨证论治，两方一直为后世医家所喜用。隋《诸病源候论》有"赤白痢""血痢""脓血痢""热痢"等20余种痢候记载，对本病的临床表现和病因、病机已有较深刻的认识。唐《备急千金要方》称本病为"滞下"，宋《严氏济生方》正式启用"痢疾"之病名："今之所谓痢疾者，古所谓滞下是也"，一直沿用至今。金元时期，《丹溪心法》明确指出本病具有流行性、传染性："时疫作痢，一方一家之内，上下传染相似"，并论述痢疾的病因以"湿热为本"。

痢疾以腹痛腹泻、里急后重，便下赤白脓血为主要表现，但临床症状轻重差异较大。轻者，腹痛不著，里急后重不明显，大便每日次数在 10 次以下，或被误诊为泄泻；重者，腹痛、里急后重均甚，下痢次数频繁，甚至在未出现泻痢之前即有高热；、神疲、面青、肢冷以至昏迷惊厥。多数发病较急，急性起病者，以发热伴呕吐开始，继而阵发性腹痛、腹泻，里急后重，下痢赤白粘冻或脓血。也有缓慢发病者，缓慢发病则发热不甚或无发热，只有腹痛、里急后重，下痢赤白粘冻或脓血的主症，下痢的次数与量均少于急性发病者。急性发病者，病程较短，一般在 2 周左右；缓慢发病者，病程较长，多数迁延难愈，甚至病程可达数月、数年之久。

本案例患者是一个典型的湿热痢，由于患病时间比较长，反复经久不愈以成慢性。故我选用芍药汤加减去治疗，方中黄芩、黄连、葛根、苍术清热燥湿止痢；大黄、槟榔荡热去滞，通因通用；木香、槟榔、厚朴调气行滞；当归、白芍、甘草行血和营，缓急止痛；茯苓、白术、炒五仙健脾和胃；补骨脂、诃子收敛固摄；党参、黄芪益气补血；茯苓、苍术、厚朴、陈皮等运脾燥湿。桂枝辛温，反佐黄芩、黄连、大黄之苦寒，共成辛开苦降之势，以散邪气之结滞。正如刘河间所说："调气则后重自除，行血则便脓自愈"。

2. 常用中药

（1）木香

出自《神农本草经》，为菊科植物木香、川木香的根。木香产于印度、巴基斯坦、缅甸者，称为广木香，现我国已栽培成功。主产于云南、广西者，称为云木香；主产于四川、西藏等地者称川木香。性味辛、苦，温。归脾、胃、大肠、胆、三焦经。行气止痛，健脾消食。

本品辛行苦泄温通，芳香气烈而味厚，善通行脾胃之滞气，既为行气止痛之要药，又为健脾消食之佳品。治脾胃气滞，脘腹胀痛，可单用本品，或配砂仁、藿香等同用；若脾虚气滞，脘腹胀满、食少便溏，可与党参、白术、陈皮等同用，如香砂六君子汤、健脾丸；若脾虚食少，兼食积气滞，可配砂仁、枳实、白术等同用。

本品辛行苦降，善行大肠之滞气，为治湿热泻痢里急后重之要药。常与黄连配伍，如香连丸；若治饮食积滞之脘腹胀满、大便秘结或泻而不爽，可与槟榔、青皮、大黄等同用，如木香槟榔丸。

本品气香醒脾，味辛能行，味苦主泄，走三焦和胆经，故既能行气健脾又能疏肝利胆，治腹痛胁痛，黄疸，疝气疼痛。用治脾失运化、肝失疏泄而致湿热郁蒸、气机阻滞之脘腹胀痛、胁痛、黄疸，可与郁金、大黄、茵陈等配伍；若治寒疝腹痛及睾丸偏坠疼痛，可与川楝子、小茴香等同用。

气滞血瘀之胸痹。本品辛行苦泄，性温通行，能通畅气机，气行则血行，故可止痛。用治寒凝气滞心痛，可与赤芍、姜黄、丁香等同用；若治气滞血瘀之胸痹，可配郁金、甘草等同用。

此外，本品气芳香能醒脾开胃，故在补益方剂中用之，能减轻补益药的腻胃和滞气之弊，有助于消化吸收，如归脾汤。生用行气力强，煨用行气力缓而实肠止泻，用于泄泻腹痛。

《日华子本草》："治心腹一切气，膀胱冷痛，呕逆反胃，霍乱泄泻痢疾，健脾消食，安胎。"

《本草纲目》："木香乃三焦气分之药，能升降诸气。"

《本草求真》："木香，下气宽中，为三焦气分要药。然三焦则又以中为要……中宽则上下皆通，是以号为三焦宣滞要剂。"

（2）槟榔

出自《名医别录》，为棕榈科植物槟榔的干燥成熟种子。性味苦，辛，温。归胃、大肠经。杀虫消积，行气，利水，截疟。

本品驱虫谱广，对绦虫、蛔虫、蛲虫、钩虫、姜片虫等肠道寄生虫都有驱杀作用，并以泻下作用驱除虫体为其优点。用治绦虫证疗效最佳，可单用，亦可与木香同用，现代多与南瓜子同用，其杀绦虫疗效更佳；与使君子、苦楝皮同用，可治蛔虫病、蛲虫病；与乌梅、甘草配伍，可治姜片虫病。

本品辛散苦泄，入胃肠经，善行胃肠之气，消积导滞，兼能缓泻通便。常与木香、青皮、大黄等同用，治疗食积气滞、腹胀便秘等证；与木香、黄连、芍药等同用，可治湿热泻痢，如芍药汤。

本品还能利水行气，气行则助水运。常与商陆、泽泻、木通等同用，治疗水肿实证，二便不利，如疏凿饮子；与木瓜、吴茱萸、陈皮等配伍，用治寒湿脚气肿痛，如鸡鸣散。

本品截疟，常与常山、草果等同用。

《名医别录》："主消谷，逐水，除痰癖，杀三虫伏尸，疗寸白。"

《药性论》："宣利五脏六腑壅滞，破坚满气，下水肿，治心痛，风血积聚。"

《本草纲目》："治泻痢后重，心腹诸痛，大小便气秘，痰气喘息。疗诸疟，御瘴疬。"

二十六、习惯性便秘

1.病案

刘某，男，68岁，武汉黄陂人。

主诉：习惯性大便困难近10年。

现病状：患者自述习惯性便秘近10年，期间吃过麻子仁丸，通便宁，吃药期间比较正常，停药后又出现便秘。家里常备蜂蜜冲水喝，香蕉压汁喝也不管用。经细问得知：平时腰膝酸软，怕冷，大便干，排便困难，蹲厕所时间长，小便清长，头昏耳鸣现牙齿有松动迹象。查体：面色白，舌淡苔白，脉沉细。

西医诊断：老年习惯性便秘。

中医诊断：便秘。

证型：肾阳虚秘。

治则：补肾温阳，润肠通便。

拟方：济川煎加减。

处方：肉苁蓉15克、巴戟天10克、当归10克、川牛膝10克、制附子10克、熟地20克、肉桂3克（研粉吞服）、山药15克、火麻仁10克、黄芪15克、桑葚10克、淫羊藿10克、何首乌10克、天麻10克、茯苓10克、白术10克、大枣5枚、甘草10克。7剂，水煎服，日一剂，一剂分三次服用。

二诊：头昏耳鸣明显好转，怕冷有好转，但还有，便秘通畅些，蹲厕所时间缩短了。继改方如下：肉苁蓉15克、巴戟天15克、当归10克、川牛膝10克、制附子10克、熟地20克、鹿茸3克（研粉吞服）、山药15克、火麻仁10克、黄芪15克、杜仲15克、淫羊藿10克、何首乌10克、木香10克（后下）、郁李仁10克、锁阳10克、大枣5枚、甘草10克。7剂，水煎服，日一剂，一剂分三次服用。

三诊：以上症状都有明显改善。因拆迁老人要换地方居住，后经商量改成定制一疗程中药药丸继续治疗，中医药丸吃完后效果甚好，也没出现反弹现象。

另配中药药丸一个疗程（3个月），以治其本。

按： 便秘，是以大便排出困难，排便周期延长，或周期不长，但粪质干结，排出艰难，或粪质不硬，虽频有便意，但排便不畅为主要表现的病证。

便秘主要是由外感寒热之邪，内伤饮食情志，病后体虚，阴阳气血不足等，热结、气滞、寒凝、气血阴阳亏虚，致使邪滞胃肠、壅塞不通；肠失温润，推动无力，糟粕内停，大便排出困难，发为便秘。便秘病位主要在大肠，涉及脾、胃、肺、肝、肾等多个脏腑，基本病机为大肠传导失常。胃与肠相连，胃热炽盛，下传大肠，燔灼津液，大肠热盛，燥屎内结，可成便秘；肺与大肠相表里，肺之燥热下移大肠，则大肠传导功能失常，而成便秘；肝主疏泄气机，若肝气郁滞，则气滞不行，腑气不能畅通；肾主五液而司二便，若肾阴不足，则肠道失润，若肾阳不足则大肠失于温煦而传送无力，大便不通。以上原因均可发为本病。

本案例患者由于是年老体虚之人，阴阳气血亏虚，阳气虚则温煦传送无力，阴血虚则润泽荣养不足，皆可导致大便不畅。故我选用温阳润肠的济川煎加减治疗。方中淡大云、淫羊藿，鹿茸，巴戟天，制附子，锁阳温补肾阳；肉桂以增温阳之力；桑葚，火麻仁，郁李仁润肠通便；熟地，何首乌，当归养血润肠；天麻止头晕；黄芪，茯苓，白术健脾益气；木香宽肠下气。

2. 常用中药

（1）厚朴

出自《神农本草经》，为木兰科植物厚朴或凹叶厚朴的干燥干皮、根皮及枝皮。性味苦、辛，温。归脾、胃、肺、大肠经。燥湿消痰，下气除满。

本品苦燥辛散，能燥湿，又下气除胀满，为消除胀满的要药。常与苍术、陈皮等同用，如平胃散。可下气宽中，消积导滞。常与大黄、枳实同用；若热结便秘者，配大黄、芒硝、枳实，以达峻下热结，消积导滞之效，即大承气汤。

本品能燥湿消痰，下气平喘。若痰饮阻肺，肺气不降，咳喘胸闷者，可与苏子、陈皮、半夏等同用，如苏子降气汤。若寒饮化热，胸闷气喘，喉间痰声漉漉，烦躁不安者，与麻黄、石膏、杏仁等同用，如厚朴麻黄汤。若宿有喘病，因外感风寒而发者，可与桂枝、杏仁等同用。此外，七情郁结，痰气互阻，咽中如有物阻，咽之不下，吐之不出的梅核气证，亦可取本品燥湿消痰，下气宽中之效，配伍半夏、茯苓、苏叶、生姜等药，如半夏厚朴汤。

《神农本草经》："主中风伤寒，头痛，寒热，惊悸，气血痹，死肌，去三虫。"

《名医别录》："主温中，益气，消痰下气，治霍乱及腹痛，胀满，胃中冷逆，胸中呕逆不止，泄痢，淋露，除惊，去留热，止烦满，厚肠胃。"

《本草纲目》引王好古语："主肺气胀满，膨而喘咳。"

（2）大黄

出自《神农本草经》，为蓼科植物掌叶大黄、唐古特大黄或药用大黄的干燥根及根茎。掌叶大黄和唐古特大黄药材称北大黄，主产于青海、甘肃等地。药用大黄药材称南大黄，主产于四川。性味苦，寒。归脾、胃、大肠、肝、心包经。泻下攻积，清热泻火，凉血解毒，逐瘀通经。

本品有较强的泻下作用，能荡涤肠胃，推陈致新，为治疗积滞便秘之要药。又因其苦寒沉降，善能泄热，故实热便秘尤为适宜。常与芒硝、厚朴、枳实配伍，如大承气汤；若大黄用量较轻，与麻仁、杏仁、蜂蜜等润肠药同用，则泻下力缓和，方如麻子仁丸。若里实热结而正气虚者，当与补虚药配伍，以攻补兼施，标本并顾。如热结而气血不足者，配人参、当归等药，方如黄龙汤；如热结津伤者，配麦冬、生地、玄参等，方如增液承气汤；若脾阳不足，冷积便秘，须与附子、干姜等配伍，如温脾汤。

本品苦降，能使上炎之火下泄，又具清热泻火，凉血止血之功。常与黄连、黄芩同用，治血热妄行之吐血、衄血、咯血，如泻心汤。

本品内服外用均可。内服能清热解毒，并借其泻下通便作用，使热毒下泄。治热毒痈肿疔疮，常与金银花、蒲公英、连翘等同用；治疗肠痈腹痛，可与牡丹皮、桃仁、芒硝等同用，如大黄牡丹汤。本品外用能泻火解毒，凉血消肿，治热毒痈肿疔疮，如用治乳痈，可与粉草共研末，酒熬成膏的金黄散；用治口疮糜烂，多与枯矾等份为末擦患处。治烧烫伤，可单用粉，或配地榆粉，用麻油调敷患处。

本品具有泻下通便，导湿热外出之功，故可用治湿热蕴结之证。如治肠道湿热积滞的痢疾，单用一味大黄即可见效，或与黄连、黄芩、白芍等同用；治湿热黄疸，常配茵陈、栀子，如茵陈蒿汤；治湿热淋证者，常配木通、车前子、栀子等，如八正散。

此外，大黄可"破痰实"，通脏腑，降湿浊，用于老痰壅塞，喘逆不得平卧，大便秘结者，如礞石滚痰丸（《养生主论》）。

生大黄泻下力强，久煎则泻下力减弱。酒制大黄泻下力较弱，活血作用较好，宜用于瘀血证。大黄炭则多用于出血证。

《神农本草经》："下瘀血，血闭，寒热，破癥瘕积聚，留饮宿食，荡涤肠胃，推陈致新，通利水谷，调中化食，安和五脏。"

《药性论》："主寒热，消食，炼五脏，通女子经候，利水肿，破痰实，冷热积聚，宿食，利大小肠，贴热毒肿，主小儿寒热时疾，烦热，蚀脓，破留血。"

《本草纲目》："下痢赤白，里急腹痛，小便淋沥，实热燥结，潮热谵语，黄疸，诸火疮。"

《药品化义》："大黄气味重浊，直降下行，走而不守，有斩关夺门之力，故号将军。专攻心腹胀满，胸胃蓄热，积聚痰实，便结瘀血，女人经闭。"

（3）火麻仁

出自《神农本草经》，为桑科植物大麻的干燥成熟果实。生用，用时打碎。性味甘，平。归脾、胃、大肠经。

本品甘平，质润多脂，能润肠通便，且又兼有滋养补虚作用。适用于老人、产妇及体弱津血不足的肠燥便秘证。单用有效。临床亦常与郁李仁、瓜蒌仁、苏子、杏仁等润肠通便药同用，或与大黄、厚朴等配伍，以加强通便作用，如麻子仁丸。

《神农本草经》："补中益气，久服肥健。"

《药品化义》："麻仁，能润肠，体润能去燥，专利大肠气结便秘。凡年老血液枯燥，产后气血不顺，病后元气未复，或禀弱不能运行者皆治。"

二十七、荨麻疹

1.病案

刘某，男，15岁，学生。

主诉：皮肤瘙痒近2年，加重一星期。

病史：近2年来皮肤反复瘙痒，时轻时重，部位游走不定。二个月前皮肤瘙痒频发，以四肢和躯干部位为主，遇热更为严重，洗澡后皮肤燥热，睡觉盖被子皮肤瘙痒加重，遇冷则减，有红色风团，不由自主的想去抓，抓后留有红色痕迹，要过一到二个小时才能消失，睡眠质量下降，严重影响学习和身心健康。曾在当地以抗组织胺类药物和皮肤软膏擦剂治疗，疗效不佳。

症见：患者体形偏瘦，躯干四肢有散在红色皮疹，形状大小不一，高于皮面，部分疹块连合成片，并伴有咽喉肿痛，口干，舌鲜红，苔薄黄，脉浮数。

西医诊断：荨麻疹。

中医诊断：瘾疹。

证型：风热犯表。

治则：疏风清热，解表止痒。

拟方：消风散加减。

处方：防风 15 克、荆芥 10 克、薄荷 10 克（后下）、生地 20 克、黄芩 10 克、金银花 10 克、连翘 10 克、白茅根 15 克、乌梢蛇 10 克、地龙 10 克、白僵蚕 10 克、当归 15 克、生石膏 30 克、鸡血藤 15 克、白鲜皮 15 克、蛇床子 10 克、牡丹皮 10 克、丹参 15 克、乌梅 10 克、蝉蜕 10 克、路路通 10 克、桑枝 10 克、甘草 10 克。7 剂，水煎服，一日三次分时段服用，严格遵守饮食禁忌，不适随诊。

二诊：患者母亲反馈，皮肤燥热瘙痒有所减轻，生活和饮食习惯方面也在尽量调整，此疗程病情改善明显。郊不更方，以原方继续服用 7 剂。

处方：防风 15 克、荆芥 10 克、薄荷 10 克（后下）、生地 20 克、黄芩 10 克、金银花 10 克、连翘 10 克、白茅根 15 克、乌梢蛇 10 克、地龙 10 克、白僵蚕 10 克、当归 15 克、生石膏 30 克、鸡血藤 15 克、白鲜皮 15 克、蛇床子 10 克、牡丹皮 10 克、丹参 15 克、乌梅 10 克、蝉蜕 10 克、路路通 10 克、桑枝 10 克、甘草 10 克。7 剂，水煎服，一日三次分时段服用，严格遵守饮食禁忌，不适随诊。

三诊：患者母亲反馈：皮肤燥热瘙痒减轻，身体四肢的皮疹颜色变淡，睡眠质量好转，精神状态提升。原方稍微调整。

处方：防风 15 克、荆芥 10 克、浮萍 10 克、生地 20 克、黄芩 10 克、金银花 10 克、连翘 10 克、白茅根 15 克、乌梢蛇 10 克、地龙 10 克、白僵蚕 10 克、当归 30 克、生石膏 30 克、鸡血藤 15 克、白鲜皮 15 克、黄芪 20 克，牡丹皮 10 克、丹参 15 克、蝉蜕 10 克、路路通 10 克、桑枝 10 克、甘草 10 克。7 剂，水煎服，一日三次分时段服用，严格遵守饮食禁忌，不适随诊。

四诊：患者母亲反馈：身体四肢的皮疹基本消失，偶尔骚痒，抓过之后，痕迹不明显，睡眠质量和学习状态有所提升。鉴于目前疗效，为防止反弹，为小儿量身定制一副中药药丸，巩固其疗效。并加配一些强身健体的药物，使孩子身体健康，更好的学习和生活。

后来通过回访得知，孩子荨麻疹已经痊愈无复发，身体健康。

按：瘾疹是一种皮肤出现红色或苍白风团，时隐时现的瘙痒性、过敏性皮肤病。瘾疹相当于西医的荨麻疹。《医宗金鉴·外科心法要诀》云："此证俗名鬼饭疙瘩，由汗出受风，或露卧乘凉，风邪多中表虚之人。

本病以皮肤上出现瘙痒性风团，发无定处，骤起骤退，消退后不留任何痕迹为临床特征。临床上可分为急性和慢性，急性者骤发速愈，慢性者可反复发作。中医古代文献又称风瘩瘟、风疹块、风疹等。本病总因禀赋不耐，人体对某些物质过敏所致。可因卫外不固，风寒、风热之邪客于肌表；或因肠胃湿热郁于肌肤；或因气血不足，虚风内生；或因情志内伤，冲任不调，肝肾不足，而致风邪搏结于肌肤而发病。

本案例患者是典型的风热侵袭皮肤的瘾疹。风邪性善动不居，游移不定，则患者病情反复，时重时轻，游走不定，脉浮；热邪性干涩，易伤津液，侵犯人体，则皮肤燥热，遇热更甚，口干咽痛，脉数；风团，抓痕，皮疹等一系列症状通过辨证为瘾疹。故我选用疏风清热的消风散合当归引子加减治疗。方中荆芥、防风、薄荷，蝉蜕之辛散透达，疏风散邪，使风去则痒止；乌梢蛇、白僵蚕、地龙、路路通取其搜风通络之性并止痒；石膏、生地、金银花、黄芩、连翘清热泻火；白鲜皮、蛇床子燥湿止痒；牡丹皮、丹参、浮萍、桑枝凉血化瘀透疹；当归、生地、鸡血藤养血活血，并寓"治风先治血，血行风自灭"之意；黄芪益气托毒；甘草清热解毒，和中调药。

2. 常用中药

（1）白鲜皮

出自《神农本草经》，为芸香科植物白鲜的干燥根皮。性味苦，寒。归脾、胃、膀胱经。清热燥湿，祛风解毒。

本品性味苦寒，有清热燥湿、泻火解毒、祛风止痒之功。常用治湿热疮毒、肌肤溃烂、黄水淋漓者，可配苍术、苦参、连翘等药用；治湿疹、风疹、疥癣，又配苦参、防风、地肤子等药用，煎汤内服、外洗。

本品善清热燥湿，可治湿热蕴蒸之黄疸、尿赤，常配茵陈等药用；取其既能清热燥湿，又能祛风通痹，可治风湿热痹，关节红肿热痛者，常配苍术、黄柏、薏苡仁等药用。

《神农本草经》："主头风，黄疸，咳逆，淋沥。女子阴中肿痛，湿痹死肌，不可屈伸起止行步。"

《药性论》："治一切热毒风、恶风，风疮疥癣赤烂……主解热黄、酒黄、急黄、谷黄、劳黄等良。"

《本草纲目》："白鲜皮，气寒善行，味苦性燥，足太阴、阳明经，去湿热药也。兼入手太阴、阳明，为诸黄风痹要药。世医止施之疮科，浅矣！"

（2）金银花

出自《新修本草》，为忍冬科植物忍冬、红腺忍冬、山银花或毛花柱忍冬的干燥花蕾或带初开的花。夏初花开放前采摘，阴干。生用、炒用或制成露剂使用。性味甘，寒。归肺、心、胃经。清热解毒，疏散风热。

本品甘寒，清热解毒，散痈消肿，为治一切内痈外痈之要药。治疗痈疮初起，红肿热痛者，可单用本品煎服，并用渣敷患处，亦可与皂角刺、穿山甲、白芷配伍，如仙方活命饮；用治疔疮肿毒，坚硬根深者，常与紫花地丁、蒲公英、野菊花同用，如五味消毒饮；用治肠痢腹痛者，常与当归、地榆、黄芩配伍；用治肺痈咳吐脓血者，常与鱼腥草、芦根、桃仁等同用，以清肺排脓。

本品甘寒，芳香疏散，善散肺经热邪，透热达表，常与连翘、薄荷、牛蒡子等同用，治疗外感风热或温病初起，身热头痛，咽痛口渴，如银翘散；本品善清心、胃热毒，有透营转气之功，配伍水牛角、生地、黄连等药，可治热入营血，舌绛神昏，心烦少寐，如清营汤；若与香薷、厚朴、连翘同用，又可治疗暑温，发热烦渴，头痛无汗，如新加香薷饮。

有清热解毒，凉血，止痢之效，故常用治热毒痢疾，下利脓血，单用浓煎口服即可奏效；亦可与黄芩、黄连、白头翁等药同用，以增强止痢效果。

此外，尚可用治咽喉肿痛、小儿热疮及痱子。

疏散风热、清泄里热以生品为佳；炒炭宜用于热毒血痢；露剂多用于暑热烦渴。

《本草拾遗》："主热毒、血痢、水痢、浓煎服之。"

《本草纲目》："一切风湿气，及诸肿毒、痈疽疔癣、杨梅诸恶疮。散热解毒。"

《本经逢原》："金银花，解毒去脓，泻中有补，痈疽溃后之圣药。但气虚脓清，食少便泻者勿用。"

二十八、湿疹

1. 病案

徐某某，男，27 岁，2020 年 5 月 16 日初诊。

主诉：双下肢红斑、丘疹、丘疱疹伴瘙痒 1 年，近 7 天来加重。

诊见：双下肢对称性红斑、丘疹、丘疱疹，部分融合成片，瘙痒明显，因痒抓后可见糜烂、血痂，糜烂面可见渗液、心烦口渴、便干尿赤，舌暗红苔黄腻，脉弦滑数。

西医诊断：湿疹

中医诊断：湿疮

证型：湿热浸淫

治则：清热凉血，利湿止痒。

拟方：萆薢渗湿汤加减。

处方：萆薢 10 克、黄柏 15 克、白花蛇舌草 156 克、土茯苓 20 克、连翘 10 克，牛膝 10 克、泽泻 30 克、生薏仁 30 克、苦参 10 克、白鲜皮 15 克、蒲公英 15 克、路路通 10 克，紫草 10 克，丹皮 10 克、生地 20 克、赤芍 10 克、甘草 10 克。7 剂，水煎服，每日 1 剂，分早晚 3 次服。

另为患者定制一付中药药丸同时服用，以治其本。

外洗方：苦参 10 克、黄柏 10 克、蛇床子 10 克、明矾 10 克、花椒 10 克、白鲜皮 10 克。

二诊：用药后糜烂面愈合，瘙痒明显减轻，皮疹逐渐消退，疹色变淡，纳少、便溏、腹胀，继用上方加味调整。

处方：萆薢 10 克、黄柏 15 克、白花蛇舌草 15 克、土茯苓 20 克、连翘 10 克、牛膝 10 克、泽泻 30 克、生薏仁 30 克、苦参 10 克、白鲜皮 15 克、蒲公英 15 克、路路通 10 克、紫草 10 克、丹皮 10 克、生地 20 克、赤芍 10 克、苍术 15 克、白术 10 克、厚朴 10 克、甘草 10 克。7 剂，水煎服，每日 1 剂，分早晚 3 次服。

三诊：患者双下肢皮损基本消失，遗留暂时性色素沉着斑。继上方加味。嘱其饮食禁忌。

处方：萆薢 10 克、黄柏 15 克、白花蛇舌草 15 克、土茯苓 20 克、连翘 10 克、牛膝 10 克、泽泻 30 克、生薏仁 30 克、苦参 10 克、白鲜皮 15 克、蒲公英 15 克、路路通 10 克、紫草 10 克、丹皮 10 克、生地 20 克、赤芍 10 克、苍术 15 克、白术 10 克、厚朴 10 克、丹参 15 克、甘草 10 克。7 剂，水煎服，每日 1 剂，分早晚 3 次服。

随访半年未复发。

按： 湿疹是一种具有明显渗出倾向的过敏性、炎症性皮肤病；临床表现为多形性损害，对称分布，瘙痒糜烂，流滋结痂，反复发作，易演变为慢性。

《医宗金鉴》云："遍身生疮，形如粟米，瘙痒无度，搔破时，津脂水，浸淫成片"，中医称其为"湿疮""浸淫疮"等。本病的发生虽形于外而实发于内，湿热相搏郁于体内，外不能宣泄，内不能利导，泛于肌肤腠理所致。

本案例患者双下肢红斑、丘疹、丘疱疹，搔抓后见糜烂面并有渗液辨证当属湿热浸淫，外走肌肤；舌红苔黄腻，脉弦滑数是湿热蕴结之候。四诊合参后以萆薢渗湿汤加减。方中黄柏、蒲公英、连翘、土茯苓、白花蛇舌草清热解毒利湿；萆薢、泽泻、生薏仁淡渗利湿，诸药并用导邪从小便而去，驱邪必给邪以退路，因势利导才能轻而取胜；丹皮、生地、紫草，赤芍养阴凉血活血，三药均入血分，使血中邪气清除，营卫气血通和，以促疾病痊愈；路路通、苦参、白鲜皮清热燥湿止痒；牛膝引诸药下行。"良医不废外治"辨证选用外洗方，内外并用。用药后邪盛之势已折，见脾虚湿滞之证加苍术辛苦温燥湿健脾；白术益气健脾截断生湿之源；厚朴辛苦温燥湿行气除胀满。三诊仅有色素沉着酌加丹参以善后。

2. 常用中药

（1）萆薢

出自《神农本草经》，为薯蓣科植物绵萆薢、福州薯蓣或粉背薯蓣的干燥根茎。前两种称"绵萆薢"，主产于浙江、福建；后一种称"粉萆薢"。性味苦，平。归肾、胃经。利湿去浊，祛风除痹。

本品善利湿而分清去浊，为治膏淋要药。用于膏淋，小便混浊，白如米泔。常与乌药、益智仁、石菖蒲同用，如萆薢分清饮；亦可用治妇女白带属湿盛者，与猪苓、白术、泽泻同用。

本品能祛风除湿，通络止痛。善治腰膝痹痛，筋脉屈伸不利。若偏于寒湿者，可与附子、牛膝同用；属湿热者，则与黄柏、忍冬藤、防己等配伍用。

《神农本草经》："主腰背痛，强骨节，风寒湿周痹，恶疮不瘳，热气。"

《本草纲目》："治白浊，茎中痛，痔瘘坏疮。萆薢之功，长于祛风湿，所以能治缓弱顽痹、遗浊、恶疮诸病之属风湿者。"

《药品化义》："性味淡薄，长于渗湿，带苦亦能降下，主治风寒湿痹，男子白浊，茎中作痛，女人白带，病由胃中浊气下流所致，以此入胃驱湿，其症自愈。"

（2）苦参

出自《神农本草经》，为豆科植物苦参的干燥根。性味苦，寒。归心、肝、胃、大肠、膀胱经。清热燥湿，杀虫，利尿。

本品苦寒，入胃、大肠经，功能清热燥湿而治胃肠湿热所致泄泻、痢疾，可单；或配木香用，如香参丸；治湿热便血、痔漏出血，可配生地黄用；若治湿热蕴蒸之黄疸，可配龙胆、牛胆汁等用。

本品既能清热燥湿，又能杀虫止痒，为治湿热所致带下证及某些皮肤病的常用药。若治湿热带下、阴肿阴痒，可配蛇床子、鹤虱等药用。若治湿疹、湿疮，单用煎水外洗有效，或配黄柏、蛇床子煎水外洗；治皮肤瘙痒，可配皂角、荆芥等药用；若配防风、蝉蜕、荆芥等药用，可治风疹瘙痒，如消风散；若治疥癣，可配花椒煎汤外搽，如参椒汤，或配硫黄、枯矾制成软膏外涂。

本品既能清热，又能利尿，可用治湿热蕴结之小便不利、灼热涩痛，常配石韦、车前子、栀子等药用。

《神农本草经》："主心腹气结，癥瘕积聚，黄疸，溺有余沥，逐水，除痈肿。"

《本草纲目》："治肠风泻血，并热痢。"

《本草正义》："苦参，大苦大寒，退热泄降，荡涤湿火，其功效与芩、连、龙胆皆相近，而苦参之苦愈甚，其燥尤烈，故能杀湿热所生之虫，较之芩、连力量益烈。近人乃不敢以入煎剂，盖不特畏其苦味难服，亦嫌其峻厉而避之也。然毒风恶癞，非此不除，今人但以为洗疮之用，恐未免因噎而废食耳。"

二十九、红斑狼疮

1. 病案

肖某，女，26岁，浙江人，美容师，2020年7月初诊。

主诉：面部红斑半年余。

病史：患者自述自己从事美容工作，2年前随男朋友来武汉。多年来自己一直多发口腔溃疡，平时饮食方面也比较清淡。一次，公司组织户外团建，当时紫外线比较强，也涂了防晒霜，午后两颊下面皮肤特别红，有瘙痒感，特别难受，久久不能散去。至此以后，肌肤慢慢出现针尖至黄豆大小的水肿性红斑，色鲜红。后来辗转各大医院治疗，只能短时间内缓解，需长时间服用药物，无法彻底根治。

最近半年，感觉有加重趋势，关节部位出现对称游走性疼痛，面部呈蝴蝶水肿性红斑，前段时间也通过对身体全方面检查，确诊为系统性红斑狼疮。现主要症状：面颊部红斑遇紫外线和发物性食物加重伴痒，经常性口腔溃疡反复发作，近期其他部位也出现红色斑点，关节部位游走性疼痛，心烦气燥，客易上火，有口气，经期提前，量少色鲜红。

患者五官端正，以口罩遮面，面部似蝴蝶一样的红斑性狼疮，虽然化了妆，但依稀可见。

观其脸部肌肤，蝴蝶状红斑明显，呈水肿不规则形，色鲜红，可见鳞屑，周围有棕色色素沉着。口腔内多个口腔溃疡，人感觉有些浮躁，关节部位有些许红肿，舌红苔黄，脉细数。

西医诊断：红斑狼疮。

中医诊断：阴阳毒。

证型：肝郁脾虚，湿热瘀结。

治则：疏肝健脾，祛湿清热化斑。

拟方：升麻鳖甲汤合逍遥丸加减。

处方：柴胡10克、郁金10克、赤芍10克、薏苡仁30克、皂角刺10克、丹参20克、苍术15克、白术20克、紫草10克、升麻20克、鳖甲20克、当归10克、金银花10克、生地20克、玄参10克、地龙10克、蝉蜕10克、防风10克、甘草10克。7剂，水煎服，日一剂。

另配中药药丸一个疗程（3个月），以治其本。

我嘱咐患者，吃药期间注意饮食禁忌，平时用清水洗脸，尽量不用化妆品，不要用手去挤，以免留下痕迹。正确认识和对待自己的病情，调整自己的心态，放松心情，做一些自己喜欢的事情。勤锻炼，增强体质，吃药期间有任何不懂的问题，可以随时联系我。

二诊：患者自述，吃药期间没有出现其他不适症状，服药三五天，嘴里的口腔溃疡就好了，脸上红斑瘙痒有所减轻，整个人心情愉悦。这个疗程中药丸剂和中药水剂同时分时段服用，标本兼治，双管齐下，中药水剂主要是针对表症，及时的调整，中药丸剂从整体根治。

处方：柴胡10克、赤芍10克、薏苡仁30克、皂角刺10克、丹参20克、苍术15克、白术20克、紫草10克、升麻20克、鳖甲20克、当归10克、金银花10克、生地20克、连翘10克、玄参10克、地龙10克、蝉蜕10克、防风10克、甘草10克。7剂，水煎服，日一剂。

三诊：患者反馈，口腔溃疡已痊愈没有复发迹象，口气也有所减轻，脸上的斑点颜色较之前淡些，基本不痒了，脾气暴躁也有好转，心态比较平和，关节疼痛方面是稍微慢些。

处方：柴胡10克、赤芍10克、薏苡仁30克、皂角刺10克、丹参30克、茯苓10克、白术20克、紫草10克、升麻30克、鳖甲20

克、当归 10 克、金银花 10 克、生地 20 克、连翘 10 克、虎杖 10 克、玄参 10 克、地龙 10 克、白芍 20 克、甘草 10 克。7 剂，水煎服，日一剂。

四诊：脸上斑点颜色较之前淡了很多，气色不错。患者反馈，口腔溃疡这段时间基本没有发作，口气清新，各方面都比较好，关节疼痛方面较之前也有所缓解，特别是脸上的斑点颜色淡了很多，非常开心。

处方：桂枝 6 克、赤芍 10 克、皂角刺 10 克、秦艽 10 克、丹参 30 克、茯苓 10 克、白芷 10 克、紫草 10 克、升麻 50 克、鳖甲 20 克、当归 10 克、金银花 10 克、连翘 10 克、虎杖 10 克、牛膝 10 克、玄参 10 克、地龙 10 克、白芍 20 克、甘草 10 克。7 剂，水煎服，日一剂.

再次见到患者，差不多是半年以后。当时由于平时接诊的患者太多，差点没认出来。患者脸上的斑点基本消失，皮肤较光滑，性格活泼开朗。

按：红斑狼疮是一种可累皮肤及多系统、多器官并有多种自身抗体出现的自身免疫性疾病。它是一种以面及手等暴露部位皮肤红斑、鳞屑、萎缩，状似蝴蝶，可累及全身多脏器的自身免疫性疾病。临床常见类型为盘状红蝴蝶疮和系统性红蝴蝶疮。盘状红蝴蝶疮：好发于面颊部，主要表现为皮肤损害，多为慢性局限性；系统性红蝴蝶疮：除有皮肤损害外，常同时累及全身多系统、多脏器，病变呈进行性经过。

本病由先天禀赋不足，肝肾亏虚而成。因肝主藏血，肾主藏精，精血不足，虚火上炎；兼因腠理不密，日光暴晒，外热入侵，热毒入里，二热相搏，瘀阻脉络，内伤脏腑，外伤肌肤而发病。热毒蕴结肌肤，上泛头面，则面生盘状红蝴蝶疮；热毒内传脏腑，瘀阻于肌肉、关节，则发系统性红蝴蝶疮。在系统性红蝴蝶疮病中，或因热毒炽盛，燔灼营血，阻隔经络，则可引起急性发作而见高热、肌肉酸楚、关节疼痛；或邪热渐退，则又多表现为低热、乏力、唇干舌汇、盗汗等阴虚火旺、肝肾不足证候；或因肝气郁结，久而化火，致气血凝滞；或因病久气血两虚，致心阳不足。

本案例患者是典型的肝气郁结，久而化火，脾虚湿盛，气血凝滞形成红斑狼疮。故我选用升麻鳖甲汤加上疏肝健脾祛斑的中药治疗。方中升麻、金银花、连翘、甘草清热解毒，升麻为解毒良药；柴胡、白芍、郁金疏肝柔肝解郁；薏苡仁、茯苓、白术健脾祛湿通络；鳖甲滋阴散结；当归、丹参活血化瘀；赤芍、紫草、虎杖、玄参凉血化斑；地龙、皂角刺通络祛斑。

2. 常用中药

（1）升麻

出自《神农本草经》，为毛茛科植物大三叶升麻、兴安升麻或升麻的干燥根茎。性味辛、微甘，微寒。归肺、脾、胃、大肠经。解表透疹，清热解毒，升举阳气。

本品辛甘微寒，性能升散，有发表退热之功。治疗风热感冒，温病初起，发热、头痛等症，可与桑叶、菊花、薄荷、连翘等同用。治疗风寒感冒，恶寒发热，无汗，头痛，咳嗽者，常配伍麻黄、紫苏、白芷、川芎等药。若外感风热夹湿之阳明经头痛，额前作痛，呕逆，心烦痞满者，可与苍术、葛根、鲜荷叶等配伍。

本品能辛散发表，透发麻疹，用治麻疹初起，透发不畅，常与葛根、白芍、甘草等同用，如升麻葛根汤。若麻疹欲出不出，身热无汗，咳嗽咽痛，烦渴尿赤者，常配伍葛根、薄荷、牛蒡子、荆芥等药，如宣毒发表汤。

本品甘寒，以清热解毒功效见长，为清热解毒之良药，可用治热毒所致的多种病证。因其尤善清解阳明热毒，故胃火炽盛成毒的牙龈肿痛、口舌生疮、咽肿喉痛以及皮肤疮毒等尤为多用。治疗牙龈肿痛、口舌生疮，多与生石膏、黄连等同用，如清胃散。治疗风热疫毒上攻之大头瘟，头面红肿，咽喉肿痛，常与黄芩、黄连、玄参、板蓝根等药配伍，如普济消毒饮。治疗痄腮肿痛，可与黄连、连翘、牛蒡子等药配伍，如升麻黄连汤。用治温毒发斑，常与生石膏、大青叶、紫草等同用。

升麻善引脾胃清阳之气上升，其升提之力较柴胡为强。故常用治中气不足，气虚下陷所致的脘腹重坠作胀，食少倦怠，久泻脱肛，子宫下垂，肾下垂等脏器脱垂，多与黄芪、人参、柴胡等同用，以补气升阳，如补中益气汤；若胸中大气下陷，气短不足以息，又常以本品配柴胡、黄芪、桔梗等同用，如升陷汤。治疗气虚下陷，月经量多或崩漏者，则以本品配伍人参、黄芪、白术等补中益气药，如举元煎。

发表透疹、清热解毒宜生用，升阳举陷宜炙用。

《神农本草经》："主解百毒，辟温疾、障邪。"

《名医别录》："主中恶腹痛，时气毒疠，头痛寒热，风肿诸毒，喉痛口疮。"

《滇南本草》："表小儿痘疹，解疮毒，咽喉（肿），喘咳音哑，肺热，止齿痛，乳蛾，疟腮。"

（2）紫草

出自《神农本草经》，为紫草科植物新疆紫草、紫草或内蒙紫草的干燥根。性味甘、咸，寒。归心，肝经。清热凉血，活血，解毒透疹。

本品咸寒入肝经血分，有凉血活血、解毒透疹之功。治温毒发斑，血热毒盛，斑疹紫黑者，常配赤芍、蝉蜕、甘草等药用，如紫草快斑汤；若配牛蒡子、山豆根、连翘等药用，可治麻疹不透，疹色紫暗，兼咽喉肿痛者，如紫草消毒饮；若配黄芪、升麻、荆芥等，可治麻疹气虚，疹出不畅，如紫草解肌汤。

紫草可治疮疡，湿疹，水火烫伤。本品甘寒能清热解毒，咸寒能清热凉血，并能活血消肿，治痈肿疮疡，可配银花、连翘、蒲公英等药用；若配当归、白芷、血竭等药，可治疮疡久溃不敛。治湿疹，可配黄连、黄柏、漏芦等药用。若治水火烫伤，可用本品以植物油浸泡，滤取油液，外涂患处，或配黄柏、丹皮、大黄等药，麻油熬膏外搽。

《神农本草经》："主心腹邪气，五疸，补中益气，利九窍，通水道。"

《本草纲目》："紫草，其功长于凉血活血，利大小肠。故痘疹欲出未出，血热毒盛，大便闭涩者用之，已出而紫黑便闭者亦可用。若已出而红活，及白陷大便利者，切宜忌之。"

三十、白癜风

1.病案

谢某，女，15岁，学生，2019年就诊。

主诉：身上颈部多处白斑。

病史：患者母亲代述，女儿15岁，读初三。从小女儿性格独立，由于家中做建材生意，前几年创业初期，比较忙，对孩子学习和生活上疏于照顾，孩子近段时间特别叛逆，脾气暴躁，总喜欢和家长顶嘴，成绩也有所下降。近期她的身上或脖子上有的地方出现了白色的斑点，逐渐扩大，两手背也有。

患者身高正常，体重稍微偏胖，身上、脖子上有的地方出现了白色的斑点，逐渐扩大，两手背也有，最近心烦易怒，胸胁乳房胀痛，学业压力大，晚上睡眠不佳，月经不太规律，喜食油炸辛辣食品。观其患处，皮肤光滑，无脱屑，无萎缩，周边色素稍深，舌质淡红，苔薄，脉弦。

西医诊断：白癜风。

中医诊断：白驳风。

证型：肝郁气滞，痰瘀互结。

治则：疏肝理气，化痰祛瘀，疏通脉络。

拟方：凉血地黄汤加减。

处方：柴胡10克、郁金10克、紫草10克、丹参20克、补骨脂10克、女贞子10克、鬼箭羽10克、蝉蜕10克、当归10克、川芎10克、鸡血藤10克、水牛角30克、升麻20克、熟大黄9克、天花粉 10 克、土茯苓 30 克、荆芥 3 克、甘草 10 克。10 剂，水煎服，日一剂，一日三次。

另配中药药丸一个疗程（3 个月），以治其本。

嘱吃药期间注意饮食禁忌，尽量戒掉以前不好的饮食习惯，正确认识和对待自己的病情，调整自己的心态，放松心情，勤锻炼，增强体质。

二诊：患者反馈，此疗程服药过程中，没有出现其他不适症状，明显比以前话多些，状态也很积极，和父母之间也比上次要亲密些，丝毫没有抱怨中药水剂苦，不好喝，此疗程中药丸剂和中药水剂同时分开服用，标本兼治。

处方：柴胡 10 克、紫草 10 克、丹参 20 克、补骨脂 10 克、女贞子 10 克、鬼箭羽 10 克、蝉蜕 10 克、当归 10 克、川芎 10 克、鸡血藤 10 克、水牛角 30 克、升麻 30 克、熟大黄 9 克、天花粉 10 克、鳖甲 20 克、土茯苓 30 克、荆芥 3 克、甘草 10 克。10 剂，水煎服，日一剂，一日三次。

三诊：患者反馈，胸胁乳房胀痛有明显改善，心态也较之前平和，睡眠方面也有所改善，饮食和睡眠方面也在慢慢形成规律，自身感觉最近要来月经了。

处方：柴胡 10 克、紫草 10 克、丹参 20 克、补骨脂 20 克、女贞子 10 克、鬼箭羽 10 克、蝉蜕 10 克、桑枝 10 克、当归 10 克、川芎 10 克、鸡血藤 10 克、水牛角 30 克、升麻 50 克、连翘 10 克、天花粉 10 克、鳖甲 20 克、土茯苓 30 克、甘草 10 克。10 剂，水煎服，日一剂，一日三次。

四诊：此次患者已经坚持服用水剂一个多月。患者反馈，月经在此疗程中期如约而至，此以月经跟以往有所不同，以往量少色深，周期二三天。此次量比以往多些，周期五天，量多色深，有很多血块和褐色的东西排出，月经干净后，整个人非常轻松。身体其他地方也没有再出现白色的斑点，之前的部位也没有增长，周边色素也有淡化现象，自己和父母非常高兴。

处方：柴胡 10 克、紫草 10 克、丹参 20 克、补骨脂 20 克、夜交藤 10 克、鬼箭羽 10 克、蝉蜕 10 克、桑枝 10 克、当归 10 克、白芷 10 克、鸡血藤 10 克、水牛角 40 克、升麻 60 克、连翘 10 克、天花粉 10 克、鳖甲 20 克、桃仁 10 克、甘草 10 克。10 剂，水煎服，日一剂，一日三次。

五诊：白斑周边的色素继续淡化，白斑没有继续蔓延，有些许淡化，身体各方面都不错。

处方：柴胡 10 克、紫草 10 克、丹参 20 克、补骨脂 30 克、夜交藤 10 克、鬼箭羽 10 克、蝉蜕 10 克、桑枝 10 克、当归 10 克、白芷 10 克、鸡血藤 10 克、水牛角 40 克、升麻 90 克、连翘 10 克、天花粉 10 克、鳖甲 20 克、桃仁 10 克、红花 10 克、甘草 10 克。10 剂，水煎服，日一剂，一日三次。

特别提示：患者自己本人每天都用生山甲鳞片在白癜风患处刮 10 分钟。

后随访得知，白癜风已痊愈。

按：白癜风在中医学中称之为白驳风，白驳风是一种常见的后天性的限局性或泛发性皮肤色素脱失病。白驳风是指以大小不同、形态各异的皮肤变白为主要临床表现的限局性色素脱失性皮肤病。其特点：皮肤白斑可发生于任何部位、任何年龄，单侧或对称，大小不等，形态各异，甚至沿神经走行呈带状分布。可泛发全身；慢性病程，易诊难治，影响人体美观。

白癜风并不是先天疾病，但却会在不同年龄段突然冒出来，让你措手不及。此病偏爱青少年，大约一半的患者在 20 岁前发病。随着病程的发展。从开始的一个小白斑变成好多个白斑，白斑慢慢扩大，长时间容易形成不规则的大白斑，给人们的工作和生活带来不利影响。由此，很多人会疑惑，白癜风如此易诊难治，似乎不太属于中医诊治范围。而大家似乎忘了，中医学源远流长，"白癜"之名首见于隋代《诸病源候论·白癜候》，曰："白癜者，面及颈项身体皮肤肉色变白，与肉色不同，也不痒痛，谓之白癜。"

本案例的治疗思路是，方中柴胡、郁金疏肝解郁，丹参、桃仁、当归、川芎活血化瘀行气；二药相合，助柴胡以解肝经之郁滞，并增行气活血止之效；水牛角、天花粉、土茯苓、鳖甲、升麻解毒化白斑；鸡血藤、蝉蜕祛风通经，引药直达病所；鬼箭羽、连翘化瘀清热；补骨脂是治疗白癜风的要药；甘草调和诸药。诸药相合，共奏疏肝行气、活血清热，解毒消斑之功。

2. 常用中药

（1）乌梢蛇

出自《药性论》，为游蛇科动物乌梢蛇的干燥体。味甘，性平。归肝经。祛风，通络，止痉。

本品性走窜，能搜风邪，透关节，通经络，常用于风湿痹证及中风半身不遂，尤宜于风湿顽痹，日久不愈者。常配全蝎、天南星、防风等，治风痹，手足缓弱，麻木拘挛，不能伸举；或制酒饮，以治顽痹瘫缓，挛急疼痛，如乌蛇酒。治中风，口眼㖞斜，半身不遂，宜配通络、活血之品。

本品能入肝祛风以定惊搐，治小儿急慢惊风，可与麝香、皂荚等同用，如乌蛇散；治破伤风之抽搐痉挛，多与蕲蛇、蜈蚣配伍。善行祛风而能止痒，配白附子、大风子、白芷等，以治麻风；配枳壳、荷叶，可治干湿癣证。本品又可治瘰疬、恶疮。

蕲蛇、金钱白花蛇、乌梢蛇性皆走窜，均能祛风，通络，止痉，凡内外风毒壅滞之证皆宜，尤以善治病久邪深者为其特点。其作用以金钱白花蛇最强，蕲蛇次之，乌梢蛇最弱；且金钱白花蛇与蕲蛇均有毒性偏温燥，而乌梢蛇性平无毒力较缓。

《开宝本草》："主诸风瘙瘾疹，疥癣，皮肤不仁，顽痹。"

《本草纲目》："功与白花蛇（即蕲蛇）同而性善无毒。"

附药：蛇蜕

为游蛇科动物王锦蛇、红点锦蛇和黑眉锦蛇等多种蛇脱下的皮膜。

全国各地均产。全年均可收集，去净泥沙，晾干。性味甘、咸，平。归肝经。功能祛风，定惊，退翳，解毒止痒。适用于惊风癫痫，翳障，喉痹，口疮，痈疽疔毒，瘰疬，皮肤瘙痒，白癜风等。

（2）鬼箭羽

出自《日华子本草》，为卫矛科植物卫矛的具翅状物的枝条或翅状附属物。性味　苦；辛；寒。归肝经。

主治破血通经；解毒消肿；杀虫。主症癥结块；心腹疼痛；闭经；痛经；崩中漏下；产后瘀滞腹痛；恶露不下；疝气；历节痹痛；疮肿；跌打伤痛；虫积腹痛；烫火伤；毒蛇咬伤。

《本草述》：鬼箭羽，如《本经》所治，似专功于女子之血分矣。又如苏颂所述古方，更似专功于恶疰及中恶气之毒以病于血者也。第方书治女子经闭有牡丹皮散中入此味，而治男子胀满有见晛丸，亦用此味，即苏颂所述古方之治，犹未言专治女子也。大抵其功精专于血分，如女子固以血为主，较取效于男子者更为切中耳。苏恭谓疗妇人血气大效，非无据也。

《本经逢原》：鬼箭，专散恶血，故《本经》有崩中下血之治。《别录》治中恶腹痛，去白虫，消皮肤风毒肿，即腹满汗出之治。今人治贼风历节诸痹，妇人产后血晕，血结聚于胸中，或偏于胁肋少腹者，四物倍归，加鬼箭羽、红花、玄胡索煎服。以其性专破血，力能堕胎。

《本经》："主女子崩中下血，腹满汗出。"

《别录》："主中恶腹痛，去白虫，消皮肤风毒肿，令阴中解。"

三十一、面瘫

1. 病案

某女，40 岁，干部，蔡甸区人。

主诉：左侧嘴角歪斜半月有余。

病史：患者自述半月之前早上起来刷牙时发现嘴角漏水，抬头照镜子后，发现自己左侧嘴角和右侧嘴角角度明显不对称，经仔细观察发现自己左眼跳动不止，闭眼时难合上，抬眼时左侧无抬力，还时不时流泪，面部有寒冷感和风吹感。随后到当地中医院去检查后结果是三叉神经痛（面中风），经医院医生针灸和中药20多天后无明显改善。经朋友介绍到我处中医门诊部治疗。

症见：患者张嘴巴后左侧嘴角歪斜，人中沟也歪斜；做闭眼动作后显示眼白暴露在外，关闭不全，伴流泪；做抬眼动作后显示抬眼基本功能都没有，肌肉无力，松弛；做吹口哨动作显示嘴巴歪斜，且难发声；经过我仔细问诊得出，患者嘴巴喝水漏水，吃饭包饭，白天或者晚上不时地流泪，面部有寒冷和有虫爬感，整个面部有紧绷的感觉！
查舌：舌淡苔白，舌底瘀阻，歪斜舌（向左侧），脉弦紧。

西医诊断：面神经炎。

中医诊断：面瘫。

证型：风寒袭面，经筋痹阻。

治则：祛风散寒，养血通络。

拟方：牵正散加减。

处方：禹白附10克、桂枝10克、全蝎10克、蜈蚣2条、白芷10克、当归10克、熟地20克、僵蚕10克、川芎10克、羌活10克、牡蛎20克、丹参30克、防风15克、细辛1克、枸杞10克、蝉蜕10克、乌梢蛇10克、白芍30克、甘草10克。7剂，水煎服，一日一剂，一剂分三次服用。

针灸治疗：治法祛风通络，疏调经筋。以局部穴和手足阳明经穴为主。

主穴：阳白、颧髎、颊车、地仓、翳风、合谷、太冲。此处用地仓透颊车针法，取健侧。

经过一星期精心治疗，患者各种不适症状基本消失！另配中药药丸一个疗程（3个月），以治其本，防其复发。

按：面瘫，中医名为口僻，亦名口歪（㖞）、口㖞僻、口眼歪斜，指口角向一侧歪斜，目不能闭合等，俗称吊线风。面瘫是以口角向一侧歪斜、眼睑闭合不全为主症的病证，又称为面部中风，本病可发生任何年龄的。发病急，多一侧面部发病。其发生常与劳作过度、正气不足、风寒或风热等因素有关。本病病位在面部，与少阳、阳明经筋相关。基本病机是经气痹阻，经筋功能失调。

《灵枢·经筋》："卒口僻，急者目不合，热则筋纵，目不开，颊筋有寒，则急引颊移口；有热则筋弛纵缓不胜收，故僻。"张介宾《类经十七卷·疾病类六十九》注："僻，歪斜也。"隋·巢元方等《诸病源候论·风口㖞候》云："风邪入于足阳明手太阳之经，遇寒则筋急引颊，故使口㖞僻，言语不正，而目不能平视。"明·李时珍《本草纲目·第三卷·百病主治药·痰气》："枳茹，渍酒服，治中风身直，及口僻目斜。"本病是由于正气不足，经络空虚，卫外不固，风邪乘虚入中经络，气血痹阻而致，故《诸病源候论》则谓，风邪入是阳明经，而又遇寒，故筋急引颊。

因风寒、风热、湿浊痹阻面络，以致经气流行失常，气血不和，经筋失于滋养可致面瘫；因气血不足，脉络空虚，风邪入中经络，气血痹阻，肌筋失养而致面瘫；因嗜酒肥甘、饥饱失宜，脾失健运，聚湿生痰，痰动生风，风痰窜经络，气血痹阻，经隧不通，气不能行，血不能濡而致面瘫；因阳气虚损，无力鼓动血的运行，以致气虚血瘀，筋脉失养而致面瘫；肝为刚脏，体阴用阳，若喜怒气逆或肝肾阴虚，阴不敛阳，肝阳上亢，肝阳在风，上窜面部，损伤阳明脉络，牵动缺盆与面颊而致面瘫。外邪侵袭日久入里，脏腑经络受损，他病即生；五脏相生相克，可出现肝气乘脾，土虚木乘，肝损及肾；本虚致实，由表及里，虚实夹杂可致疾病进一步转化。

本人经验：阳白要向四个方向透刺，阳白透攒竹，阳白透太阳，阳白透神庭，阳白透头维，因为眼抬力基本无力，本人用此透法疗效显著！还有地仓穴要透颊车穴，漏水和包饭问题可以解决，疗效显著！

根据病人表现配穴：风寒证配风池，列缺；"风热证配外关、曲池；"气血不足配足三里、气海。人中沟歪斜配水沟；"鼻唇沟浅配迎香；"颏唇沟歪斜配承浆；"舌麻、味觉减退配廉泉；"目合困难配攒竹、昆仑；"流泪配承泣；听觉过敏配听宫、中渚。阳白、颧髎、地仓、颊车、翳风可疏调面部经筋，活血通络；"合谷为循经远部选穴，取"面口合谷收"之意。操作在急性期面部穴位手法宜轻，针刺宜浅，取穴宜少，肢体远端的腧穴手法宜重。

2. 常用中药

（1）禹白附

出自《中药志》，为天南星科植物独角莲的块茎。性味辛、甘，温。有毒。归胃、肝经。

祛风痰，止痉，止痛，解毒散结。

本品辛温，善祛风痰而解痉止痛，故适用于中风痰壅，口眼㖞斜、惊风癫痫、破伤风。治中风口眼㖞斜，常配全蝎、僵蚕用；治风痰壅盛之惊风、癫痫，常配半夏、南星；治破伤风，配防风、天麻、南星等药用。

本品既祛风痰，又能止痛，其性上行，尤擅治头面部诸疾，治痰厥头痛、眩晕，常配半夏、天南星；治偏头风痛，可与白芷配伍。治瘰疬痰核，可鲜品捣烂外敷；治毒蛇咬伤可磨汁内服并外敷，亦可配其它解毒药同用。

白附子之名，最早见于《名医别录》。但据考证历代本草所载者为毛茛科植物黄花乌头的块根，称关白附。两种白附子均能祛风痰解痉，但禹白附毒性较小，又能解毒散结。现已作为白附子的正品广泛应用；而关白附毒性大，功效偏于散寒湿止痛，现已较少应用。

（2）白芷

出自《神农本草经》，为伞形科植物白芷或杭白芷的干燥根。白芷产于河南长葛、禹县者习称"禹白芷"，产于河北安国者习称"祁白芷"。此外陕西和东北亦产。杭白芷产于浙江、福建、四川等省，习称"杭白芷"和"川白芷"。性味辛，温。归肺、胃、大肠经。解表散寒，祛风止痛，通鼻窍，燥湿止带，消肿排脓。

本品辛散温通，祛风解表散寒之力较温和，而以止痛、通鼻窍见长，宜于外感风寒，头身疼痛，鼻塞流涕之证，常与防风、羌活、川芎等祛风散寒止痛药同用，如九味羌活汤。

本品辛散温通，长于止痛，且善入足阳明胃经，故阳明经头额痛以及牙龈肿痛尤为多用。治疗阳明头痛，眉棱骨痛，头风痛等症，属外感风寒者，可单用，即都梁丸；或与防风、细辛、川芎等祛风止痛药同用，如川芎茶调散；属外感风热者，可配伍薄荷、菊花、蔓荆子等药。治疗风冷牙痛，可与配伍细辛、全蝎、川芎等同用，如一捻金散；治疗风热牙痛，可配伍石膏、荆芥穗等药，如风热散。若风寒湿痹，关节疼痛，屈伸不利者，可与苍术、草乌、川芎等药同用，如神仙飞步丹。

本品祛风、散寒、燥湿，可宣利肺气，升阳明清气，通鼻窍而止疼痛，故可用治鼻渊，鼻塞不通，浊涕不止，前额疼痛，每与苍耳子、辛夷等散风寒、通鼻窍药同用，如苍耳子散。

本品辛温香燥，善除阳明经湿邪而燥湿止带。治疗寒湿下注，白带过多者，可与鹿角霜、白术、山药等温阳散寒、健脾除湿药同用；若湿热下注，带下黄赤者，宜与车前子、黄柏等清热利湿、燥湿药同用。

本品辛散温通，对于疮疡初起，红肿热痛者，可收散结消肿止痛之功，每与金银花、当归、穿山甲等药配伍，如仙方活命饮；若脓成难溃者，常与益气补血药同用，共奏托毒排脓之功，与人参、黄芪、当归等药同用。此外，本品祛风止痒，可用治皮肤风湿瘙痒。

《神农本草经》："主女人漏下赤白，血闭阴肿，寒热，风头侵目泪出，长肌肤，润泽。"

《滇南本草》："祛皮肤游走之风，止胃冷腹痛寒痛，周身寒湿疼痛。"

《本草纲目》："治鼻渊、鼻衄、齿痛、眉棱骨痛，大肠风秘，小便出血，妇人血风眩运，翻胃吐食；解砒毒，蛇伤，刀箭金疮。"

三十二、带状疱疹

1. 病案

病案一

汤某某，男，48 岁。2020 年 8 月 22 日初诊。

主诉： 肩臂疱疹疼痛半月。

现病状： 半月前于左肩部出现针刺样疼痛，并放射至左臂，自贴"风湿止痛膏"。2 天后，疼痛仍不减，反而加重。此时左肩臂出现数处鲜红色斑片，其上有成群水疱，疼痛剧烈，无休无止。

症见： 心烦急躁，口苦咽干，纳食不香，夜间痛甚，难以入眠，大便干结，小便黄赤短少。查体：左肩臂及腋下鲜红色斑片，其上有密集成群的米粒至绿豆大小的水疱，疱壁丰满紧张。舌质红，苔黄腻，脉弦滑数。

西医诊断： 带状疱疹。

中医诊断： 蛇串疮。

证型： 肝胆郁热证。

治则： 清肝胆、利湿热。

拟方： 龙胆泻肝汤加减。

处方： 龙胆草 12 克、生地 20 克、柴胡 10 克、丹皮 15 克、赤芍 15 克、黄芩 15 克、栀子 15 克、黄柏 12 克、大黄 10 克、虎杖 20 克、板蓝根 20 克、紫草 12 克、延胡索 15 克、泽泻 15 克、车前子 15 克、菊花 12 克、蒲公英 20 克、紫花地丁 20 克、甘草 10 克。7 剂，水煎服，日一剂，一剂分三次服用。

二诊： 病情明显改善，大便已通，水疱多已干燥结痂，但仍有疼痛。

处方： 龙胆草 12 克、生地 20 克、丹皮 15 克、赤芍 15 克、黄芩 15 克、栀子 10 克、黄柏 12 克、虎杖 20 克、板蓝根 20 克、紫草 12 克、延胡索 20 克、泽泻 15 克、地龙 10、车前子 15 克、菊花 12 克、丹参 10 克、蒲公英 20 克、紫花地丁 20 克、甘草 10 克。7 剂，水煎服，日一剂，一剂分三次服用。

三诊： 续服 7 剂，皮损全部消退，已不疼痛。临床治愈。另配中药药丸一个疗程（3 个月），以治其本。

病案二

胡某某，女，55 岁，2021 年 5 月 29 日初诊。

主诉： 带状疱疹后遗神经痛。

现病状： 患者在一个月前出现右侧腰腿部灼热刺痛，后疼痛部位又出现串状疱疹，方诊断为："带状疱疹"。经治疗后，疱疹消退，但其疼痛程度丝毫未减，患者慕名求诊于我处。症见患处遗留疱疹瘢痕，色发红，述每间隔十余分钟就刺痛一次，晚上疼痛明显，自发病以来难以入睡。查舌质红少苔，脉细弦。

西医诊断： 带状疱疹。

中医诊断： 蛇串疮。

证型： 肝郁气滞，阴虚血瘀。

治则： 疏肝理气，养阴化瘀。

拟方： 一贯煎合桃红四物汤加减。

处方： 当归 15 克、生地 30 克、沙参 15 克、麦冬 15 克、枸杞 12 克、川楝子 6 克、丹参 15 克、白芍 30 克、鬼箭羽 30 克、桃仁 10 克、红花 10 克、连翘 10 克、牛膝 10 克、延胡索 15 克、石斛 30 克、路路通 10 克、甘草 10 克。7 剂，水煎服，日一剂，一剂分三次服用。

二诊： 睡眠有好转，疼痛已显著减轻，原方稍微调整加味。并给患者定制一副中药药丸同时服用。

处方： 当归 15 克、生地 30 克、沙参 15 克、麦冬 15 克、枸杞 12

克、夏枯草 10 克、丹参 15 克、白芍 30 克、鬼箭羽 30 克、桃仁 10 克、红花 10 克、连翘 10 克、赤芍 10 克、牛膝 10 克、延胡索 15 克、石斛 30 克、路路通 10 克、甘草 10 克。7 剂，水煎服，日一剂，一剂分三次服用。

另配中药药丸一个疗程（3 个月），以治其本。

三诊：疼痛程度和间隔时间都得到明显改善，睡眠较佳，白天偶有疼痛，原方稍微调整加味。

处方：当归 15 克、生地 30 克、沙参 15 克、麦冬 15 克、枸杞 12 克、夏枯草 10 克、丹参 15 克、白芍 30 克、全蝎 10 克、鬼箭羽 30 克、桃仁 10 克、红花 10 克、连翘 10 克、赤芍 10 克、蜂房 3 克、牛膝 10 克、延胡索 15 克、石斛 30 克、路路通 10 克、甘草 10 克。7 剂，水煎服，日一剂，一剂分三次服用。并和中药药丸同时服用。后回访患者疾病全愈。

按：蛇串疮相当于西医的带状疱疹。蛇串疮是一种皮肤上出现成簇水疱，呈带状分布，痛如火燎的急性疱疹性皮肤病。因皮损状如蛇行，故名蛇串疮；因每多缠腰而发，故又称缠腰火丹；本病又称之为火带疮、蛇丹、蜘蛛疮等。清·《外科大成·缠腰火丹》称此症"俗名蛇串疮，初生于腰，紫赤如疹，或起水疱，痛如火燎。"以成簇水疱，沿一侧周围神经作带状分布，伴刺痛为临床特征。多见于成年人，好发于春秋季节。

本病多为情志内伤，肝郁气滞，久而化火，肝经火毒，外溢肌肤而发；或饮食不节，脾失健运，湿邪内生，蕴而化热，湿热内蕴，外溢肌肤而生；或感染毒邪，湿热火毒蕴结于肌肤而成。年老体虚者，常因血虚肝旺，湿热毒盛，气血凝滞，以致疼痛剧烈，病程迁延。

病案一为肝胆湿热，湿热毒邪循经外溢，泛滥肌肤而发。湿热之邪阻塞经络，导致气血瘀滞，故而疼痛剧烈。综观其内外征象，病位在肝胆，病性属热，舌脉表现为一派实热象。故以清肝胆湿热之龙胆泻肝汤加减，使用大量苦寒泻热之品，清肝胆之湿热，兼清下焦湿热，使湿热从二便而去。加通经活络之延胡索、地龙等，并加强镇静安神之功效，最后邪去正安，疾病痊愈。

本案例患者治疗思路：方中重用生地滋阴养血、补益肝肾，内寓滋水涵木之意。当归、白芍、枸杞养血滋阴柔肝；沙参、麦冬滋养肺胃，养阴生津，意在佐金平木，扶土制木；桃仁、红花、丹参、赤芍凉血活血化瘀；连翘、鬼箭羽清热；解毒消肿；川楝子、延胡索缓急止痛；全蝎、路路通、蜂房解毒通络；石斛、夏枯草、川楝子疏肝泄热，理气止痛，复其条达之性。该药性虽苦寒，但与大量甘寒滋阴养血药相配伍，则无苦燥伤阴之弊。诸药合用，使肝体得养，肝气得舒，则诸症可解。

2. 常用中药

（1）蒲公英

出自《新修本草》，为菊科植物蒲公英、碱地蒲公英或同属数种植物的干燥全草。性味苦、甘，寒。归肝、胃经。清热解毒，消肿散结，利湿通淋。

本品苦寒，既能清解火热毒邪，又能泄降滞气，故为清热解毒、消痈散结之佳品，主治内外热毒疮痈诸证，兼能疏郁通乳，故为治疗乳痈之要药。用治乳痈肿痛，可单用本品浓煎内服；或以鲜品捣汁内服，渣敷患处；也可与全瓜蒌、金银花、牛蒡子等药同用；用治疗毒肿痛，常与野菊花、紫花地丁、金银花等药同用，如五味消毒饮；用治肠痈腹痛，常与大黄、牡丹皮、桃仁等同用；用治肺痈吐脓，常与鱼腥草、冬瓜仁、芦根等同用。本品解毒消肿散结，与板蓝根、玄参等配伍，还可用治咽喉肿痛；鲜品外敷还可用治毒蛇咬伤。

本品能清利湿热，利尿通淋，对湿热引起的淋证、黄疸等有较好的疗效。用治热淋涩痛，常与白茅根、金钱草、车前子等同用，以加强利尿通淋的效果；治疗湿热黄疸，常与茵陈、栀子、大黄等同用。

此外，本品还有清肝明目的作用，以治肝火上炎引起的目赤肿痛，可单用取汁点眼，或浓煎内服；亦可与菊花、夏枯草、黄芩等配伍使用。

《新修本草》："主妇人乳痈肿。"

《本草备要》："专治痈肿、疔毒，亦为通淋妙品。"

（2）紫花地丁

出自《本草纲目》，为堇菜科植物紫花地丁的干燥全草。性味苦、辛，寒。归心、肝经。

清热解毒，凉血消肿。

本品苦泄辛散，寒能清热，入心肝血分，故能清热解毒，凉血消肿，消痈散结，为治血热壅滞，痈肿疮毒，红肿热痛的常用药物，尤以治疔毒为其特长。用治痈肿、疔疮、丹毒等，可单用鲜品捣汁内服，以渣外敷；也可配金银花、蒲公英、野菊花等清热解毒之品，如五味消毒饮（《医宗金鉴》）；用治乳痈，常与蒲公英同用，煎汤内服，并以渣外敷，或熬膏摊贴患处，均有良效；用治肠痈，常与大黄、红藤、白花蛇舌草等同用。

本品兼可解蛇毒，治疗毒蛇咬伤，可用鲜品捣汁内服，亦可配雄黄少许，捣烂外敷。此外，还可用于肝热目赤肿痛以及外感热病。

《本草纲目》："治一切痈疽发背，疔疮瘰疬，无名肿毒，恶疮。

《本草正义》："地丁专为痈肿疔毒通用之药。""然辛凉散肿，长于退热，惟血热壅滞，红肿焮发之外疡宜之，若谓通治阴疽发背寒凝之证，殊是不妥。"

（3）野菊花

出自《本草正》，为菊科植物野菊的干燥头状花序。性味苦、辛，微寒。归肝、心经。主清热解毒。

本品辛散苦降，其清热泻火，解毒利咽，消肿止痛力胜，为治外科疔痈之良药。用治热毒蕴结，疔疖丹毒，痈疽疮疡，咽喉肿痛，均可与蒲公英、紫花地丁、金银花等同用，如五味消毒饮。

本品味苦入肝，清泻肝火；味辛性寒，兼散风热，常与金银花、密蒙花、夏枯草等同用，治疗风火上攻之目赤肿痛；若与决明子同用，可用治肝火上炎之头痛眩晕。此外，本品内服并煎汤外洗也用治湿疹、湿疮、风疹痒痛等。

《本草纲目》："治痈肿疔毒，瘰疬眼瘜。"

《本草汇言》："破血疏肝，解疗散毒。主妇人腹内宿血，解天行火毒丹疗。洗疮疥，又能去风杀虫。"

《本草求真》："凡痈毒疔肿，瘰疬，眼目热痛，妇人瘀血等证，无不得此则治。"

三十三、过敏性鼻炎

1. 病案

李某，男，8 岁，学生，2018 年 11 月就诊。

主诉：鼻流浊涕半个月。

病史：患者母亲代述，小儿自小体弱，患过敏性鼻炎多年，对螨虫，花粉，动物皮毛过敏，期间一直有进行治疗，平时生活中也是特别注意，但病情总是反复，始终无法彻底治愈。半个月前，由于气温骤降，小孩受凉之后，鼻炎发作，一直在治疗，始终无法彻底，经同学家长推荐，特来我处诊治。

症见：患者，体形偏瘦弱，衣服穿的较多，总是喜欢不自觉用手揉搓鼻子处，鼻涕较难排出，排出的鼻涕特别黏，呈黄绿色，鼻黏膜红肿，鼻塞比较重。晚上睡觉可以明显听出喉咙部有痰的声音，平时晚上也总是容易流虚汗。舌淡红，苔薄白。

西医诊断：过敏性鼻炎。

中医诊断：鼻鼽。

证型：肺脾气虚夹痰。

治则：健脾益气，化痰通窍。

拟方：张氏补肺丸加减。

处方：法半夏 9 克、桂枝 6 克、细辛 1 克、桔梗 9 克、桑白皮 10 克、党参 10 克、黄芪 10 克、熟地 10 克、陈皮 10 克、茯苓 10 克、白术 10 克、紫菀 10 克、苍耳子 10 克、辛夷 10 克、白芷 10 克、防风 10 克、黄芩 9 克、甘草 10 克。三剂，水煎服（煎药时加一片生姜），日一剂。

嘱吃药期间注意小孩的饮食禁忌，不要吃油炸或刺激性食物，这段时间注意远离过敏源。勤锻炼，增强体质，注意天气变化，适时的为孩子增减衣物。坚持每天让孩子用热水泡澡，这样更利于疏通鼻腔，让痰液更易排出。

二诊：患者母亲反馈，此次药方效果明显，可以明显感觉孩子的鼻子较之前通畅，晚上睡觉也比较踏实，喉咙里的痰鸣声有所减轻。为其量身定制中药膏滋一个疗程。水剂再坚持吃三副，基本就可以解决症状，然后开始坚持服用中药膏滋。

处方：法半夏 9 克、桂枝 6 克、细辛 1 克、桔梗 9 克、党参 10 克、黄芪 10 克、熟地 10 克、陈皮 10 克、白芍 10 克、茯苓 10 克、白术 10 克、白芷 10 克、防风 10 克、五味子 10 克、甘草 10 克。三剂，水煎服（煎药时加一片生姜），日一剂。

另配中药药丸一个疗程（3 个月），以治其本。

后患者母亲反馈，水剂已吃完，孩子的鼻子已经完全通了，没有流涕，嗅觉也恢复了，鼻子里面痒这几天基本没有出现．嘱中药水剂可以不用，只需坚持服用定制的中药膏滋，平时的饮食生活习惯还是多注意，孩子平时穿的衣服不宜过多，平时变天时及时增减衣物，坚持锻炼，此疗程之后，孩子的体质应该会越来越好。

按：过敏性鼻炎，又称变应性鼻炎，是指易感或者接触过敏原后，以发作性喷嚏、流涕和鼻塞为主要症状的鼻黏膜慢性炎症性疾病。西医学的过敏性鼻炎，血管运动性鼻炎、嗜酸性粒细胞增多性非变应性鼻炎等疾病属于中医学鼻鼽的范畴。

本案例患儿禀赋不足，素体虚弱，且患病时间较长，肯定是肺脾气虚，"脾为生痰之源，肺为贮痰之器"，所以我选用健脾祛湿，补肺益气的补肺汤和二陈汤加减治疗。方中熟地、党参、黄芪扶助正气，

"肺虚而用参、芪者，脾为肺母，气为水母也，虚则补其母；用熟地者，肾为肺子，子虚必盗母气以自养，故用肾药先滋其水，且熟地亦化痰之妙品也"（《医方集解》），以五味子酸温敛肺、桑白皮甘寒泻肺、紫菀辛能润肺，补虚、宣敛并用，祛痰而不伤正；细辛、苍耳子、辛夷、白芷通鼻窍祛痰；茯苓、白术健脾益气；桔梗载药上行；黄芩清上焦郁热；法半夏燥湿化痰；防风祛内外之风；甘草调和诸药。

2.常用中药

（1）苍耳子

出自《神农本草经》，为菊科植物苍耳的干燥成熟带总苞的果实。性味辛、苦，温。有毒。归肺经。发散风寒，通鼻窍，祛风湿，止痛。

本品辛温宣散，既能外散风寒，又能通鼻窍、止痛，用治外感风寒，恶寒发热，头身疼痛，鼻塞流涕者，可与防风、白芷、羌活、藁本等其他发散风寒药同用。因其发汗解表之力甚弱，故一般风寒感冒少用。

本品温和疏达，味辛散风，苦燥湿浊，善通鼻窍以除鼻塞、止前额及鼻内胀痛，用治鼻渊头痛、不闻香臭、时流浊涕者，一药数效，标本兼治，可内服亦宜外用，为治鼻渊之良药，尤宜于鼻渊而有外感风寒者，常与辛夷、白芷等散风寒、通鼻窍药配伍，如苍耳子散。若鼻渊证属风热外袭或湿热内蕴者，本品又常与薄荷、黄芩等疏散风热、清热药同用。其他鼻病，如伤风鼻塞（急性鼻炎）、鼻窒（慢性鼻炎）、鼻鼽（过敏性鼻炎）等，本品亦较常用。

本品辛散苦燥，性温散寒，能祛风除湿，通络止痛，用治风湿痹证，关节疼痛，四肢拘挛，可单用，或与羌活、威灵仙、木瓜等药同用。此外，本品与地肤子、白鲜皮、白蒺藜等药同用，治风疹瘙痒。又本品研末，用大风子油为丸，还治疥癣麻风，皆取散风除湿的作用。

《神农本草经》："主风头寒痛，风湿周痹，四肢拘挛痛，恶肉死肌。"

《本草备要》："善发汗，散风湿，上通脑顶，下行足膝，外达皮肤。治头痛，目暗，齿痛，鼻渊，去刺。"

《玉楸药解》："消肿开痹，泄风去湿。治疥疠风瘙瘾疹。"

（2）辛夷

自出《神农本草经》，为木兰科植物望春花、玉兰或武当玉兰的干燥花蕾。性味辛，温。归肺、胃经。发散风寒，通鼻窍。

本品辛散温通，能发散风寒，宣通鼻窍。用治外感风寒，肺窍郁闭，恶寒发热，头痛鼻塞者，可配伍防风、白芷、细辛等发散风寒药。若风热感冒而鼻塞头痛者，亦可于薄荷、金银花、菊花等疏散风热药中，酌加本品，以增强通鼻窍、散风邪之力。

本品辛温发散，芳香通窍，其性上达，外能祛除风寒邪气，内能升达肺胃清气，善通鼻窍，为治鼻渊头痛、鼻塞流涕之要药。偏风寒者，常与白芷、细辛、苍耳子等散风寒、通鼻窍药同用，如苍耳子散；偏风热者，多与薄荷、连翘、黄芩等疏风热、清肺热药同用。若肺胃郁热发为鼻疮者，可与黄连、连翘、野菊花等清热泻火解毒药配伍。

《神农本草经》："主五脏身体寒热风，头脑痛。"

《名医别录》："温中解肌，利九窍，通鼻窍、涕出，治面肿引齿痛，眩冒、身几几如在车船之上者。生须发，去白虫。"

《本草纲目》："鼻渊，鼻鼽，鼻窒，鼻疮及痘后鼻疮。""辛夷之辛温，走气而入肺，能助胃中清阳上行通于天，所以能温中、治头面目鼻之病。"

三十四、小儿厌食

1.病案

某男，8岁，武汉人。

主诉（由母亲代诉）：挑食，消瘦二年。

现病史：母亲代述近二年来，小孩挑食，厌食，不规矩吃正餐，爱吃薯片，辣条，各种小零食。偶尔吃正餐也是心不在焉的搪塞大人一下，和同龄的同学在一起显得个矮，消瘦。曾在药店购买了健胃消食片和钙片，维生素等，效果不明显。经人介绍说可以用中药调理遂到我处中医门诊部。经过仔细问诊得出：男孩喜食零食，不爱米饭，稍微吃湿腻后有脘腹胀，大便溏稀夹有不消化食物，所以自己怕吃正餐，加之学习和作业，经常晚睡，致精神欠佳，面色少华。查舌：舌淡苔腻白，脉滑。

西医诊断：脾胃消化不良。

中医诊断：厌食。

证型：脾胃虚弱。

治则：健脾助运，养胃益气。

拟方：肥儿丸加减。

处方：党参9克、太子参10克、茯苓10克、炒白术9克、苍术9克、陈皮10克、砂仁6克（后下）、炒五仙各10克（即五仙散、出自《医门推敲》第一部。）、肉豆蔻6克、木香6克（后下）、山药9克、苡仁15克、甘草10克。7剂，水煎服，一日一剂，一剂分三次服用，不适随诊。

二诊：各种症状都有明显改善，但考虑到男孩要上学，经商量改方定制中药膏滋继续服用。

一个半月后，男孩妈妈告诉我，小孩已正常吃饭，不挑食，厌食了，零食也很少吃，个子和体型都适中。另配中药膏滋一个疗程（3个月），以治其本。

按：厌食是指小儿较长时期不思进食，厌恶摄食的一种病症。

形成本病的病因较多。小儿时期脾常不足，加之饮食不知自调，挑食、偏食，好吃零食，食不按时，饥饱不一，或家长缺少正确的喂养知识，婴儿期喂养不当，乳食品种调配、变更失宜，或纵儿所好，杂食乱投，甚至滥进补品，均易于损伤脾胃。也有原本患其他疾病脾胃受损，或先天禀赋脾胃薄弱，加之饮食调养护理不当而成病。因此，本病多由于饮食不节喂养不当而致病，其他病因还有他病失调脾胃受损、先天不足后天失养、暑湿熏蒸脾阳失展、情志不畅思虑伤脾等，均可以形成本病。

厌食的病变脏腑在脾胃，发病机理总在脾运胃纳功能的失常。胃司受纳，脾主运化，脾胃调和，则口能知五谷饮食之味。小儿由于以上各类病因，易造成脾胃受损运纳功能的失常。因病因、病程、体质的差异，证候又有脾运功能失健为主与脾胃气阴不足为主的区别。厌食为脾胃轻症，多数患儿病变以运化功能失健为主，虚象不著，因饮食喂养不当，或湿浊、气滞困脾，脾气失展，胃纳不开。部分患儿素体不足，或病程较长，表现虚证，有偏气虚、有偏阴虚者。脾为阴土，喜燥而恶湿，得阳则运；胃为阳土，喜润而恶燥，以阴为用。故凡脾气、胃阴不足，皆能导致受纳、运化失职而厌食。

本病治疗，以脾健不在补，贵在运为原则。宜以轻清之剂解脾气之困，拨清灵脏气以恢复转运之机，使脾胃调和，脾运复健，则胃纳自开。脾运失健证固当以运脾开胃为主治。若是脾胃气虚证，当注意健脾益气而不壅补碍胃，同时佐以助运开胃之品；若是脾胃阴虚证，当注意益阴养胃而不滋腻碍脾，同时适加助运开胃之品。本案例患儿的治疗思路，方中党参、太子参、茯苓、白术、陈皮、山药健脾益气；炒五仙、砂仁、木香醒脾开胃；薏苡仁、肉豆蔻苍术祛湿清中；木香开胃且防止滋腻；甘草调和诸药。在药物治疗同时应注重饮食调养，纠正不良的饮食习惯，才能取效。

2. 常用中药

（1）白扁豆

出自《名医别录》，为豆科植物扁豆的成熟种子。性味甘，微温。归脾、胃经。功效：补脾和中，化湿。

本品能补气以健脾，兼能化湿，药性温和，补而不滞，适用于脾虚湿滞，食少、便溏或泄泻。唯其"味轻气薄，单用无功，必须同补气之药共用为佳"，如参苓白术散，以本品作为人参、白术等药物的辅助。本品还可用于脾虚湿浊下注之白带过多，宜与白术、苍术、芡实等补气健脾除湿之品配伍。

夏日暑湿伤中，脾胃不和，易致吐泻。本品能健脾化湿以和中，性虽偏温，但无温燥助热伤津之弊，故可用于暑湿吐泻。如单用本品水煎服。偏于暑热夹湿者，宜与荷叶、滑石等清暑、渗湿之品配伍。若属暑月乘凉饮冷，外感于寒，内伤于湿之"阴暑"，宜配伍散寒解表，化湿和中之品，如香薷散以之与香薷、厚朴同用。

【用法用量】煎服，10～15克。炒后可使健脾止泻作用增强，故用于健脾止泻及作散剂服用时宜炒用。

【古籍摘要】

1.《本草纲目》："止泄痢，消暑，暖脾胃……。"

2.《本草新编》："味轻气薄，单用无功，必须同补气之药共用为佳。"

（2）大枣

出自《神农本草经》，为鼠李科植物枣的成熟果实。性味甘，温。归脾、胃心经。

补中益气，养血安神。

本品甘温，能补脾益气，适用于脾气虚弱，消瘦、倦怠乏力、便溏等症。单用有效。若气虚乏力较甚，宜与人参、白术等补脾益气药配伍。

大枣能养心安神，为治疗心失充养，心神无主而脏躁的要药。单用有效，如治脏躁自悲自哭自笑，以红枣烧存性，米饮调下。因其证多与心阴不足，心火浮亢有关，且往往心气亦不足，故常与小麦、甘草配伍，如甘麦大枣汤。

此外，本品与部分药性峻烈或有毒的药物同用，有保护胃气，缓和其毒烈药性之效，如十枣汤，即用以缓和甘遂、大戟、芫花的烈性与毒性。

《神农本草经》："安中养脾。"

《名医别录》："补中益气，强力，除烦闷。"

三十五、小儿遗尿病

1. 病案

唐某，男，9岁，学生。

主诉（由母亲代述）：尿床半年。

现病史：母亲自述，小孩近半年来，经常晚上尿床，但小孩晚上自己却没感觉到尿床。白天小便次数较多，食欲不振，平时容易感冒，易出汗，严重影响小孩的身心健康和学习。经人介绍到我处用中药调理。症见：面色少华，神疲乏力，纳差，大便偏稀，舌淡苔薄白，脉弱。

西医诊断：单症状性夜遗尿。

中医诊断：遗尿。

证型：肺脾气虚。

治则：健脾补肺，固涩膀胱。

拟方：归脾汤合缩泉丸加减。

处方：党参10克、黄芪10克、山药10克、茯苓10克、白术10克、乌药10克、益智仁10克、升麻10克、菟丝子10克、太子参10克、炒五仙各10克、补骨脂10克、煅龙骨15克、煅牡蛎15克、甘草10克。7剂，水煎服，日一剂，一剂分三次服用。

二诊：小便次数减少，纳可，精神倍增，原方加味继服。

处方：党参10克、黄芪10克、山药10克、茯苓10克、白术10克、乌药10克、益智仁10克、升麻10克、菟丝子10克、太子参10克、石菖蒲6克、远志12克、炒五仙各10克、补骨脂10克、煅龙骨15克、煅牡蛎15克、甘草10克。7剂，水煎服，日一剂，一剂分三次服用。

另配中药药丸一个疗程（3个月），以治其本。

又7剂后，小孩妈妈诉说小孩晚上一觉睡到天亮，小便基本正常，体质也提高了，面色也红润起来了！学习也有精气神了。

按：遗尿是指 3 岁以上的小儿不能自主控制排尿，经常睡中小便自遗，醒后方觉的一种病证。婴幼儿时期，由于形体发育未全，脏腑娇嫩，"肾常虚"，智力未全，排尿的自控能力尚未形成；学龄儿童也常因白天游戏玩耍过度，夜晚熟睡不醒，偶然发生遗尿者，均非病态。年龄超过 3 岁，特别是 5 岁以上的儿童，睡中经常遗尿，轻者数日一次，重者可一夜数次，则为病态，方称遗尿症。

本病发病男孩高于女孩，部分有明显的家族史。病程较长，或反复发作，重症病例白天睡眠也会发生遗尿，严重者产生自卑感，影响身心健康和生长发育。

遗尿的文献记载，最早见于《内经》，如《灵枢·九针》："膀胱不约为遗溺。"明确指出遗尿是由于膀胱不能约束所致。《诸病源候论·小儿杂病诸候》亦云："遗尿者，此由膀胱虚冷，不能约于水故也。"

本病案由于脾肺气虚，上虚不能制下，以致睡梦中尿床，尿次数多。神疲乏力，易感冒和出汗为脾肺气虚，卫外不固的表现。气虚久后致膀胱开合失司。故我用补中益气汤合缩泉丸加减治疗，疗效显著。方中常用药：黄芪、党参、白术、太子参、甘草益气健脾、培土生金；升麻升举清阳之气；菟丝子温补肾阳；当归配黄芪调补气血；炒五仙健脾开胃；陈皮理气调中；石菖蒲开窍定志；煅龙骨、煅牡蛎、补骨脂、益智仁、山药、乌药温肾健脾固涩。

2. 常用中药

（1）益智仁

出自《本草拾遗》，为姜科植物益智的成熟果实。生用或盐水微炒用。用时捣碎。性味辛，温。归肾、脾经。暖肾固精缩尿，温脾开胃摄唾。

可以本品暖肾固精缩尿，补益之中兼有收涩之性。常与乌药、山药等同用，治疗梦遗，如三仙丸；以益智仁、乌药等分为末，山药糊丸，治下焦虚寒，小便频数，如缩泉丸。

脾主运化，在液为涎，肾主闭藏，在液为唾，脾肾阳虚，统摄无权，多见涎唾。常以本品暖肾温脾开胃摄唾，常配川乌、干姜、青皮等同用，治脘腹冷痛，呕吐泄利，如益智散；若中气虚寒，食少，多涎唾，可单用本品含之，或与理中丸、六君子汤等同用。

益智仁助阳之力较弱，作用偏于脾，长于温脾开胃摄唾，中气虚寒，食少多唾，小儿流涎不止，腹中冷痛者，益智仁多用。

《本草拾遗》："止呕哕，……含之摄涎秽。"

《本草经疏》："益智子仁，以其敛摄，故治遗精虚漏，及小便余沥，此皆肾气不固之证也。肾主纳气，虚则不能纳矣。又主五液，涎乃脾之所统，脾肾气虚，二脏失职，是肾不能纳，脾不能摄，故主气逆上浮，涎秽泛滥而上溢也，敛摄脾肾之气，则逆气归元；涎秽下行。"

（2）沙苑子

出自《本草衍义》，为豆科植物扁茎黄芪的成熟种子。主产内蒙古和东北、西北地区。性味甘，温。归肝、肾经。补肾固精，养肝明目。

用于肾虚腰痛、阳痿遗精、遗尿尿频、白带过多。本品甘温补益，兼具涩性，似菟丝子平补肝肾而以收涩见长。常以本品补肾固精缩尿，单用有效，如《外台秘要》即单以本品治肾虚腰痛；也可与莲子、莲须、芡实等同用，治遗精遗尿带下，如金锁固精丸。

可治目暗不明、头昏目花。常以本品养肝肾明目，与枸杞子、菟丝子、菊花等同用。

《本草纲目》："补肾，治腰痛泄精，虚损劳乏。""古方补肾祛风，皆用刺蒺藜。后世补肾多山沙苑蒺藜，或以熬膏和药，恐其功亦不甚相远也。"

《本草汇言》："沙苑蒺藜，补肾涩精之药也。……能养肝明目，润泽瞳人，能补肾固精，强阳有子，不烈不燥，兼止小便遗沥，乃和平柔润之剂也。"

下篇

妇科治疗篇

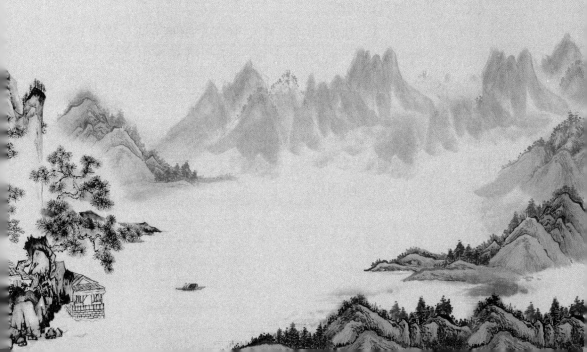

一、月经先期（月经提前）

1.病案

黄某，女，35 岁，4 月 6 日初诊。

主诉：月经提前 3 年余，加重 2 月。

现病史：患者自述 3 年前因生了二宝后，每次月经提前 1 周左右，半年前月经提前 8～9 天，西医妇科检查子宫、卵巢、附件等没有实质性异常，吃中西药治疗，疗效不显。经朋友介绍到我处就诊，近 2 个月月经提前 10～11 天，色淡量多，持续时间 5～7 天，头晕心悸，身疲肢倦，现已来潮 4 天，量多色淡，无血块，小腹空坠不适，气短懒言，纳少便溏，舌淡苔白，脉细弱。

西医诊断：月经过频。

中医诊断：月经先期。

证型：脾气虚弱，冲任不固。

治则：补脾益气，摄血调经。

拟方：补中益气汤加减。

处方：黄芪 30 克、党参 30 克、陈皮 10 克、升麻 6 克、柴胡 6 克、白术 15 克、阿胶 10 克、炒艾叶 15 克、砂仁 10 克、山药 15 克、茯苓 15 克、煅龙骨 20 克、煅牡蛎 20 克、棕榈炭 10 克、白扁豆 15 克、炙甘草 10 克。3 剂水煎服，日一剂，早中晚服用。

二诊：患者自述服用中药 3 剂后，月经停止，余症好转，原方去棕榈炭，炒艾叶，加当归 10 克、熟地 15 克、炒三仙各 10 克，7 剂水煎服，日一剂，早中晚服用。

处方如下：

黄芪 30 克、党参 30 克、陈皮 10 克、升麻 6 克、柴胡 6 克、白术 15 克、阿胶 10 克、砂仁 10 克、山药 15 克、茯苓 15 克、煅龙骨

20 克、煅牡蛎 20 克、炙草 10 克、当归 10 克、熟地 15 克、炒神曲 10 克、炒麦芽 10 克、炒山楂 10 克。

三诊：患者自述服用中药后，吃饭比之前香了，便溏有改善，去煅龙骨牡蛎，加葛根 15 克，7 剂水煎服，日一剂，早中晚服用。

处方如下：

黄芪 30 克、党参 30 克、陈皮 10 克、升麻 6 克、柴胡 6 克、白术 15 克、阿胶 10 克、砂仁 10 克、山药 15 克、茯苓 15 克、白扁豆 15 克、炙甘草 10 克、当归 10 克、熟地 15 克、炒神曲 10 克、炒麦芽 10 克、炒山楂 10 克、葛根 15 克。

四诊：患者自述服用中药后，食欲好，未见便溏，偶尔睡眠不好就有一点头晕，去葛根，加酸枣仁 30 克，远志 10、茯神 10 克。7 剂水煎服，日一剂，早中晚服用。

处方如下：

黄芪 30 克、党参 30 克、陈皮 10 克、升麻 6 克、柴胡 6 克、白术 15 克、阿胶 10 克、砂仁 10 克、山药 15 克、茯苓 15 克、白扁豆 15 克、炙甘草 10 克、当归 10 克、熟地 15 克、炒神曲 10 克、炒麦芽 10 克、炒山楂 10 克、酸枣仁 30 克、远志 10、茯神 10 克。

五诊：患者自述服用中药后，睡眠好转，未见头晕心悸，精气神都好，各方面症状都好，效不更方，继续原方巩固 7 剂，日一剂，早中晚服用。

六诊：患者很高兴的对我说："这次月经准时来潮，没有提前，血色较前红，各方面症状也都正常。"

另配中药药丸一个疗程（3 个月），以治其本，以进一步巩固疗效。半年随访，月经等一切正常。

按：月经先期是指月经周期提前 7 天以上，甚至 10 余天一行，连续 3 个周期以上者，称为"月经先期"，亦称"经期超前""经行先期""经早""经水不及期"等。月经先期属于以周期异常为主的月经病，常与月经过多并见，严重者可发展为崩漏，应及时进行治疗。

本病相当于西医学的月经频发。西医学功能失调性子宫出血和盆腔炎等出现月经提前符合本病症者可按本病治疗。

景岳云：调经之要，贵在补脾胃，以资血之源。气为血帅，血随气行。脾为生化之源，后天之本，主中气而统血，脾气虚则生化无源，统摄无力，冲任不固，从而导致月经先期来潮，用补中益气汤以资血之源，同时又能摄血。方中黄芪、党参、白术、炙甘草健脾益气摄血；当归养血和营，协党参、黄芪补气养血；升麻、柴胡升阳举陷；茯苓、白扁豆健脾化湿；山药益气补脾；砂仁化湿醒脾；炒三仙健脾开胃消食；炒艾叶、阿胶养血止血；酸枣仁、远志、茯神宁心安神；陈皮理气和胃，使诸药补而不滞；全方补中气之不足，举下陷之清阳，气固则血亦固，共奏健脾益气、摄血调经之效。

2. 常用中药

（1）当归

出自《神农本草经》，为伞形科植物当归的根。主产于甘肃省东南部的岷县（秦州），产量多，质量好。性味甘、辛，温。归肝、心、脾经。可补血调经，活血止痛，润肠通便。

当归甘温质润，长于补血，为补血之圣药。若气血两虚，常配黄芪、人参补气生血，如当归补血汤、人参养荣汤；若血虚萎黄、心悸失眠，常与熟地黄、白芍、川芎配伍，如四物汤

常以本品补血活血，调经止痛，常与补血调经药同用，如四物汤，既为补血之要剂，亦为妇科调经的基础方；若兼气虚者，可配人参、黄芪；若兼气滞者，可配香附、延胡索；若兼血热者，可配黄芩、黄连，或牡丹皮、地骨皮；若血瘀经闭不通者，可配桃仁、红花；若血虚寒滞者，可配阿胶、艾叶等。

本品辛行温通，为活血行气之要药。本品补血活血、散寒止痛，配桂枝、芍药、生姜等同用，治疗血虚血瘀寒凝之腹痛，如当归生姜羊肉汤、当归建中汤；本品活血止痛，与乳香、没药、桃仁、红花等

同用，治疗跌打损伤瘀血作痛，如复元活血汤、活络效灵丹；与银花、赤芍、天花粉等解毒消痈药同用，以活血消肿止痛，治疗疮疡初起肿胀疼痛，如仙方活命饮；与黄芪、人参、肉桂等同用，治疗痈疽溃后不敛，如十全大补汤；亦可与金银花、玄参、甘草同用，治疗脱疽溃烂，阴血伤败，如四妙勇安汤；若风寒痹痛、肢体麻木，可活血、散寒、止痛，常与羌活、防风、黄芪等同用，如蠲痹汤。

本品补血以润肠通便，用治血虚肠燥便秘。常以本品与肉苁蓉、牛膝、升麻等同用，如济川煎。

《神农本草经》："主咳逆上气，温疟寒热洗洗在皮肤中。妇人漏下绝子，诸恶疮疡，金疮。"

《日华子本草》："主治一切风，一切血，补一切劳，破恶血，养新血及主癥癖。"

《医学启源》："当归，气温味甘，能和血补血，尾破血，身和血。"

《本草纲目》："治头痛，心腹诸痛，润肠胃、筋骨、皮肤，治痈疽，排脓止痛，和血补血。"

（2）熟地黄

出自《本草拾遗》，为玄参科植物地黄的块根，经加工炮制而成。通常以酒、砂仁、陈皮为辅料经反复蒸晒，至内外色黑油润，质地柔软粘腻，其性味甘，微温。归肝、肾经。补血养阴，填精益髓。

本品甘温质润，补阴益精以生血，为养血补虚之要药。常与当归、白芍、川芎同用；若心血虚心悸怔忡，可与远志、酸枣仁等安神药同用；若崩漏下血而致血虚血寒、少腹冷痛者，可与阿胶、艾叶等补血止血、温经散寒药同用，如胶艾汤。

本品质润入肾，善滋补肾阴，填精益髓，为补肾阴之要药。古人谓之"大补五脏真阴"，"大补真水"。常与山药、山茱萸等同用，治疗肝肾阴虚，腰膝酸软、遗精、盗汗、耳鸣、耳聋及消渴等，可补肝肾，益精髓，如六味地黄丸；亦可与知母、黄柏、龟甲等同用治疗阴虚骨蒸潮热，如大补阴丸。

本品益精血、乌须发，常与何首乌、牛膝、菟丝子等配伍，治精血亏虚须发早白，如七宝美髯丹；本品补精益髓、强筋壮骨，也可配龟甲、锁阳、狗脊等，治疗肝肾不足，五迟五软，如虎潜丸。此外，熟地黄炭能止血，可用于崩漏等血虚出血证。

现临床使用有鲜、生、熟三种。均有养阴生津之功，而治阴虚津亏诸证。鲜地黄甘苦大寒，滋阴之力虽弱，但长于清热凉血，泻火除烦，多用于血热邪盛，阴虚津亏证；生（干）地黄甘寒质润凉血之力稍逊但长于养心肾之阴，故血热阴伤及阴虚发热者宜之；熟地黄性味甘温，入肝肾而功专养血滋阴，填精益髓，凡真阴不足，精髓亏虚者，皆可用之。

本品性质粘腻，较生地黄更甚，有碍消化，凡气滞痰多、脘腹胀痛、食少便溏者忌服。重用久服宜与陈皮、炒仁等同用，防止粘腻碍胃。

《医学启源》："熟地黄……补血虚不足，虚损血衰之人须用，善黑须发。"

《本草纲目》："填骨髓，长肌肉，生精血，补五脏内伤不足，通血脉，利耳目，黑须发，男子五劳七伤，女子伤中胞漏，经候不调，胎产百病。"

《药品化义》："熟地，藉酒蒸熟，味苦化甘，性凉变温，专人肝脏补血。因肝苦急，用甘缓之，兼主温胆，能益心血，更补肾水。凡内伤不足，苦志劳神，忧患伤血，纵欲耗精，调经胎产，皆宜用此。安五脏，和血脉，润肌肤，养心神，宁魂魄，滋补真阴，封填骨髓，为圣药也。"

二、月经后期（月经延后）

1. 病案

病案一

王某，女，34岁，5月17日初诊。

主诉： 月经周期延后1年余，加重2月。

现病史： 患者自述既往月经规则，因辞职在家独自照顾2个小孩，小孩不听话且学习成绩差，患者自觉教育小孩失败，情志抑郁，劳累过度，1年前出现月经周期延后10～13天左右才来潮，甚至有时经期延后1个月左右，有3次月经推迟1个半月，某医院检查无异常，曾服用西药及中成药，效果欠佳。现月经近2月未至，担心会闭经，经朋友介绍到我处就诊。

症见： 情志抑郁，经前胸胁乳房胀痛，颜面色斑，平时经量少，色暗红，纳呆，寐差，二便尚调，舌边有些许小瘀点，苔薄白，脉弦。

西医诊断： 月经延后。

中医诊断： 月经后期。

证型： 肝郁脾虚，阴血不足。

治则： 疏肝健脾，养血调经。

拟方： 逍遥散合四物汤加减。

处方： 柴胡15克、香附20克、郁金10克、川芎10克、枳壳10克、白芍10克、白术10克、茯苓15克、薄荷10克、当归15克、丹参30克、党参20克、熟地15克、合欢皮30克、益母草20克、陈皮10克、鸡血藤15克、制何首乌10克、牛膝10克、甘草10克。7剂水煎服，日一剂，早中晚服用。另配张氏美白祛斑纯中药配方面膜，配合同时内服外敷。

二诊： 患者自述服用中药后，月经来潮，量少，心情情绪比之前好，睡眠有些许改善，吃饭还不太香，原方加炒神曲 10 克、炒麦芽 10 克、炒山楂 10 克、茯神 15 克，7 剂水煎服，日一剂，早中晚服用。

处方如下：柴胡 15 克、香附 20 克、郁金 10 克、川芎 10 克、枳壳 10 克、白芍 10 克、白术 10 克、茯苓 15 克、薄荷 10 克、当归 15 克、丹参 30 克、党参 20 克、熟地 15 克、合欢皮 30 克、益母草 20 克、陈皮 10 克、鸡血藤 15 克、制何首乌 10 克、牛膝 10 克、甘草 10 克、炒神曲 10 克、炒麦芽 10 克、炒山楂 10 克、茯神 15 克。

另配：张氏美白祛斑纯中药配方面膜外敷。

三诊：患者自述服用中药后，情志舒畅了好多，吃饭香了，睡眠明显改善，脸上的斑点比之前少了颜色淡了，原方去炒神曲，炒麦芽，炒山楂，7 剂水煎服，日一剂，早中晚服用。

处方如下：

柴胡 15 克、香附 20 克、郁金 10 克、川芎 10 克、枳壳 10 克、白芍 10 克、白术 10 克、茯苓 15 克、薄荷 10 克、当归 15 克、丹参 30 克、党参 20 克、熟地 15 克、合欢皮 30 克、益母草 20 克、陈皮 10 克、鸡血藤 15 克、制何首乌 10 克、牛膝 10 克、甘草 10 克、茯神 15 克。

另配：张氏美白祛斑纯中药配方面膜外敷。

四诊：患者自述服用中药以后，情绪，吃饭，睡眠等等各方面好转，脸上的色斑也淡了好多，说效果很好，要求巩固调理，原方去合欢皮，茯神，继续 14 剂，日一剂，早中晚服用。

五诊：患者自述服用中药后，这次月经按时来潮了，经量也比之前的多，乳房有些许胀，一会就好了没有像以前那样胀痛，舌边的瘀点也消了，脸上的色斑明显淡化了。月经干净后，嘱咐患者原方巩固 15 剂，配合用张氏美白祛斑纯中药面膜外敷，另配中药药丸一个疗程（3 个月），以治其本，进一步巩固疗效。

半年随访月经正常，脸上色斑消失。

病案二

曹某，女，30 岁，8 月 21 日初诊。

主诉： 月经周期延后 1 年余，伴月经量少。

现病史： 患者自述 2 年前生了宝宝，产后 8 个多月断乳，月经复潮，出现月经周期延后，伴经量少，40 ～ 50 天一潮，3 ～ 4 天干净。4 个多月后又意外怀孕，行人工流产术，术后经期延后来潮，量少，40 ～ 70 天一潮，经期 3 天干净。经某医院妇科检查诊断为"子宫内膜薄"，曾吃中西药治疗，效果不佳。近 2 个月月经量更少，经期 2 天就干净了，担心会闭经，经亲戚介绍到我处寻求中医治疗。

症见： 月经量少，色淡，经期延后，多 40 ～ 70 天一潮，经期 2 天干净，头晕乏力，心悸失眠，面色萎黄，腰膝酸软，小腹隐痛，舌质淡，苔薄白，脉细。

西医诊断： 子宫内膜薄。

中医诊断： 月经后期、月经过少。

证型： 气血虚弱兼肾虚。

治则： 益气养血，补肾调经。

拟方：大补元煎加减。

处方： 黄芪 20 克、当归 15 克、川芎 10 克、白芍 15 克、熟地 30 克、山药 15 克、白术 15 克、丹参 30 克、人参 10 克、茯苓 15 克、龙骨 20 克、牡蛎 20 克、酸枣仁 30 克、夜交藤 20、鸡血藤 20 克、紫河车 10 克、杜仲 15 克、菟丝子 20 克、枸杞子 15 克、山茱萸 15 克、阿胶 10 克（烊化）、川牛膝 10 克、炙甘草 10 克。7 剂水煎服，日 1 剂，早中晚服用。

二诊： 患者自述服用中药后，心悸失眠、头晕乏力，腰酸胀减轻，改方如下：

黄芪 20 克、当归 15 克、川芎 10 克、白芍 15 克、熟地 30 克、山药 15 克、白术 15 克、丹参 30 克、人参 10 克、茯苓 15 克、龙骨 20 克、牡蛎 20 克、酸枣仁 30 克、鸡血藤 20 克、紫河车 10 克、杜仲 15 克、菟丝子 20 克、枸杞子 15 克、山茱萸 15 克、阿胶 10 克（烊化）、川牛膝10克、炙甘草10克、益母草30克。7剂水煎服，日1剂，早中晚服用。

三诊：患者自述服用中药后，月经来潮，经量较之前增加，经期延后8天，行经4天干净，心悸失眠、头晕乏力、小腹隐痛等症状改善，改方如下：

黄芪20克、当归15克、川芎10克、白芍15克、熟地30克、山药15克、白术15克、丹参30克、人参20克、茯苓15克、鸡血藤20克、紫河车10克、杜仲15克、菟丝子20克、枸杞子15克、山茱萸15克、阿胶10克（烊化）、川牛膝10克、炙甘草10克、益母草30克、狗脊10克。10剂水煎服，日1剂，早中晚服用。

四诊：患者自述服用中药后，心悸失眠、头晕乏力，腰膝酸软等各方面症状改善，患者要求继续服用，处方如下：

黄芪30克、当归15克、川芎10克、白芍15克、熟地30克、山药15克、白术15克、丹参30克、党参20克、茯苓15克、鸡血藤20克、紫河车10克、杜仲15克、菟丝子20克、枸杞子15克、山茱萸15克、阿胶10克（烊化）、川牛膝10克、炙甘草10克、益母草30克。20剂水煎服，日1剂，早中晚服用。

五诊：患者自述这次月经来潮，经量明显增多，经期延后3天，行经5天干净，各方面症状好，原方加减继续巩固服用1月，杜其复发。

2个月后患者来电说月经量适中，月经周期恢复正常，复查子宫内膜正常。半年后随访，一切正常。

按：月经周期延长7天以上，甚至3～5个月一行，连续出现3个周期以上，称为"月经后期"，亦称"经行后期"、"月经延后""经迟"等。本病相当于西医学的月经稀发。月经后期如伴经量过少，常可发展为闭经。

月经不调是妇科疾病中的常见病。月经的产生是天癸、脏腑、气血、经络协调作用于子宫的生理现象。血赖气生化、运行、调节、统摄，气行则血行，气滞则血滞。气血的正常调节有赖肝的疏泄和条达。肝藏血，主疏泄，司血海。肝气条达，疏泄正常，血海按时满溢，则月经如期而至若情志抑郁或忿怒伤肝，以致疏泄失司，气血失调，血海蓄溢失常，疏泄不及则经期延后。

肝气不达，气机郁结不畅，血为气滞，血运不畅则月经过少；家庭生活中的琐事，或工作不如意以及社会关系的不和谐等，均可导致女性精神上的不畅，从而引起机体阴阳失调，血气不和，而致月经不调。

"治经肝为先，疏肝经自调"，说明月经病和肝密切相关，肝喜条达，而妇人易受精神刺激影响气机的运行，气滞则血滞，引起月经不调，逍遥散方疏肝养肝柔肝又理脾，肝脾同治，气血并调，以疏肝行气为主。女子以血为本，气有余而血不足，故疏肝理脾之逍遥散加减乃治疗肝郁气滞引起的月经不调良方。

病案一中柴胡、香附、郁金疏肝解郁，使肝气得以调达；香附疏肝理气，鸡血藤、香附行气活血也是调经有效药对；香附为气病之总司，女科之主帅，气中之血药，妇科调经之要药，也是我临床治疗妇科的常用药；当归养血和血；白芍养血敛阴柔肝；党参、白术、茯苓健脾祛湿，使运化有权，气血有源；薄荷疏散郁遏之气；丹参、益母草活血调经；陈皮、枳壳理气行滞；合欢皮、茯神解郁安神；何首乌补益精血；牛膝活血通经引血下行；熟地、川芎、白芍、当归是四物汤养血活血调经；甘草调和诸药；全方共奏疏肝健脾，养血调经之功。

病案二患者产后气血虚，断乳月经复潮后，又意外怀孕，行人工流产术，损伤子宫内膜，气血肾气更虚；营血亏虚，冲任不充，血海不能如期满溢，故月经周期延后；营血不足，血海虽满而所溢不多，故经量少；血虚赤色不足，故经色淡红；血虚胞脉失养，故小腹隐隐作痛；血虚不能上荣头面，故头晕乏力，面色萎黄；血虚不能养心，故心悸失眠；肾虚则腰膝酸软。方用大补元煎加减治疗，方中人参大补元气，气生则血长；黄芪、山药、茯苓、白术、甘草益气健脾，以资气血生化之源；菟丝子、杜仲、山茱萸、枸杞子补肾益精血；紫河车是血肉有情之品，大补精血；鸡血藤、丹参、益母草活血补血调经；

龙骨、牡蛎镇心安神；酸枣仁、夜交藤养心安神；白芍、阿胶养血和血；川牛膝引血下行；当归、川芎、熟地、白芍四物汤补营养血调经，气充血足则经血调；全方共奏补肾益精血，益气养血调经之效。

2. 常用中药

（1）鸡冠花

出《滇南本草》，为苋科植物鸡冠花的干燥花序。以朵大而扁，色泽鲜艳的白鸡冠花较佳，色红次之。性味甘、涩，凉。归肝、大肠。收敛止带，止血，止痢。

本品味涩性凉，善能收敛止带，为治疗带下证之常用药物。治脾虚带下，常与白术、茯苓、芡实等药同用。治湿热带下，常与黄柏、车前子、苍术等药同用。

本品甘涩性凉，具收敛凉血止血之功。治血热妄行之崩漏，常与丹皮、赤芍药、苎麻根、茜草等药同用；若配伍党参、黄芪、山茱萸、炮姜等药同用，则可用于冲任虚寒之崩漏。治血热便血、痔血，常与地榆、槐花、黄芩炭等药同用。

有凉血涩肠止痢之功。治赤白下痢可单用酒煎服，或与黄连、黄柏、秦皮、白头翁等药同用；治久痢不止者，常与椿皮、石榴皮、罂粟壳等药同用。

《滇南本草》："止肠风下血，妇人崩中带下，赤痢。"

《本草纲目》："治痔漏下血，赤白下痢，崩中，赤白带下，分赤白用。"

《玉楸药解》："清风退热，止衄敛营。治吐血，血崩，血淋诸失血证。"

（2）月季花

出自《本草纲目》，为蔷薇科植物月季的花。性味甘、淡、微苦，平。归肝经。活血调经，疏肝解郁，消肿解毒。

本品质轻升散，独入肝经，既能活血调经，又能疏肝解郁，理气止痛，常用于肝气郁结，气滞血瘀之月经不调、痛经、闭经、胸胁胀痛。可单用开水泡服，亦可与玫瑰花、当归、香附等同用。

可用于跌打损伤，瘀肿疼痛，痈疽肿毒，可单用捣碎外敷或研末冲服；治瘰疬肿痛未溃，可与夏枯草、贝母、牡蛎等同用。

《本草纲目》："活血，消肿，敷毒。"

《泉州本草》："通经活血化瘀，清肠胃湿热，泻肺火，止咳，止血止痛，消痈毒。治肺虚咳嗽咯血，痢疾，瘰疬溃烂，痈疽肿毒，妇女月经不调。"

三、月经先后不定期

1. 病案

范某，女，34 岁，6 月 23 日初诊。

主诉：月经不规则半年余。

现病史：患者自述因工作单位经济不景气被裁员了，心情郁闷。半年前出现月经不规则，有时月经提前 10 ～ 12 天来潮，有时月经延后 9 ～ 12 天来潮，量少，色暗红，有小血块；小腹胀痛，胸闷，乳房胀痛，脘闷不舒，时欲叹气，食少，夜寐差，腰酸胀，舌质淡红，苔薄白，脉弦。经某医院妇科检查，子宫、附件等没有实质性异常，曾打针输液、吃西药激素治疗，效果不显，经人介绍到我处寻求中医治疗。

西医诊断：经期紊乱综合征。

中医诊断：月经先后无定期。

证型：肝郁气滞证。

治则：疏肝解郁，理气调经。

拟方：逍遥散加减。

处方：柴胡 15 克、当归 10 克、白芍 10 克、茯苓 15 克、郁金 10 克、枳壳10克、白术15克、薄荷10克、陈皮10克、香附20克、丹参20克、党参15克、益母草15克、鸡血藤15克、川芎10克、延胡索10克、桑寄生10克、合欢皮20克、茯神10克、夜交藤20克、甘草10克。7剂水煎服，日一剂，早中晚服用。

二诊： 患者自述服用中药后，月经来潮，量增多，色暗红，有小血块，胸闷、乳房、小腹胀痛减轻，睡眠较之前睡的香，有腰酸胀。

处方如下：

柴胡15克、当归10克、白芍10克、茯苓15克、郁金10克、枳壳10克、白术15克、薄荷10克、陈皮10克、香附20克、丹参20克、党参15克、益母草15克、鸡血藤15克、川芎10克、延胡索10克、桑寄生10克、合欢皮20克、茯神10克、夜交藤20克、甘草10克、杜仲10克。7剂水煎服，日一剂，早中晚服用。

三诊： 患者自述服用中药后，胸闷、乳房、小腹胀痛明显减轻，睡眠香，腰酸胀好转，食欲增加。

处方如下：

柴胡15克、当归10克、白芍10克、茯苓15克、郁金10克、枳壳10克、白术15克、薄荷10克、陈皮10克、香附20克、丹参20克、党参15克、益母草15克、鸡血藤15克、川芎10克、延胡索10克、桑寄生10克、甘草10克、杜仲10克。7剂水煎服，日一剂，早中晚服用。

四诊： 患者自述服用中药后，胸闷、乳房、小腹胀痛，腰酸胀，睡眠，纳食等症状均愈。为巩固疗效，

处方如下：

柴胡15克、当归10克、白芍10克、茯苓15克、枳壳10克、白术15克、薄荷10克、陈皮10克、香附20克、丹参20克、党参15克、益母草15克、鸡血藤15克、川芎10克、甘草10克。14剂水煎服，日一剂，早中晚服用。

五诊： 患者自述服用中药后，月经延后2天来潮，量适中，无血

块，胸闷乳房、小腹胀痛、腰酸等症状都好。另配中药药丸一个疗程（3个月），以治其本，以进一步巩固疗效。

半年随访，月经正常。

按：月经周期或前或后1～2周者，称为"月经先后无定期"，又称"经水先后无定期""月经愆期""经乱"。本病相当于西医学排卵型功能失调性子宫出血病的月经不规则。青春期初潮后1年内及更年期月经先后无定期者，如无其他证候，可不予治疗。月经先后无定期若伴有经量增多及经期紊乱，常可发展为崩漏。

本病主要机理是冲任气血不调，血海蓄溢失常。以月经周期或长或短但经期正常为辨证要点。治疗以调理冲任气血为原则，或疏肝解郁，或调补脾肾，随证治之。

"女子以肝为先天"，肝主疏泄藏血，调节着月经的正常周期和血量。肝气条达，疏泄正常，血海按时满溢则月经周期正常，如疏泄过度，则月经先期而至，疏泄不及，则月经后期而来。若是肝气郁结，疏泄失常，气机不畅，肝血不能转输于胞宫，胞宫不能维持正常的月经周期和月经的量，则可引起月经后期、月经量少。如果肝火亢盛，疏泄太过，木火妄动下扰血海，迫血妄行，血不循经，常导致月经提前而至，形成月经先期、月经过多、经期延长。肝藏血，如果肝血虚，血海空虚冲任失养，胞宫无血可下则月经后期、月经量少。若肝阴虚火旺、虚阳上亢，扰动冲任而血海不宁，虚火迫血妄行，经血因而下行，使月经提前而至，则月经先期量少，经期延长。因此治疗月经先后不定期应当重视对肝的调治。

本案患者由于在工作单位被裁员了，心情郁闷，肝郁气结，气机逆乱，冲任失司，血海蓄溢失常，则月经先后无定期；方用逍遥散加减治疗。方中柴胡疏肝解郁，薄荷助柴胡疏肝；当归、白芍养血柔肝；白术、茯苓、党参、甘草健脾和中；香附、延胡索理气止痛；益母草、鸡血藤、川芎活血化瘀调经；桑寄生、杜仲补肾壮腰；枳壳、陈皮理气健脾；合欢皮、夜交藤、茯神解郁养心安神；郁金行气解郁；全方共奏疏肝理脾，肝气得舒，脾气健运，则经自调。

2. 常用中药

（1）柴胡

出自《神农本草经》，为伞形科植物柴胡或狭叶柴胡的干燥根。按性状不同，分别习称"北柴胡"及"南柴胡"。北柴胡主产于河北、河南、辽宁、湖北、陕西等省；南柴胡主产于湖北、四川、安徽、黑龙江、吉林等省。苦、辛，微寒。归肝、胆经。解表退热，疏肝解郁，升举阳气。

本品辛行苦泄，性善条达肝气，疏肝解郁。治疗肝失疏泄，气机郁阻所致的胸胁或少腹胀痛、情志抑郁、妇女月经失调、痛经等症，常与香附、川芎、白芍同用，如柴胡疏肝散。若肝郁血虚，脾失健运，妇女月经不调，乳房胀痛，胁肋作痛，神疲食少，脉弦而虚者，常配伍当归、白芍、白术、茯苓等，如逍遥散。

本品辛散苦泄，微寒退热，善于祛邪解表退热和疏散少阳半表半里之邪。对于外感表证发热，无论风热、风寒表证，皆可使用。

柴胡能升举脾胃清阳之气，可用治中气不足，气虚下陷所致的脘腹重坠作胀，食少倦怠，久泻脱肛，子宫下垂，肾下垂等脏器脱垂，常与人参、黄芪、升麻等同用，以补气升阳，如补中益气汤。此外，本品还可退热截疟，又为治疗疟疾寒热的常用药，常与黄芩、常山、草果等同用。

《神农本草经》："主心腹肠胃结气，饮食积聚，寒热邪气，推陈致新。"

《滇南本草》："伤寒发汗解表要药，退六经邪热往来，痹痿，除肝家邪热、痨热，行肝经逆结之气，止左胁肝气疼痛，治妇人血热烧经，能调月经。"

《本草纲目》："治阳气下陷，平肝、胆、三焦、包络相火，及头痛、眩晕、目昏、赤痛障翳，耳聋鸣，诸疟，及肥气寒热，妇人热入血室，经水不调，小儿痘疹余热，五疳羸热。"

（2）郁金

出自《药性论》，为姜科植物温郁金、姜黄、广西莪术或蓬莪术的块根。温郁金主产于浙江，以温州地区最有名，为道地药材；黄郁金（植物郁金）及绿丝郁金（蓬莪术）主产于四川；广西莪术主产于广西。切片或打碎，生用，或矾水炙用。本品性味辛、苦，寒。归肝、胆、心经。有活血止痛，行气解郁，清心凉血，利胆退黄之功效。

味辛能行能散，既能活血，又能行气，故治气血瘀滞之痛证。常与木香配伍，气郁倍木香，血瘀倍郁金，如颠倒木金散；若治肝郁气滞之胸胁刺痛，可配柴胡、白芍、香附等药用。若治心血瘀阻之胸痹心痛，可配瓜蒌、薤白、丹参等药用；若治肝郁有热、气滞血瘀之痛经、乳房作胀，常配柴胡、栀子、当归、川芎等药；若治癥瘕痞块，可配鳖甲、莪术、丹参、青皮等。

郁金辛散苦泄，能解郁开窍，且性寒入心经，能清心热，故可用于痰浊蒙蔽心窍、热陷心包之神昏，可配伍石菖蒲、栀子；治癫痫痰闭之证，可配伍白矾以化痰开窍。

郁金性寒清热，味苦能降泄，入肝经血分而能凉血降气止血，用于气火上逆之吐血、衄血、倒经，可配生地、丹皮、栀子等以清热凉血，解郁降火；用于热结下焦，伤及血络之尿血、血淋，可与生地、小蓟等药同用。另郁金性寒入肝胆经，能清利肝胆湿热，可治湿热黄疸，配茵陈蒿、栀子；配伍金钱草可治胆石症。

《本草纲目》："治血气心腹痛，产后败血冲心欲死，失心癫狂。"

《本草汇言》："郁金清气化坛散瘀血之药也，其性轻扬，能散郁滞，顺逆气，上达高巅，善行下焦，为心肺肝胃，气血火痰郁遏不行者最验。故治胸胃膈痛，两胁胀满，肚腹攻疼，饮食不思等证；又治经脉逆行，吐血衄血，唾血血腥。此药能降气，气降则火降，而痰与血亦各循其安所之处而归原矣。"

《本草备要》："行气，解郁，泄血，破瘀。凉心热，散肝郁，治妇人经脉逆行。"

四、月经过多

1. 病案

蔡某，女，39 岁，5 月 26 日初诊。

主诉： 经行量多半年余。

现病史： 患者自述平素身体健康，半年前因夫妻吵架，心情抑郁不舒，恰逢月经来潮，遂发生月经量多，经期、经色尚正常，做妇科检查未见异常。近 2 个月月经来潮，比之前的月经量更多了，现正值经期第 2 天，经水量多，经朋友介绍来我处寻求中医治疗。

症见： 月经量多，色红，时而如注，有血块，烦躁易怒，胸胁胀满，伴口干口苦，食欲下降，小腹胀痛，小便黄，大便干，舌红苔薄黄，脉弦数。

西医诊断： 月经量多。

中医诊断： 月经过多。

证型： 肝郁血热。

治则： 疏肝清热，凉血调经。

拟方： 丹栀逍遥散加减。

处方： 柴胡 10 克、当归 10 克、丹皮 10 克、白芍 15 克、茯苓 15 克、白术 10 克、栀子 10 克、炙甘草 10 克、薄荷 10 克（后下）、香附 15 克、郁金 10 克、蒲黄炭 10 克、茜草炭 10 克、白茅根 15 克、地榆炭 10 克、生地黄 15 克、旱莲草 15 克。

5 剂水煎服，日 1 剂，早中晚服用。嘱咐保持心情舒畅，忌燥热辛辣食物。

二诊： 患者自述服用中药第 2 剂月经量减少，服用第 3 剂明显较前减少，5 剂喝完，胸胁胀满减轻，月经干净后，改方如下：

柴胡 10 克、当归 10 克、丹皮 10 克、白芍 15 克、茯苓 15 克、白术 10 克、栀子 10 克、炙甘草 10 克、薄荷 10 克（后下）、香附 15 克、郁金 10 克、生地黄 15 克、旱莲草 15 克。7 剂水煎服，日 1 剂，早中晚服用。

三诊：患者自述服用中药后，烦躁易怒减轻，纳食增加，大便正常，改方如下：

柴胡 10 克、当归 10 克、丹皮 10 克、白芍 15 克、茯苓 15 克、白术 10 克、栀子 10 克、炙甘草 10 克、薄荷 10 克（后下）、香附 15 克、郁金 10 克、旱莲草 15 克。7 剂水煎服，日 1 剂，早中晚服用。

四诊：患者自述服用中药后，烦躁易怒，胸胁胀满，口苦等各方面症状明显减轻，效不更方，原方继续 14 剂，日 1 剂，早中晚服用。

五诊：患者自述这次月经来潮，经期 6 天，量中，没有血块，小腹也不胀痛，胸胁胀满等症状都明显比之前好。另配中药药丸一个疗程（3 个月），以治其本，以进一步巩固疗效。

半年后随访，一切正常。

按：月经周期正常，经量明显多于既往者，称为"月经过多"，亦称"经水过多"或"月经过多"。本病相当于西医学排卵型功能失调性子宫出血病引起的月经过多，或子宫肌瘤、盆腔炎症、子宫内膜异位症等疾病引起的月经过多。宫内节育器引起的月经过多，可按本病治疗。

其主要病机是冲任不固，经血失于制约而致血量多。素体虚弱，或饮食失节，劳倦过度，大病久病，损伤脾气，中气不足，冲任不固，血失统摄，可致经行量多。若素体阳盛，或恣食辛燥，感受热邪，七情过极，郁而化热，热扰冲任，迫血妄行，遂致经行量多。素性抑郁，或忿怒过度。气滞而致血瘀，或经期产后余血未尽，感受外邪，或不禁房事，瘀血内停，瘀阻冲任，血不归经，亦可致经行量多。

本病以月经量多而周期、经期正常为辨证要点，结合经色和经质的变化以及全身的证候分辨虚实、寒热。

本案患者因为夫妻吵架，心情压抑，肝郁化火，热迫血妄行，导致月经量过多；口干口苦、胸胁胀满等都是肝郁化热的表现，治疗以丹栀逍遥散加减治疗，经期加炭类止血药，经后减少炭类止血药，以疏肝清热，凉血调经为主。方中牡丹皮、栀子、柴胡疏肝解郁，清热凉血；当归、白芍养血柔肝；白术、茯苓、甘草健脾补中；薄荷助柴胡疏达肝气；煨姜辛热，非血热所宜，可去而不用；香附、郁金加强疏肝理气解郁作用；白茅根、生地黄、旱莲草，凉血止血，经期加蒲黄炭、地榆炭、茜草炭止血，减少出血量；经后去止血药，以疏肝清热，凉血调经为主；治疗月经过多要注意经期和非经期的用药，才能达到标本同治的效果。

2. 常用中药

（1）白茅根

出自《神农本草经》，为禾本科植物白茅的根茎。性味甘，寒。归肺、胃、膀胱经。凉血止血，清热利尿，清肺胃热。

本品味甘性寒入血分，能清血分之热而凉血止血，可用治多种血热出血之证，且单用有效，或配伍其它凉血止血药同用。如《妇人大全良方》治鼻衄出血，《千金翼方》治吐血不止，皆以茅根煎汁或鲜品捣汁服用；若治咯血，与藕同用，均取鲜品煮汁服，如二鲜饮。本品不仅善治上部火热之出血，又因其性寒降，入膀胱经，能清热利尿，导热下行，故对膀胱湿热蕴结而致尿血、血淋之证，尤为适宜。治小便出血，单用本品煎服；若血尿时发，属虚而有热者，常配人参、地黄、茯苓同用，如茅根饮子（《外台秘要》）。

本品能清热利尿，而达利水消肿、利尿通淋、利湿退黄之效。治淋证均单用本品煎服，也可与其它清热利尿药同用；治湿热黄疸，常配茵陈、山栀等同用。

以鲜品为佳，可捣汁服。多生用，止血亦可炒炭用。

《神农本草经》："主劳伤虚羸，补中益气，除瘀血，血闭，寒热，利下便。"

《医学衷中参西录》："中空有节，最善透发脏腑郁热，托痘疹之毒外出；又善利小便淋涩作疼，因热小便短少，腹胀身肿；又能入肺清热以宁嗽定喘；为其味甘，且鲜者嚼之多液，故能入胃滋阴以生津止渴，并治肺胃有热，咳血、吐血、衄血、小便下血，然必用鲜者其效方著。春前秋后剖用之味甘，至生苗盛茂时，味即不甘，用之亦有效验，远胜干者。"

《本草正义》："白茅根，寒凉而味甚甘，能清血分之热而不伤于燥，又不粘腻，故凉血而不虑其积瘀，以主吐衄呕血。泄降火逆，其效甚捷。"

（2）墨旱莲

出自《新修本草》，为菊科植物鳢肠的地上部分。性味甘、酸，寒。归肝、肾经。滋补肝肾，凉血止血。

本品甘寒，能补益肝肾之阴，适用于肝肾阴虚或阴虚内热所致须发早白、头晕目眩、失眠多梦、腰膝酸软、遗精耳鸣等证。单用或与滋养肝肾之品配伍。著名的二至丸即本品与女贞子同用；亦常与熟地、枸杞子等配伍。

本品长于补益肝肾之阴，又能凉血止血，故尤宜于阴虚血热的出血证。可单用或与生地黄、阿胶等滋阴凉血止血之品同用。

《新修本草》："洪血不可止者，傅之立已。汁涂发眉，生速而繁。"

《本草正义》："入肾补阴而生长毛发，又能入血，为凉血止血之品。"

五、月经过少

1. 病案

病案一

李某，女，25岁，于4月12日初诊。

主诉：月经量少半年余。

现病史：患者自诉半年前因意外怀孕行人工流产术，术后月经量少，行经 2 天点滴干净，有头晕，腰酸软，夜尿频多，有时感觉肢冷，最后一次月经是 3 月 25 日，量少，色暗淡，点滴就干净了，既往有 3 次流产史，因担心自己月经量太少慢慢的会闭经，近期家人也商量有怀孕计划，故经朋友介绍来我处就诊要求调理月经。妇科检查：子宫正常大小，双侧附件区未触及异常，B 检查示：子宫正常大小，内膜 6mm，双侧件未见异常。舌质淡暗，舌边有齿痕有瘀点，苔薄白，脉沉细。

西医诊断；经血过少

中医诊断：月经过少。

证型：肾虚血少兼瘀。

治则：补肾养血，活血调经。

拟方：归肾丸加减。

处方：当归 15 克、益母草 30 克、山药 15 克、茯苓 15 克、山茱萸 15 克、枸杞子 20 克、丹参 30 克、香附 15 克、菟丝子 20 克、杜仲 20 克、覆盆子 15 克、巴戟天 10 克、熟地黄 20 克、益智仁 10 克、淫羊藿 15 克、鸡血藤 20 克、党参 15 克、黄芪 30 克、川芎 10 克、紫河车 10 克、川牛膝 10 克、甘草 10 克。

7 剂水煎服，日一剂，早中晚服用。

二诊：患者自述服用中药以后，月经来潮经量比上次的经量增加，行经 3 天，夜尿频多、腰酸症状也比之前减轻，月经期停药，月经干净后服药，处方如下：

当归 15 克、益母草 30 克、山药 15 克、茯苓 15 克、山茱萸 15 克、枸杞子 20 克、丹参 30 克、香附 15 克、菟丝子 20 克、杜仲 20 克、覆盆子 15 克、巴戟天 10 克、熟地黄 20 克、益智仁 10 克、淫羊藿 15 克、鸡血藤 20 克、党参 15 克、黄芪 30 克、川芎 10 克、紫河车 10 克、川牛膝 10 克、甘草 10 克、续断 10 克。7 剂水煎服，日一剂，早中晚服用。

三诊：患者自述服用中药以后，头晕，夜尿多，腰酸等症状好转，处方如下：

当归15克、益母草30克、山药15克、茯苓15克、山茱萸15克、枸杞子20克、丹参30克、香附15克、菟丝子20克、杜仲20克、覆盆子15克、巴戟天10克、熟地黄20克、益智仁10克、淫羊藿15克、鸡血藤20克、党参15克、黄芪30克、川芎10克、紫河车10克、川牛膝10克、甘草10克、续断10克、乌药10克。7剂水煎服，日一剂，早中晚服用。

四诊：患者自述服用中药以后，头晕，夜尿多，腰酸等症状好转，舌边瘀点减轻，原方继续14剂水煎服，日一剂，早中晚服用。

五诊：患者自述月经来潮比之前经量增加，色红，行经4天，各方面症状都好，嘱咐患者经期停药，月经干净后服药，原方继续巩固1月，以进一步巩固疗效。·

经治疗后，诉月经量已较前明显增多，色暗红，行经5天左右，经期无不适。因经量已基本恢复正常，另配中药药丸一个疗程（3个月），以治其本。嘱调畅情志生活规律，为孕育做好准备。

1年后患者给我报喜说已妊娠3个半月，B超示胎儿发育符合孕月，未见异常。

病案二

余某，女，33岁，9月12日初诊。

主诉：月经量少1年余，伴月经周期延后。

现病史：患者自述近1年月经量少，伴月经周期延后，有时45～60天一潮，有时60～70天一潮，有时月经来潮量太少只需要用护垫就可以了，有时不足2天即净，经某医院检查诊断为"多囊卵巢综合征"。曾吃西药"达英35"治疗，吃这个药时月经就按期而来，月经量少，不吃月经周期就又延后了。之后月经量越来越少，有时点滴即，一天就没有了，担心会闭经，经朋友介绍到我处就诊。

症见：月经量少，月经周期延后，色淡红带粘液，形体肥胖，咽中有痰，胃纳欠佳，胸脘满闷，带下多，色白黏腻，舌质淡胖有齿印，苔白腻，脉滑。

西医诊断：多囊卵巢综合征。

中医诊断：月经过少，月经后期。

证型：脾虚痰湿阻滞。

治法：健脾化痰除湿，通络调经。

拟方：苍附导痰汤加减。

处方：茯苓20克、法半夏15克、陈皮10克、党参15克、白术10克、苍术20克、香附15克、枳壳10克、胆南星10克、白芥子10克、浙贝母20克、当归10克、川芎10克、瓜蒌10克、厚朴10克、赤芍10克、川牛膝10克、丹参30克、益母草30克、甘草10克。7剂水煎服，日一剂，早中晚服用。

二诊：患者自述服用中药以后，咽中有痰、胸脘满闷减轻，纳食增加，带下量稍多。改方如下：

茯苓20克、法半夏15克、陈皮10克、党参15克、白术10克、苍术20克、香附15克、枳壳10克、胆南星10克、白芥子10克、浙贝母20克、当归10克、川芎10克、瓜蒌10克、厚朴10克、赤芍10克、川牛膝10克、丹参30克、益母草30克、甘草10克，车前子15克。7剂水煎服，日一剂，早中晚服用。

三诊：患者自述服用中药以后，月经来潮，经量比之前增加，经期退后8天。经期停药，月经干净后服药，改方如下：

茯苓20克、法半夏15克、陈皮10克、党参15克、白术10克、苍术20克、香附15克、枳壳10克、胆南星10克、白芥子10克、浙贝母20克、当归10克、川芎10克、瓜蒌10克、厚朴10克、赤芍10克、川牛膝10克、丹参30克、益母草30克、甘草10克，车前子15克、鸡血藤15克。7剂水煎服，日一剂，早中晚服用。

四诊：患者自述服用中药后，纳食、带下等各方面症状好转，改方如下：

茯苓20克、法半夏15克、陈皮10克、党参15克、白术10克、苍术 20 克、香附 15 克、枳壳 10 克、胆南星 10 克、白芥子 10 克、浙贝母 20 克、当归 10 克、川芎 10 克、瓜蒌 10 克、厚朴 10 克、赤芍 10 克、川牛膝 10 克、丹参 30 克、益母草 30 克、甘草 10 克，鸡血藤 15 克。7 剂水煎服，日一剂，早中晚服用。

五诊：患者自述服用中药以后，各方面症状改善，要求巩固疗效，效不更方，原方继续服用 14 剂，日一剂，早中晚服用。

六诊：患者自述月经退后 3 天来潮，经量增加，各方面症状都好。嘱咐患者经期停药，月经干净以后，原方继续巩固服用 1 月。另配中药药丸一个疗程（3 个月），以治其本。

半年后随访，月经量，经期等一切正常。

按：月经周期正常，经量明显少于既往，经期不足 2 天，甚或点滴即净者，称"月经过少"，亦称"经水涩少，经量过少"。本病相当于西医学性腺功能低下、子宫内膜结核、炎症或刮宫过深等引起的月经过少。若月经过少伴月经后期者，可发展为闭经，属器质性病变者，病程较长，疗效较差。

月经过少主要病因机理为精亏血少，冲任气血不足，或寒凝瘀阻，冲任气血不畅，血海满溢不多而致。常见的分型有肾虚、血虚、血寒和血瘀，但是痰湿凝阻也可见于本病。本病以经量的明显减少而周期正常为辨证要点，也可伴有经期缩短。治疗须分辨虚实，虚证者重在补肾益精，或补血益气以滋经血之源；实证者重在温经行滞，或祛瘀行血、化痰除湿以通调冲任。

本病案一即为月经过少之肾虚，病因为人工流产所致子宫内膜损伤，引起月经过少甚至闭经，进而发展为不孕，或孕后易流产。本案患者曾有 3 次人工流产史，可致子宫内膜损伤严重，肾气亏虚，精亏血少。经过辨证诊断为肾虚夹瘀，方中菟丝子、枸杞子、熟地黄、山茱萸、杜仲、巴戟天、紫河车、淫羊藿均为温补肾阴肾阳益肾精之药；益智仁、覆盆子益肾固精缩尿；党参、黄芪、山药、白术健脾益气，以助气血生化之源；川芎、当归、鸡血藤、香附理气活血补血行气；

川牛膝引血下行；甘草益气和中、调和诸药。全方合用，温补肾阴肾阳，使肾精得补，补而不滞，药到病除。

病案二为多囊卵巢综合征，本病是青春期及育龄期女性最常见的妇科内分泌疾病之一，以持续无排卵、雄激素过多和胰岛素抵抗力为主要特征，并伴有生殖功能障碍及糖脂代谢异常。临床表现有月经紊乱、肥胖、多毛、痤疮、黑棘皮、不孕及孕后流产等。中医学无此病名，根据其临床特征及表现，可归属于"不孕""月经过少""月经后期""闭经""癥瘕"等范畴。

本患者乃脾气虚弱，运化失司，湿聚生痰，痰湿下注冲任，壅塞胞宫，阻滞经脉，故见月经滞下，量少，经期延后；痰湿内阻，中阳不振，则形体肥胖，胸脘满闷；痰湿下注，伤及任、带二脉，故带下量多而黏腻；方用苍附导痰汤；方中苍术燥湿健脾，治生痰之源；陈皮、半夏、茯苓、甘草健脾燥湿化痰，理气和中；配枳壳下气散结，浙贝母、白芥子、胆南星燥湿化痰，助苍术、香附，可以气顺痰消，瘀滞均除，气血调和；鸡血藤、当归、活血补血调经；香附素有"气病之总司，女科之主帅"之美誉，行气解郁和血；川芎、赤芍、益母草活血化瘀调经；厚朴、瓜蒌行气宽中；车前子利湿止带；川牛膝引血下行；全方共奏健脾化痰除湿，通络调经之功效。

2. 常用中药

（1）川芎

出自《神农本草经》，为伞形科植物川芎的根茎。主产于四川、贵州、云南，以四川产者质优。性味辛，温。归肝、胆、心包经。活血行气，祛风止痛。

本品辛散温通，既能活血化瘀，又能行气止痛，为"血中之气药"，具通达气血功效，故治气滞血瘀之胸胁、腹部诸痛。若治心脉瘀阻之胸痹心痛，常与丹参、桂枝、檀香等同用；若治肝郁气滞之胁痛，常配柴胡、白芍、香附，如柴胡疏肝散；如肝血瘀阻，积聚痞块、胸胁刺痛，多与桃仁、红花等同用，如血府逐瘀汤。若治跌仆损伤，瘀肿疼痛，可配乳香、没药、三七等药用。

川芎善"下调经水，中开郁结"，为妇科要药，能活血调经，可用治多种妇产科的疾病。如治血瘀经闭，痛经，常与赤芍、桃仁等同用，如血府逐瘀汤；若属寒凝血瘀者，可配桂心、当归等，如温经汤；若治产后恶露不下，瘀阻腹痛，可配当归、桃仁、炮姜等，如生化汤；若治月经不调，经期超前或错后，可配益母草、当归等，如益母胜金丹。

《本草新编》："川芎……血闭者能通，外感者能散，疗头风其神，止金疮疼痛。此药可君可臣，又可为佐使，但不可单用……倘单用一味以补血，则血动，反有散失之忧。若单用一味以止痛，则痛止，转有暴亡之虑。"

（2）牛膝

出自《神农本草经》，为苋科植物牛膝（怀牛膝）和川牛膝（甜牛膝）的根。以栽培品为主，也有野生者。怀牛膝主产河南；川牛膝主产四川、云南、贵州等地。性味苦、甘、酸，平。归肝、肾经。活血通经，补肝肾，强筋骨，利水通淋，引火（血）下行。

本品活血祛瘀力较强，性善下行，长于活血通经，其活血祛瘀作用有疏利降泄之特点，尤多用于妇科经产诸疾以及跌打伤痛。治瘀阻经闭、痛经、月经不调、产后腹痛，常配当归、桃仁、红花，如血府逐瘀汤；治胞衣不下，可与当归、瞿麦、冬葵子等同用，如牛膝汤；治跌打损伤、腰膝瘀痛，与续断、当归、乳香、没药等同用，如舒筋活血汤。

牛膝既能活血祛瘀，又能补益肝肾，强筋健骨，兼能祛除风湿，故既可用于肝肾亏虚之腰痛、腰膝酸软，可配伍杜仲、续断、补骨脂等同用，如续断丸；又可用于痹痛日久，腰膝酸痛，常配伍独活、桑寄生等，如独活寄生汤。若与苍术、黄柏同用，可治湿热成痿，足膝痿软，如三妙丸。本品性善下行，既能利水通淋，又能活血祛瘀。治热淋、血淋、砂淋，常配冬葵子、瞿麦、车前子、滑石用，如牛膝汤；

治水肿、小便不利，常配地黄、泽泻、车前子，如加味肾气丸。

火热上炎，阴虚火旺之头痛、眩晕、齿痛、口舌生疮、吐血、衄血，可用本品味苦善泄降，能导热下泄，引血下行，以降上炎之火。治肝阳上亢之头痛眩晕，可与代赭石、生牡蛎、生龟板等配伍，如镇肝息风汤；治胃火上炎之齿龈肿痛、口舌生疮，可配地黄、石膏、知母等同用，如玉女煎；治气火上逆，迫血妄行之吐血、衄血，可配白茅根、栀子、代赭石以引血下行，降火止血。

本品为动血之品，性专下行，孕妇及月经过多者忌服。中气下陷，脾虚泄泻，下元不固，多梦遗精者慎用。

牛膝有川牛膝和怀牛膝之分。两者均能活血通经、补肝肾、强筋骨、利尿通淋、引火（血）下行。但川牛膝长于活血通经，怀牛膝长于补肝肾、强筋骨。

《神农本草经》："主寒湿痿痹，四肢拘挛，膝痛不可曲伸，逐血气，伤热火烂，堕胎。"

《本草纲目》："治久疟寒热，五淋尿血，茎中痛，下痢，喉痹，口疮，齿痛，痈肿恶疮，伤折。""牛膝乃足厥阴、少阴之药，大抵得酒则能补肝肾，生用则能去恶血。"

《医学衷中参西录》："（牛膝）原为补益之品，而善引气血下注，是以用药欲其下行者，恒以之为引经。故善治肾虚腰疼腿疼，或膝疼不能曲伸，或腿痿不能任地。兼治女子月经闭枯，催生下胎。又善治淋疼，通利小便，此皆其力善下行之效也。"

六、经期延长

1. 病案

赵某，女，32 岁，7 月 10 日初诊。

主诉： 经期时间延长半年余。

现病史：患者自述半年前出现月经期时间延长，量不多，色红，经期延长 10 ～ 13 天。经某医院妇科检查子宫、附件等没有实质性异常，曾服用过抗生素、止血药，效果不佳，经人介绍到我处寻求中医治疗。症见：末次月经至今已 14 天，仍淋沥不净，量不多，色鲜红，潮热颧红，咽干口燥，伴腰酸胀，失眠多梦，小便黄少，大便干，舌红，苔少，脉细数。

西医诊断：经期过长

中医诊断：经期延长。

证型：肝肾阴虚。

治则：滋养肝肾，清热调经。

拟方：两地汤合二至丸加减

处方：生地 15 克、地骨皮 10 克、麦冬 15 克、玄参 15 克、女贞子 10 克、旱莲草 10 克、升麻 6 克、白芍 10 克、桔梗 6 克、山茱萸 10 克、五味子 10 克、茜草炭 10 克、棕榈炭 10 克、地榆炭 10 克、煅牡蛎 30、煅龙骨 30、阿胶 10 克（烊化）、仙鹤草 15 克。3 剂水煎服，日一剂，早中晚服用。

二诊：患者自述上方服用 3 剂，经血已净，潮热颧红减轻，仍感腰酸，口干，睡眠差，拟方如下：

生地 15 克、地骨皮 10 克、麦冬 15 克、玄参 15 克、女贞子 10 克、旱莲草 10 克、白芍 10 克、山茱萸 10 克、五味子 10 克、阿胶 10 克（烊化）、续断 10 克、菟丝子 10 克、酸枣仁 15 克、夜交藤 15 克、茯神 10 克。7 剂水煎服，日一剂，早中晚服用。

三诊：患者自述服用上方后，潮热颧红、咽干口燥，腰酸胀，睡眠，大小便等症状均愈，为进一步巩固疗效，原方继续服用 7 剂。

嘱咐患者每于经期第 4 天开始服用第一次开的汤药方，服用 5 ～ 7 天，连续服用 3 个月经周期。另配中药药丸一个疗程（3 个月），以治其本。

半年后随访，经期已恢复正常。

按: 月经周期正常,经期超过了7天以上,甚或2周方净者,称为"经期延长",又称"经事延长"。本病相当于西医学排卵型功能失调性子宫出血病的黄体萎缩不全者、盆腔炎症、子宫内膜炎等引起的经期延长。宫内节育器和输卵管结扎后引起的经期延长也按本病治疗。

本病发病机理主要是冲任不固,经血失于制约而致。常见的分型有气虚、虚热和血瘀。以经期延长而月经周期正常为辨证要点。治疗以固冲调经为大法,气虚者重在补气升提,阴虚血热者重在养阴清热,瘀血阻滞者以通为止,不可概投固涩之剂,犯虚虚实实之戒。

本案患者属月经不调中经期延长的范畴,结合四诊合参,患者肝肾阴虚,阴虚内热,热扰冲任,冲任不固,经血失约,故经行时间延长;血为热灼,故经量不多,经色鲜红;虚火灼津,津液不能上乘则咽干口燥;虚火上炎,则潮热颧红;腰为肾腑,肾虚,则腰酸胀;方用两地汤合二至丸加减治疗。方中生地黄、玄参、麦冬养阴滋液、凉血清热;地骨皮清肝肾之虚热;棕榈炭、地榆炭、茜草炭收敛止血;女贞子、旱莲草、山茱萸、菟丝子、续断滋养肝肾;玄参、麦冬滋阴清热;五味子交通心肾,并收涩止血;阿胶补血止血,白芍敛阴清热而养血;升麻、桔梗少量使用,升提气机;酸枣仁、夜交藤、茯神养心安神;仙鹤草清热凉血止血补虚。全方共奏滋养肝肾,清热调经之功效。

2. 常用中药

(1)山茱萸

出自《神农本草经》,为山茱萸科植物山茱萸的成熟果肉。性味酸、涩,微温。归肝、肾经。补益肝肾,收敛固涩。

本品酸微温质润,其性温而不燥,补而不峻,补益肝肾,既能益精,又可助阳,为平补阴阳之要药。治肝肾阴虚,头晕目眩、腰酸耳鸣者,常与熟地,山药等配伍,如六味地黄丸; 治命门火衰,腰膝冷痛,小便不利者,常与肉桂、附子等同用,如肾气丸;治肾阳虚阳痿者,多与鹿茸、补骨脂、巴戟天、淫羊藿等配伍,以补肾助阳。

本品既能补肾益精，又能固精缩尿。于补益之中又具封藏之功，为固精止遗之要药。　治肾虚精关不固之遗精、滑精者，常与熟地、山药等同用；治肾虚膀胱失约之遗尿、尿频者。常与覆盆子、金樱子、沙苑子、桑螵蛸等药同用。

本品入于下焦，能补肝肾、固冲任以止血，用于崩漏，月经过多。。治妇女肝肾亏损，冲任不固之崩漏及月经过多者，常与熟地黄、白芍药、当归等同用，如加味四物汤；若脾气虚弱，冲任不固而漏下不止者，常与龙骨、黄芪、白术、五味子等同用，如固冲汤。

本品酸涩性温，能收敛止汗，固涩滑脱，为防止元气虚脱之要药。治大汗欲脱或久病虚脱者，常与人参、附子、龙骨等同用，如来复汤。此外，本品亦治消渴证，多与生地、天花粉等同用。

《神农本草经》："主心下邪气，寒热，温中，逐寒湿痹，去三虫"。

《药性论》："止月水不定，补肾气，兴阳道，添精髓，疗耳鸣，止老人尿不节。"

《汤液本草》："滑则气脱，涩剂所以收之，山茱萸止小便利，秘精气，取其味酸涩以收滑之。"

（2）五味子

出于《神农本草经》，为木兰科植物五味子或华中五味子的成熟果实。前者主产于东北，习称""北五味子"；后者习称"南五味子"，味酸、甘，性温。归肺、心、肾经。收敛固涩，益气生津，补肾宁心。

本品味酸收敛，甘温而润，能上敛肺气，下滋肾阴，为治疗久咳虚喘之要药。治肺肾两虚喘咳，常与山茱萸、熟地、山药等同用；本品长于敛肺止咳，配伍麻黄、细辛、干姜等，可用于寒饮咳喘证，如小青龙汤。

本品五味俱全，以酸为主，善能敛肺止汗。治自汗、盗汗者，可与麻黄根、牡蛎等同用。甘温而涩，入肾，能补肾涩精止遗，为治肾虚精关不固遗精、滑精之常用药。治滑精者，可与桑螵蛸、附子、龙骨等同用；治梦遗者，常与麦冬、山茱萸、熟地、山药等同用。味酸涩性收敛，能涩肠止泻。治脾肾虚寒久泻不止，可与补骨脂、肉豆蔻、吴茱萸同用。

五味子甘以益气，酸能生津，具有益气生津止渴之功。常与人参、麦冬同用，治热伤气阴，汗多口渴者，如生脉散；与山药、知母、天花粉、黄芪等同用，治阴虚内热，口渴多饮之消渴证。本品既能补益心肾，又能宁心安神，常与麦冬、丹参、生地、酸枣仁等同用，治阴血亏损，心神失养，或心肾不交之虚烦心悸、失眠多梦。

五味子在保护肝脏免受日常毒素侵害方面有很大的功效！曾有人单用一味五味子来调整转氨酶，可见其对肝脏之作用不亚于西药，堪称肝病之要药也！

《神农本草经》："主益气，咳逆上气，劳伤羸瘦，补不足，强阴，益男子精。"

《本草备要》："性温，五味俱全，酸咸为多，故专收敛肺气而滋肾水，益气生津，补虚明目，强阴涩精，退热敛汗，止呕住泻，宁嗽定喘，除烦渴。"

《医林纂要》："宁神，除烦渴，止吐衄，安梦寐。"

七、崩漏

1. 病案

病案一

杨某，女，19岁，10月3日初诊。

主诉：月经量多半年，伴淋漓不断加重月余。

现病史：患者自述半年前因"高考"压力大，月经量逐渐增多，且出血均需半个月以上才能干净，曾服中药及中成药疗效不显。经亲戚介绍到我处就诊。**症见：**本次月经来了18天未净，经血淋漓不断，血色淡红，神倦乏力，面色无华，气短懒言，四肢不温，纳谷不香，大便稀溏，舌淡苔薄，脉细尺弱。

西医诊断：青春期功能失调性子宫出血。

中医诊断：崩漏。

证型：脾气不足，固摄无力。

治则：健脾益气，固崩止血。

拟方：固本止崩汤加减。

处方：黄芪30克、白术10克、山药10克、茯苓10克、当归10、党参15克、砂仁10克、柴胡6克、升麻6克、陈皮10克、姜炭6克、阿胶10克（烊化）、棕榈炭10克、茜草炭10克、仙鹤草20克、乌贼骨20克。

5剂水煎服，日1剂，早中晚服用。

二诊：患者自述服用中药后，阴道出血量明显减少，仍感纳差，大便偏稀，上方加白扁豆15克，炒神曲10克，炒山楂10克，炒麦芽10克，煨葛根10克以健脾消食止泻，处方如下：

黄芪30克、白术10克、山药10克、茯苓10克、当归10、党参15克、砂仁10克、柴胡6克、升麻6克、陈皮10克、姜炭6克、阿胶10克（烊化）、棕榈炭10克、茜草炭10克、仙鹤草20克、乌贼骨20克、白扁豆15克、炒神曲10克、炒山楂10克、炒麦芽10克、煨葛根10克。

三诊：上方服药3剂后，阴道出血已止，精神好转，手足渐温，纳食好转，大便成形，每日一解。患者要求按上方继服，上方减茜草炭、棕榈炭再服14剂。虽然血止，病情好转，仍当益气养血，调理冲任，嘱其加服归脾丸，健脾益气，养血调经，进行调理。

四诊：患者自述诸症减轻，无其他不适，前方去乌贼骨、加杜仲10克、桑寄生10克调肾复宫，再服14剂，意在恢复胞宫的正常功能，即复旧之法。

五诊：患者自述月经来了，月经量适中，色转鲜红，6天即净，精神转佳，饮食、大便正常。为巩固疗效，另配中药药丸一个疗程（3个月），以治其本。

半年后随访，月经正常。

病案二

周某，女，27岁，已婚，6月9日初诊。

主诉：月经淋漓不断，加重月余。

现病史：患者自述半年前行人工流产，术后阴道出血，经久不愈，经用西药激素治疗后方止。此后几次经期都是淋漓10～13天左右，经量时多时少，色紫暗，小腹痛，周身酸楚不适。本次月经20余天未净，经同事介绍到我处寻求中医治疗。

症见：行经25天至今未净，经血淋漓，量多，色黯，夹有血块，小腹胀痛拒按，舌质紫黯，边有瘀点，脉弦涩。

西医诊断：功能失调性子宫出血。

中医诊断：崩漏。

证型：瘀血阻络，血不归经。

治则：祛瘀生新，引血归经。

拟方：桃红四物汤合失笑散加味。

处方：当归15克、桃仁10克、红花10克、香附10克、赤芍10克、川芎10克、蒲黄10克、五灵脂10克、丹参15克、益母草15克、鸡血藤15克、枳壳10克、生地10克、三七粉3克（冲）、延胡索10克。7剂水煎服，日1剂，早中晚服用。

二诊：患者自述服用中药第3剂时，月经量仍多，血块曾多，腹痛难忍，血块流出后腹痛随之大减，服第5剂时月经量减少，现经量少，色偏暗，血块少，无腹痛。拟方如下：

当归15克、桃仁10克、红花10克、香附10克、赤芍10克、川芎10克、蒲黄10克、五灵脂10克、丹参15克、益母草15克、鸡血藤15克、枳壳10克、生地10克、三七粉3克（冲）、延胡索10克、茜草10克。7剂水煎服，日1剂，早中晚服用。

三诊：患者自述服用中药后，月经基本干净，小腹不痛，有腰酸痛。补肾调经，拟方如下：

当归 15 克、桃仁 10 克、红花 10 克、香附 10 克、白芍 10 克、川芎 10 克、丹参 15 克、党参 15 克、黄芪 15 克、益母草 15 克、熟地 15 克、杜仲 15 克、续断 10 克、菟丝子 15 克、山药 10 克、桑寄生 10 克。14 剂水煎服，日 1 剂，早中晚服用。

四诊： 患者自述服用中药后，腰酸痛明显减轻，各方面症状都好，原方继续服用 14 剂，日 1 剂，早中晚服用。

五诊： 患者自述服用中药后，月经如期而至，经行量中，6 天即净，各方面症状都好，为巩固疗效，另配中药药丸一个疗程（3 个月），以治其本。

半年后随访，月经正常。

按： 崩漏是月经的周期、经期、经量发生严重失常的病证，其发病急骤，暴下如注，大量出血者为"崩"；病势缓，出血量少，淋漓不绝者为"漏"。可发生在月经初潮后至绝经的任何年龄，严重可影响生育，危害健康。属妇科常见病，也是疑难急重病证。

《济生方》说："崩漏之病，本乎一证，轻者谓之漏下，甚者谓之崩中。"本病属常见病，常因崩与漏交替，因果相干，致使病变缠绵难愈，成为妇科的疑难重症。本病相当于西医学无排卵型功能失调性子宫出血病。生殖器炎症和某些生殖器肿瘤引起的不规则阴道出血亦可参照本病辨证治疗。

主要病机是冲任损伤，不能制约经血。引起冲任不固的常见原因有肾虚、脾虚、血热和血瘀。崩漏以无周期性的阴道出血为辨证要点，临证时结合出血的量、色、质变化和全身证候辨明寒、热、虚、实。治疗应根据病情的缓急轻重、出血的久暂，采用"急则治其标，缓则治其本"的原则，灵活运用塞流、澄源、复旧三法。

塞流即是止血。崩漏以失血为主，止血乃是治疗本病的当务之急。具体运用止血方法时，还要注意崩与漏的不同点。治崩宜固摄升提，不宜辛温行血，以免失血过多导致阴竭阳脱；治漏宜养血行气，不可偏于固涩，以免血止成瘀。塞流之药可酌用十灰散、云南白药、紫地宁血散等。

澄源即是求因治本。崩漏是由多种原因引起的，针对引起崩漏的具体原因，采用补肾、健脾、清热、理气、化瘀等法，使崩漏得到根本上的治疗。塞流、澄源两法常常是同步进行的。

复旧即是调理善后。崩漏在血止之后，应理脾益肾以善其后。历代诸家都认为崩漏之后应调理脾胃，化生气血，使之康复。近代研究指出，补益肾气，重建月经周期，才能使崩漏得到彻底的治疗。"经水出诸肾"，肾气盛，月事才能以时下，对青春期、育龄期的虚证患者，补肾调经则更为重要。当然复旧也需兼顾澄源。

总之，塞流、澄源、复旧有分别，又有内在联系，必须结合具体病情灵活运用。

患者一，思虑伤脾，脾虚气陷，冲任不固，血失统摄，故经血非时而下，量多如崩，或淋漓不断；脾虚气血化源不足，故经色淡而质稀；脾虚中气不足，故神疲体倦，气短懒言；脾主四肢，脾虚则四肢失于温养，故四肢不温；脾虚中阳不振，运化失职，则纳谷不香。本着"急则治其标，缓则治其本"的原则，故用固本止崩汤，健脾益气固涩，养血摄血塞流。

塞流："有形之血不能速生，无形之气所当先固"，方中黄芪、党参、白术、山药、茯苓健脾培土，补中益气，固冲摄血；陈皮理气，砂仁化湿，使脾健运而有助于补气；柴胡、升麻少量使用，取其精轻升阳之性，升提气机；姜炭温中止血；阿胶、棕榈炭、乌贼骨养血调经，收涩止血；茜草炭祛瘀止血，使血止而不留瘀。

澄源：脾阳不足，脾主统血，气不足血亦不足，当归配黄芪，当归补血汤之意，补血养血。复旧：待血止后，调补肝肾，以固其本，增强调肾复宫。

补益药中加用陈皮、砂仁，健脾醒脾，使补而不腻，补而不滞。乌贼骨，动物药含有钙质，为血肉有情之品，收敛固涩，可增强止血之功。

病案一充分体现了"塞流、澄源、复旧"的治崩三法。脾为后天之本，气血生化之源，主中气而统血。经健脾益气治疗后，患者脾气健运，诸症随之改善，血循常道，月事以时，诸药合用，标本同治，共奏补中益气，升阳举陷，健脾固经之功。

病案二患者因行人工流产术后胞宫瘀滞，新血难安，血不循经，故见月经不规则，为瘀血阻络所致之崩漏。此类患者不可见出血不止便行止血，而要用活血化瘀之法。正如古代医家所说："治法须行血以祛瘀，活血以止痛，则血自止而愈"。化瘀生新方能澄源，而非一味固涩塞流，要先疏通，再止血，后调经。用桃红四物汤合失笑散加味，活血化瘀，止血调经。瘀血阻络，"通因通用"瘀去宫宁，血自归经，崩漏自止。待血止后，固冲调经，标本兼治。

2. 常用中药

（1）棕榈炭

出自《本草拾遗》，为棕榈科植物棕榈的叶鞘纤维（即叶柄基底部之棕毛）。采集时，割取叶柄下延部分及鞘片，除去纤维状棕毛，晒干，切成小片，煅炭用。其性味苦、涩，平。归肝、肺、大肠经。收敛止血。

药性平和，味苦而涩，为收敛止血之要药，广泛用于各种出血之证，尤多用于崩漏。因其收敛性强，故以治出血而无瘀滞者为宜。可单味应用，如治崩漏不止，即用本品为末，空心淡酒送服；也常配血余炭、侧柏叶等同用。若属血热妄行之吐血、咯血，可与小蓟、山栀等同用，如十灰散；属虚寒性出血，冲任不固之崩漏下血，常配炮姜、乌梅同用。

本品且能止泻止带，尚可用于久泻久痢，妇人带下。如治泻痢，单用本品，烧研，以水调服；治赤白带下，以本品与蒲黄各等分，用酒调服。

《本草拾遗》："烧作灰，主破血止血。"

《本草纲目》："棕皮性涩，若失血去多，瘀滞已尽者，用之切当，所谓涩可去脱也。与乱发同用更良，年久败棕入药尤妙。"

《本草经疏》："其味苦涩，气平无毒。《本经》主诸病皆烧灰用者，凡血得热则行，得黑灰则止，故主鼻洪、吐衄；苦能泻热，涩可去脱，故主崩中带下及肠风、赤白痢也；止血固脱之性而能消瘀血，故能破症也。凡失血过多内无瘀滞者，用之切当。"

（2）血余炭

出自《神农本草经》，为人发制成的炭化物。性味苦，平。归肝、胃经。收敛止血，化瘀利尿。

发乃血之余，故可入血，并以炭入药，故有收涩止血之功，且能消瘀，有止血而不留瘀的特点，可用于各种出血之证，尤多用于咳血、衄血、吐血、血淋、尿血等出血病证。既可内服，也可外用。若治咳血、吐血，常与花蕊石、三七同用。治血淋，配蒲黄、生地、赤茯苓、甘草，水煎服；若治便血，可与地榆、槐花等同用；用治崩漏，可单用本品，与酒和服。

本品苦降下行，能化瘀通窍，通利水道，故可用治小便不利，常与滑石、白鱼同用，如滑石白鱼散。

《神农本草经》："主五癃，关格不通，利小便水道，疗小儿痫，大人痓。"

《名医别录》："主咳嗽，五淋，大小便不通，小儿惊痫。止血，鼻衄烧之吹内立已。"

《医学衷中参西录》："血余者，发也，不煅则其质不化，故必煅为炭然后入药。其性能化瘀血、生新血有似三七，故善治吐血、衄血。而常服之又可治劳瘵，因劳瘵之人，其血必虚而且瘀，故《金匮》谓之血痹虚劳。""其化瘀之力，又善治血痹，是以久久服之，自能奏效。血余能化瘀血、生新血，使血管流通最有斯效。其化瘀生新之力，又善治大便下血腥臭，肠中腐烂及女子月信闭塞，不以时至。"

八、闭经

1.病案

李某，女，39岁，6月17日初诊。

主诉：月事不行近2年。

现病史：患者自述2年多之前意外怀孕了，因已有2个孩子，不想再生3胎，故去某医院做了人流手术。术后20多天左右，因家里来朋友了，天气热和朋友一起吃了大量瓜果和生冷食物，次日即感小腹冷痛。当月，经期来潮量少，色淡，有小血块，小腹凉，怕冷。第4个月月经推迟半个月未来，去医院检查也没有怀孕，服用西药（具体药物不详）后，当月月经来潮，但量很少，之后月经未来至今。曾服中药数十剂，未获效，西医诊为"继发性闭经"。现经朋友介绍到我处就诊。

症见：面色青白，四肢不温，少腹冷痛，得热痛减，倦怠乏力伴头晕，饮食欠佳，便溏，白带量多，唇舌紫暗，脉沉而紧。

西医诊断：继发性闭经

中医诊断：闭经。

证型：寒凝血瘀，气血两亏证。

治则：温经散寒止痛，化瘀养血调经。

拟方：温经汤合八珍汤加减。

处方：当归15克、川芎15克、炒白芍15克、肉桂10克、人参10克、香附15克、丹参20克、吴茱萸10克、小茴香6克、茯苓15克、艾叶10克、熟地20克、干姜10克、炒白术20克、莪术10克、牛膝10克、鸡血藤20克、益母草20克、炙甘草10克。10剂水煎服，日一剂，早中晚服用。

二诊：患者自述服用中药后，月经来潮，但量少，色淡，有少许血块，食欲增加，少腹冷痛好转，白带量多。经来药停，月经干净后服药，改方如下：

当归 15 克、川芎 15 克、炒白芍 15 克、肉桂 10 克、人参 10 克、香附 15 克、丹参 20 克、吴茱萸 10 克、小茴香 6 克、茯苓 15 克、艾叶 10 克、熟地 20 克、干姜 10 克、炒白术 20 克、莪术 10 克、牛膝 10 克、鸡血藤 20 克、益母草 20 克、炙甘草 10 克、芡实 15 克、海螵蛸 20 克。10 剂水煎服，日一剂，早中晚服用。

三诊：患者自述服用中药后，面色改善，白带、四肢不温等情况好转，大便有点溏，改方如下：

当归 15 克、川芎 15 克、炒白芍 15 克、肉桂 10 克、人参 10 克、香附 15 克、丹参 20 克、吴茱萸 10 克、小茴香 6 克、茯苓 15 克、艾叶 10 克、熟地 20 克、干姜 10 克、炒白术 20 克、莪术 10 克、牛膝 10 克、鸡血藤 20 克、益母草 20 克、炙甘草 10 克、白扁豆 15 克、肉豆蔻 15 克。10 剂水煎服，日一剂，早中晚服用。

四诊：患者自述服用中药后，面色气色，便溏，怕冷等各方面症状改善，身体各方面都好转，继续巩固，处方如下：

当归 15 克、川芎 15 克、炒白芍 15 克、肉桂 10 克、党参 20 克、香附 15 克、丹参 20 克、吴茱萸 10 克、小茴香 6 克、茯苓 15 克、艾叶 10 克、熟地 20 克、干姜 10 克、炒白术 20 克、莪术 10 克、牛膝 10 克、鸡血藤 20 克、益母草 20 克、炙甘草 10 克。10 剂水煎服，日一剂，早中晚服用。

五诊：患者自述月经来潮，经期时虽推迟了 2 天，月经量比上次多，颜色比上次红，没有血块，其他各方面症状都好。经来停药，月经干净后，另配中药药丸一个疗程（3 个月），以治其本，以进一步巩固疗效。次月月经按期来潮，各方面症状痊愈。半年后随访，月经一切正常。

按：闭经分为原发性闭经和继发性闭经。原发性闭经是指女性年逾 16 岁，虽有第二性征发育但无月经来潮，或年逾 14 岁，尚无第二性征发育及月经。继发性闭经是指月经来潮后停止 3 个周期或 6 个月以上。闭经古称"经闭""不月""月事不来""经水不通"等。

主要是冲任气血失调，有虚、实两个方面，虚者由于冲任亏败，源断其流；实者因邪气阻隔冲任，经血不通。导致闭经的病因复杂，有先天因素，也有后天获得，可由月经不调发展而来，也有因他病致闭经者。常见的分型有肾虚、脾虚、血虚、气滞血瘀、寒凝血瘀和痰湿阻滞。辨证重在辨明虚实或虚实夹杂的不同情况。治疗时，虚证者治以补肾滋肾，或补脾益气，或补血益阴，以滋养经血之源；实证者治以行气活血，或温经通脉，或祛邪行滞，以疏通冲任经脉。本病虚证多实证少，切忌妄行攻破之法，犯虚虚实实之戒。

患者小产后过食生冷，血为寒凝，滞于冲任，壅于胞脉，以致经闭不行，属寒凝血瘀闭经。故我在治疗中以温经汤为主，因患者正值小产之后，气血亏虚，故加八珍汤以益养气血。方中肉桂、吴茱萸、艾叶、干姜、小茴香温经散寒暖宫止痛，小茴香还可以把药引到腹部；当归、川芎、熟地、白芍四物汤养血活血调经，川芎活血行气，乃血中之气药，合当归以调经；人参、白术、茯苓、甘草四君子汤补气健脾，使气血生化有源，补气活血养血调经；香附、鸡血藤我临床常用妇科调经的有效之药对，鸡血藤可以活血补血，香附为女科之主帅，气中之血药，调经之要药；莪术、牛膝、益母草活血化瘀调经，牛膝可以引血下行；芡实、海螵蛸增强止带之功；白扁豆、肉豆蔻健脾温中涩肠止泻；芍药、甘草缓急止痛，甘草可调和诸药；全方共奏温经散寒止痛，益气养血，化瘀调经之功，故收效较捷。

2. 常用中药

（1）艾叶

出自《名医别录》，为菊科植物艾的叶。以湖北蕲州产者为佳，称"蕲艾"。夏季花未开时采摘，除去杂质，晒干或阴干，生用、捣绒或制炭用。性味辛、苦，温。有小毒。归肝、脾、肾经。具有温经止血，散寒调经，安胎之功效。

艾叶气香味辛，温可散寒，能暖气血而温经脉，为温经止血之要药，适用于虚寒性出血病证，尤宜于崩漏。主治下元虚冷，冲任不固所致的崩漏下血，可单用本品，水煎服，或配阿胶、芍药、干地黄等同用，如胶艾汤。艾叶既可加强止血，又可防大队寒凉药物而致凉遏留瘀之弊。

本品能温经脉，逐寒湿，止冷痛，尤善调经，为治妇科下焦虚寒或寒客胞宫之要药。常用于下焦虚寒，月经不调，经行腹痛、宫寒不孕及带下清稀等证，每与香附、川芎、白芍、当归等同用，若虚冷较甚者，再配伍吴茱萸、肉桂等，如艾附暖宫丸。用治脾胃虚寒所致的脘腹冷痛，可以单味艾叶煎服，或以之炒热熨敷脐腹，或配伍温中理气之品。本品为妇科安胎之要药，临床每多与阿胶、桑寄生等同用。

《名医别录》："主灸百病，可作煎，止下痢，吐血，下部疮，妇人漏血，利阴气，生肌肉，辟风寒，使人有子。""生寒熟热。主下血，衄血，脓血痢，水煮及丸散任用。"

《药性论》："止崩血，安胎，止腹痛。止赤白痢及五藏痔泻血。""长服止冷痢。又心腹恶气，取叶捣汁饮。"

《本草纲目》："艾叶服之则走三阴而逐一切寒湿，转肃杀之气为融和；灸之则透诸经而治百种病邪，起沉疴之人为康泰，其功亦大矣。"

（2）小茴香

出自《新修本草》，为伞形科植物茴香的干燥成熟果实。其性味辛，温。归肝、肾、脾、胃经。可散寒止痛，理气和胃。

本品辛温，能温肾暖肝，散寒止痛。临床常与乌药、青皮、高良姜等配伍，用治寒疝腹痛，如天台乌药散；同时亦可治肝经受寒之少腹冷痛，或冲任虚寒之痛经，多与当归、川芎、肉桂等同用。

与高良姜、香附、乌药等同用，可治胃寒气滞之脘腹胀痛；与白术、陈皮、生姜等同用，可治脾胃虚寒的脘腹胀痛、呕吐食少。

《新修本草》："主诸瘘，霍乱及蛇伤。"

《本草汇言》："蘹香，温中快气之药也。方龙潭曰，此药辛香发散，甘平和胃，故《唐本草》善主一切诸气，如心腹冷气、暴疼心气、呕逆胃气、腰肾虚气、寒湿脚气、小腹弦气、膀胱水气、阴颓疝气、阴汗湿气、阴子冷气、阴肿水气、阴胀滞气。其温中散寒，立行诸气，及小腹少腹至阴之分之要品也。"

九、痛经（子宫内膜异位症）

1. 病案

病案一

王某，女，29 岁，6 月 13 日初诊。

主诉：来月经小腹疼痛 15 年，加重半年。

现病史：患者自述从 14 岁月经初潮开始就有痛经。以前听老人们说，结婚生了孩子后就不会再痛了，于是这一忍就忍了十来年，期间也治疗过，吃药就好一点，不吃就又不行了，也没有治本，反复发作。去年小产了，出血量很多，持续了好几天，后来做刮宫手术才把血给止住。从此以后出现了月经不调，有时一个半月才来一次月经，平时也很容易疲劳。每次来月经时，就感觉小腹疼痛空坠胀，严重时痛的要吃西药的止疼药，不能上班，要请假在家休息。近半年痛经越来越严重了，听亲戚说经常吃西药止痛有一定的副作用，也不能治本，所以介绍到我处就诊。现症：来月经的第 2～3 天出现隐隐作痛，喜揉喜按，月经量少，颜色淡，质清稀，面色苍白，神疲乏力，头晕心悸，失眠多梦，舌淡，苔薄，脉细无力。

西医诊断：经期腹痛。

中医诊断：痛经。

证型：气血虚弱证。

治则：补气养血，调经止痛。

拟方：黄芪建中汤加减。

处方： 黄芪 30 克、白芍 20 克、桂枝 10 克、炙甘草 6 克、大枣 6 枚、生姜 10 克、饴糖 30 克、当归 10 克、党参 15 克、阿胶 10 克、益母草 20 克、香附 10 克、川芎 10 克、炒白术 10 克、茯苓 10 克、熟地 15 克、远志 10 克、茯神 10 克、酸枣仁 15 克、延胡索 10 克、鸡血藤 10 克。7 剂水煎服，日一剂，早中晚服用。

二诊： 患者自述服用中药后，痛经减轻，睡眠比之前好些，面色也好些，原方去远志服用 10 剂，水煎服，日一剂，早中晚服用。处方如下：黄芪 30 克、白芍 20 克、桂枝 10 克、炙甘草 6 克、大枣 6 枚、生姜 10 克、饴糖 30 克、当归 10 克、党参 15 克、阿胶 10 克、益母草 20 克、香附 10 克、川芎 10 克、炒白术 10 克、茯苓 10 克、熟地 15 克、茯神 10 克、酸枣仁 15 克、延胡索 10 克、鸡血藤 10 克。

三诊： 患者自述喝了中药后，感觉睡眠好多了，气色好很多，精气神也好多了，原方去延胡索继续服用 10 剂，水煎服，日一剂，早中晚服用。处方如下：

黄芪 30 克、白芍 20 克、桂枝 10 克、炙甘草 6 克、大枣 6 枚、生姜 10 克、饴糖 30 克、当归 10 克、党参 15 克、阿胶 10 克、益母草 20 克、香附 10 克、川芎 10 克、炒白术 10 克、茯苓 10 克、熟地 15 克、茯神 10 克、酸枣仁 15 克、鸡血藤 10 克。

后来患者来电说这次来月经没有疼痛感，只是稍微有点要来月经的隐隐感觉，一会就过去了，整个来月经期再没有痛，其他症状也很好。患者说这个方子效果好，月经干净以后，又间断的喝了几个小疗程，另配中药药丸一个疗程（3 个月），以治其本。

半年后随访都没有再痛经，说这半年来再也不用吃西药的止痛药了，感觉太好了，也不用经期请假休息了，现在来月经都是正常上班。

病案二

刘某，女，18 岁，3 月 1 日初诊。

主诉： 来月经小腹疼痛 4 年余，加重 2 天。

现病史： 患者自述近 4 年来，月经期小腹疼痛。14 岁初潮，即伴痛经，经行第一日痛甚，持续 4 天，小腹冷痛，得热痛减，按之痛甚，经量少，经色黯，伴恶心呕吐，腹泻，四肢冰冷、冷汗出。一般止痛措施无缓解，检查 B 超提示无异常，曾经中西药治疗效果不显著。患者的妈妈听亲戚介绍说我这里治疗效果好，就带女儿到我处就诊。

症见：月经量少、色黯黑有血块，经行第一日痛甚，无经行腰酸乳胀，喜热饮，小便清，大便溏，面色苍白，神疲乏力，畏寒肢冷，小腹冰凉，舌尖有瘀点，苔白润，脉沉弦紧。

西医诊断：青春期痛经

中医诊断：痛经。

证型：寒凝血瘀证。

治则：温经暖宫，化瘀止痛。

拟方：少腹逐瘀汤加减。

处方：小茴香 6 克、干姜 10 克、延胡索 10 克、苍术 15 克、茯苓 15 克、没药 10 克、当归 15 克、黄芪 30 克、川芎 10 克、党参 15 克、肉桂 10 克、赤芍 10 克、蒲黄 10 克（包煎）、五灵脂 10 克（包煎）、炒白术 15 克、艾叶 10 克、益母草 20 克、熟地 15 克、白芍 10 克、山药 10 克、炒白扁豆 20 克、炙甘草 10。

7 剂水煎服，日一剂，早中晚服用。

二诊：患者自述喝了中药以后痛经减轻，其他症状也有所改善，效不更方，原方继续服用 7 剂，水煎服，日一剂，早中晚服用。处方如下：

小茴香 6 克、干姜 10 克、延胡索 10 克、苍术 15 克、茯苓 15 克、没药 10 克、当归 15 克、黄芪 30 克、川芎 10 克、党参 15 克、肉桂 10 克、赤芍 10 克、蒲黄 10 克（包煎）、五灵脂 10 克（包煎）、炒白术 15 克、艾叶 10 克、益母草 20 克、熟地 15 克、白芍 10 克、山药 10 克、炒白扁豆 20 克、炙甘草 10。

三诊：患者自述喝了中药以后，感觉没有以前那么怕冷了，好多了，大便也成型了。原方去白扁豆，继续服用 15 剂，水煎服，日一剂，早中晚服用。处方如下：

小茴香 6 克、干姜 10 克、延胡索 10 克、苍术 15 克、茯苓 15 克、没药 10 克、当归 15 克、黄芪 30 克、川芎 10 克、党参 15 克、肉桂 10 克、赤芍 10 克、蒲黄 10 克（包煎）、五灵脂 10 克（包煎）、炒白术 15 克、艾叶 10 克、益母草 20 克、熟地 15 克、白芍 10 克、山药 10 克、炙甘草 10。

另配中药药丸一个疗程（3 个月），以治其本。

1 个月后，患者的妈妈高兴的跟我说，她女儿来月经时一切正常，不痛经了，还介绍了一位患者到我处就诊。3 个月后患者妈妈来电说女儿这几个月来月经都没有痛经了。

病案三

许某，女，37 岁，10 月 3 日初诊。

主诉：痛经 6 年余，加重 2 月。

现病史：患者自述经行腹痛 6 年余，痛的严重时要吃止痛片。经某医院检查西医诊断为"子宫内膜异位症"，曾打针输液、吃中西药，收效甚微，没有治本，还是反复发作。近 2 月经期疼痛加重，经亲戚介绍到我处就诊，

症见：经行第一天，小腹痛甚，按之稍缓，得热稍舒，月经量少，色暗，有血块，平时怕冷，四肢不温，纳谷不香，大便溏薄，腰酸腿软，苔薄白，质淡胖，脉沉弦细。

西医诊断：子宫内膜异位症。

中医诊断：痛经。

证型：脾肾阳虚，寒凝胞宫。

治则：温补脾肾，暖宫止痛。

拟方：温经汤加减。

处方：当归 10 克、吴茱萸 15 克、白芍 10 克、川芎 10 克、党参 15 克、肉桂 10 克、香附 15 克、高良姜 10 克、鹿角霜 10 克、川断 10 克、黄芪 20 克、炒白术 15 克、砂仁 10 克、炒神曲 10 克、炒麦芽 10 克、

炒山楂 10 克、桑寄生 10 克、延胡索 10 克、艾叶 10 克、鸡血藤 10 克、小茴香 6 克、生姜 10 克、炙甘草 10 克。7 剂水煎服，日一剂，早中晚服用。并嘱咐患者不吃生冷食物。

二诊：患者自述服用中药后，腹痛明显减轻，5 剂时经已净，经量仍少，怕冷肢凉，腰酸，纳呆改善，便溏好一点还是有，原方加白扁豆 10 克、葛根 10 克、补骨脂 10 克。7 剂水煎服，日一剂，早中晚服用，处方如下：

当归 10 克、吴茱萸 15 克、白芍 10 克、川芎 10 克、党参 15 克、肉桂 10 克、香附 15 克、高良姜 10 克、鹿角霜 10 克、川断 10 克、黄芪 20 克、炒白术 15 克、砂仁 10 克、炒神曲 10 克、炒麦芽 10 克、炒山楂 10 克、桑寄生 10 克、延胡索 10 克、艾叶 10 克、鸡血藤 10 克、小茴香 6 克、生姜 10 克、炙甘草 10 克、白扁豆 10 克、葛根 10 克、补骨脂 10 克。

三诊：患者自述服用中药后，怕冷肢凉，腰酸明显好转，吃饭比之前香多了，未见便溏，原方减去白扁豆、葛根，7 剂水煎服，日一剂，早中晚服用。

四诊：患者自述服用中药后，各方面明显好转，效不更方，原方减去炒神曲、炒麦芽、炒山楂、砂仁、肉桂改桂枝继续巩固 14 剂，日一剂，早中晚服用。处方如下：

当归 10 克、吴茱萸 15 克、白芍 10 克、川芎 10 克、党参 15 克、桂枝 10 克、香附 15 克、高良姜 10 克、鹿角霜 10 克、川断 10 克、黄芪 20 克、炒白术 15 克、桑寄生 10 克、延胡索 10 克、艾叶 10 克、鸡血藤 10 克、小茴香 6 克、生姜 10 克、炙甘草 10 克、补骨脂 10 克。

五诊：患者自述月经来了，腹凉痛已轻，未见便溏，原方加益母草 10 克，连服 7 剂，腹痛轻微，经量增加，已无血块，纳便正常。嘱咐患者巩固 15 剂。另配中药药丸一个疗程（3 个月），以治其本。

2 个月后，患者来电说张医生你开的这个中药方子效果好，又不间断的喝了一个月。这几次来月经都没有腹痛了，各方面情况都正常。

半年随访一切正常。

按：痛经是妇科常见疾病之一，以中青年为多见，痛经是指妇女正值经期或经行前后出现周期性小腹疼痛或痛引腰骶，甚至剧痛晕厥者，也称"经行腹痛"。西医学把痛经分为原发性痛经和继发性痛经，前者又称功能性痛经，系指生殖器官无明显器质性病变者，后者多继发于生殖器官某些器质性病变，如盆腔子宫内膜异位症、子宫腺肌病、慢性盆腔炎等。

本病的发生与冲任、胞宫的周期性生理变化密切相关。主要病机在于邪气内伏或精血素亏，更值经期前后冲任二脉气血的生理变化急骤，导致胞宫的气血运行不畅，"不通则痛"，或胞宫失于濡养，"不荣则痛"，故使痛经发作。本病以伴随月经来潮而周期性小腹疼痛作为辨证要点，根据其疼痛发生的时间、部位、性质、喜按或拒按等不同情况，明辨其虚实寒热，在气在血。一般痛在经前、经期，多属实；痛在经后、经期，多属虚。痛胀俱甚、拒按，多属实；隐隐作痛、喜揉喜按，多属虚。得热痛减多为寒，得热痛甚多为热。痛甚于胀多为血瘀，胀甚于痛多为气滞。痛在两侧少腹病多在肝，痛连腰际病多在肾。其治疗大法以通调气血为主。

病案一患者的痛经是因为气血虚弱，经血亏虚所引起的。由于她平时身体虚弱，加上去年流产，失血过多，气血本虚，经血外泄，气血更虚，胞宫、胞脉失于濡养，故经期小腹隐痛喜按；气血虚冲任不足，血海满益不多，故月经量少，色淡质稀；气虚中阳不振，故神疲乏力；血虚不养心神，故心悸、失眠多梦；气血虚不荣头面，故头晕、面色苍白；舌淡，苔薄，脉细无力，也为气血虚弱之征。气血不足，致气血运行无力，滞而不畅，经血亏虚，"不荣则痛"。用黄芪建中汤加减，方中黄芪、党参、桂枝补气温中，通经止痛；当归、白芍、饴糖养血和中，缓急止痛；阿胶、熟地、川芎、鸡血藤、益母草补血养血活血调经；香附为气病之总司，女科之主帅，气中之血药，妇科调经之要药，行气止痛之要药；远志、酸枣仁、茯神养心安神；白术、甘草、生姜、大枣健脾胃，生气血；延胡索加强止痛之功；诸药合用，使气血充旺，血海盈满，则胞宫得养、胞络得荣。全方补气养血，和中调经止痛。妇人以血为本，经水为血所化，血随气行，血充气足，气顺血和，则经行畅通，疼痛自止。

病案二中患者病属阳虚，阴寒内盛，冲任虚寒，寒凝气滞，疏泄不畅，使血滞不行，留聚而痛。方用少腹逐瘀汤加减，小茴香、肉桂、干姜味辛而性温热，温经散寒，温通血脉；当归，赤芍，活血祛瘀；艾叶，益母草温经散寒，活血调经止痛；黄芪，党参，熟地补气健脾养血；苍术，茯苓，炒白术，白芍，山药，炒白扁豆健脾祛湿；蒲黄，五灵脂，川芎，没药，活血化瘀止痛；延胡索加强止痛之功。

病案三西医诊断为子宫内膜异位症，简称内异症，是指具有生长功能的子宫内膜组织出现在子宫腔被覆内膜及宫体肌层以外的其他部位所引起的一种疾病。卵巢型子宫内膜异位症形成囊肿者，称为卵巢子宫内膜异位囊肿（俗称"巧克力囊肿"）。本病是常见的妇科疾病。中医学古籍中没有"子宫内膜异位症"及"子宫腺肌病"的病名记载，根据其临床表现，可归属在"痛经""月经不调""癥瘕""不孕"等病证中。本患者是阳虚寒凝的痛经，用温经汤化裁，方中吴茱萸、桂枝、生姜，艾叶，小茴香温经散寒止痛；小茴香还可以把药引到腹部；加入鹿角霜增其温通之力；当归、白芍、川芎、养血祛瘀；香附、高良姜为良附丸，温中散寒止痛；鸡血藤、香附行气活血也是止痛经有效药对；香附为气病之总司，女科之主帅，气中之血药，妇科调经之要药，行气止痛之要药，也是我临床治疗妇科的常用药；益母草活血调经；炒三仙健脾开胃消食；川断、桑寄生、补骨脂、均为调肾的效药；党参、黄芪、炒白术、甘草益气健脾，扶正祛邪并用，甘草还可调和诸药；延胡索加强止痛之功；全方共奏温补脾肾，暖宫止痛之效。

2. 常用中药

（1）高良姜

出自《名医别录》，为姜科植物高良姜的干燥根茎。性味辛，热。归脾、胃经。功效散寒止痛，温中止呕。

本品辛散温通，能散寒止痛，为治胃寒脘腹冷痛之常用药，每与炮姜相须为用，如二姜丸；治胃寒肝郁，脘腹胀痛，多与香附合用，以疏肝解郁，散寒止痛，如良附丸；治卒心腹绞痛如剧，两胁支满，烦闷不可忍者，可与厚朴、当归、桂心等同用。

本品性热，能温散寒邪，和胃止呕。治胃寒呕吐，多与半夏、生姜等同用；治虚寒呕吐，常与党参、茯苓、白术等同用。

《名医别录》："主暴冷，胃中冷逆，霍乱腹痛。"

《本草汇言》："高良姜，祛寒湿、温脾胃之药也。若老人脾肾虚寒，泄泻自利，妇人心胃暴痛，因气怒、因寒痰者，此药辛热纯阳，除一切沉寒痼冷，功与桂、附同等。苟非客寒犯胃，胃冷呕逆，及伤生冷饮食，致成霍乱吐泻者，不可轻用。"

（2）延胡索

出于《雷公炮炙论》，为罂粟科植物延胡索的块根。生用；或醋炙用。性味辛、苦，温。归心、肝、脾经。活血，行气，止痛。

延胡索辛散温通，为活血行气止痛之良药，前人谓其能"行血中之气滞，气中血滞，故能专治一身上下诸痛"，为常用的止痛药，无论何种痛证，均可配伍应用。

若治心血瘀阻之胸痹心痛，常与丹参、桂枝、薤白、瓜蒌等药同用；配川楝子，可治热证胃痛；治寒证胃痛，可配桂枝（或肉桂）、高良姜；治气滞胃痛，可配香附、木香、砂仁；若治瘀血胃痛，可配丹参、五灵脂等药用；若配党参、白术、白芍等，可治中虚胃痛；若治肝郁气滞之胸胁痛，可伍柴胡、郁金；治肝郁化火之胸胁痛，配伍川楝子、山栀；治寒疝腹痛，可配小茴香、吴茱萸等药用；治气滞血瘀之痛经、月经不调、产后瘀滞腹痛，常配当归、红花、香附等药用；治跌打损伤、瘀肿疼痛，常与乳香、没药同用；治风湿痹痛，可配秦艽、桂枝等药用。

《雷公炮炙论》："心痛欲死，速觅延胡。"

《本草纲目》："延胡索，能行血中气滞，气中血滞，故专治一身上下诸痛，用之中的，妙不可言。盖延胡索活血化气，第一品药也。"

《本草经疏》："产后血虚，或经血枯少不利，气虚作痛者，皆大非所宜。"

十、经行乳房胀痛（乳腺小叶增生）

1. 病案

刘某，女，28 岁，7 月 9 日初诊。

主诉：经前乳房胀痛 1 年余，加重 1 月。

现病史：患者自述 1 年前因老公出轨，天天担心老公会跟她离婚，情绪不稳定，常感胸闷不舒，时而长叹，后来每次月经来潮前一周左右出现乳房胀痛，连及两胁，疼痛拒按。曾去某医院检查诊断为"双侧乳腺小叶增生"，服用中西药治疗月余，效果不显。近 1 月经行乳房胀痛加重，经亲戚介绍到我处就诊。

症见：经前一周左右出现乳房胀痛，连及两胁，疼痛拒按，情志抑郁，胸闷不舒，时而长叹，月经周期延迟一周左右，经行小腹胀痛，经色暗红，有血块，舌暗红，有瘀点，脉弦。

西医诊断：经前期紧张综合征。

中医诊断：经行乳房胀痛。

证型：肝气郁结，乳络不畅。

治则：疏肝理气，通络止痛。

拟方：柴胡疏肝散加减。

处方：柴胡 10 克、白芍 10 克、枳壳 10 克、香附 15 克、陈皮 10

克、郁金 10 克、川芎 10 克、丹参 30 克、瓜蒌 10 克、王不留行 10 克、路路通 10 克、合欢皮 15 克、夏枯草 10 克、川楝子 10 克、延胡索 10 克、甘草 10 克。7 剂水煎服，日一剂，早中晚服用。并嘱咐患者调畅情志，心态平和。

二诊：患者自述服用中药后，胸闷不舒，善太息减轻，自觉心情较之前舒畅一些。处方如下：

柴胡 10 克、白芍 10 克、枳壳 10 克、香附 15 克、陈皮 10 克、郁金 10 克、川芎 10 克、丹参 30 克、瓜蒌 10 克、王不留行 10 克、路路通 10 克、合欢皮 15 克、夏枯草 10 克、川楝子 10 克、延胡索 10 克、甘草 10 克、皂角刺 10 克。7 剂水煎服，日一剂，早中晚服用。

三诊：患者自述服用中药后，月经来潮，无明显的乳房及小腹胀痛感，胸闷不舒，善太息消失，月经周期推迟 2 天，经色红，有些许小血块，自觉心情和精神状态比之前有明显的改善。嘱咐患者经期停药，等月经干净后服用逍遥丸，下次月经来之前 1 周感觉乳房胀痛时服用原方，服用至经行第 1 天止，同时注意调节心态。为巩固疗效，另配中药药丸一个疗程（3 个月），以治其本。

这样按月经周期连续调理 3 个月经周期。半年后随访，一切正常。

按：每于行经前后，或正值经期，出现乳房作胀，或乳头胀痒疼痛，甚至不能触衣者，称为"经行乳房胀痛"。西医学经前期综合征出现的乳房胀痛可参照辨证治疗。乳房属胃，乳头属肝，冲脉所司在肝而又隶于足阳明胃经，故冲脉与乳房、乳头相关。若肝气郁结或痰湿阻滞，遇经前、经期冲脉气血充盛，郁滞更甚，令乳络不畅，可致本病发生。

古人云：气为百病之长，气行则血行，气滞则血凝。经行乳房胀痛多由于肝郁气滞，情志不畅，肝失疏泄，血聚冲脉，冲脉气盛，肝失条达，乳络不畅，"不通则痛"，故乳房胀痛，伴随月经周期发作，每值经前或遇情志刺激而加重。治疗经行乳胀，当以疏肝理气、通络止痛为主，方用柴胡疏肝散加减。方中柴胡疏肝解郁；陈皮理气调中；丹参、川芎活血行气通经；香附疏肝理气，调经止痛；瓜蒌、枳壳理气宽中，行滞消胀；芍药养血调经，柔肝止痛；王不留行、路路通活血通乳络；川楝子、延胡索行气止痛；夏枯草、皂角刺、橘核散结通乳络止痛；郁金、合欢皮增强疏肝解郁；芍药、甘草缓急止痛；诸药合用共奏疏肝解郁，活血通络止痛之功效。

2. 常用中药

（1）陈皮

出自《神农本草经》，为芸香科植物橘及其栽培变种的成熟干燥果皮。主产于广东、福建、四川、浙江、江西等地。以陈久者为佳，故称陈皮。产于广东新会者称新会皮，广陈皮。性味辛、苦，温。归脾、肺经。

辛行温通，有行气止痛、健脾和中之功，因其苦温而燥，故寒湿阻中之气滞最宜。治疗中焦寒湿脾胃气滞，脘腹胀痛、恶心呕吐、泄泻等，常与苍术、厚朴等同用，如平胃散；若食积气滞，脘腹胀痛，可配山楂、神曲等同用，如保和丸；若外感风寒，内伤湿滞之腹痛、呕吐、泄泻，可配藿香、苏叶等同用，如藿香正气散；若脾虚气滞，腹痛喜按、不思饮食、食后腹胀、便溏舌淡者，可与党参、白术、茯苓等同用，如异功散。若脾胃气滞较甚，脘腹胀痛较剧者，每与木香、枳实等同用，以增强行气止痛之功。

陈皮辛香而行，善疏理气机、条畅中焦而使之升降有序。治疗呕吐、呃逆，常配伍生姜、竹茹、大枣如橘皮竹茹汤；若脾胃寒冷，呕吐不止，可配生姜、甘草同用，如姜橘汤。

本品既能燥湿化痰，又能温化寒痰，且辛行苦泄而能宣肺止咳，为治痰之要药。治湿痰咳嗽，多与半夏、茯苓等同用，如二陈汤。若治寒痰咳嗽，多与干姜、细辛、五味子等同用，如苓甘五味姜辛汤；若脾虚失运而至痰湿犯肺者，可配党参、白术同用，如六君子汤。入肺走胸，而能行气通痹止痛。治疗胸痹胸中气塞短气，可配伍枳实、生姜。

橘核为橘的种子。性味苦，平。归肝经。功能理气散结，止痛。

适用于疝气疼痛、睾丸肿痛及乳房结块等。橘络为橘的中果皮及内果皮之间的纤维束群。性味甘、苦，平。归肝、肺经。功能行气通络，化痰止咳。适用于痰滞经络之胸痛、咳嗽、痰多。橘叶为橘树的叶。性味辛、苦，平。归肝经。功能疏肝行气，散结消肿。适用于胁肋作痛、乳痈、乳房结块等。化橘红为芸香科植物化州柚或柚的未成熟或接近成熟外层果皮。性味辛、苦，温。归肺、脾经。功能理气宽中，燥湿化痰。适用于湿痰或寒痰咳嗽，食积呕恶，胸闷等。

《神农本草经》："主胸中瘕热，逆气，利水谷，久服去臭，下气。"

《名医别录》："下气，止呕咳"。"主脾不能消谷，气冲胸中，吐逆霍乱，止泄。"

《本草纲目》："疗呕哕反胃嘈杂，时吐清水，痰痞咳疟，大便闭塞，妇人乳痈。入食料，解鱼腥毒。""其治百病，总取其理气燥湿之功。同补药则补，同泻药则泻，同升药则升，同降药则降。"

（2）青皮

出自《本草图经》，为芸香科植物橘及其栽培变种的幼果或未成熟果实的干燥果皮。产地同陈皮。5～6月间收集自落的幼果，晒干，称为"个青皮"，7～8月间采收未成熟的果实，在果皮上纵剖成四瓣至基部，除去瓤肉，晒干，习称"四花青皮"。性味苦、辛，温。归肝、胆、胃经。疏肝破气，消积化滞。

青皮辛散温通，苦泄下行而奏疏肝理气、散结止痛之功。尤宜于治肝郁气滞之胸胁胀痛、疝气疼痛、乳房肿痛。治肝郁胸胁胀痛，常配柴胡、郁金、香附等；治乳房胀痛或结块，常配柴胡、浙贝母、橘叶等；治乳痈肿痛，常配瓜蒌皮、金银花、蒲公英等；若治寒疝疼痛，多与乌药、小茴香、木香等同用，如天台乌药散。入胃而行气止痛。治疗脘腹胀痛，可配大腹皮同用，如青皮散。

有消积化滞、和降胃气，行气止痛之功。治食积气滞，脘腹胀痛，常与山楂、神曲、麦芽等同用；若气滞甚者，可配木香、槟榔或枳实、大黄等同用。本品气味峻烈，苦泄力大，辛散温通力强，能破气散结，用治气滞血瘀之癥瘕积聚，久疟痞块等，多与三棱、莪术、丹参等同用。

陈皮、青皮二者皆可理中焦之气而健胃，用于脾胃气滞之脘腹胀痛，食积不化等症。但陈皮性温而不峻，行气力缓，偏入脾肺，长于燥湿化痰，用于痰饮停滞肺胃之咳嗽气喘、呕哕、腹痛、泄泻；青皮性较峻烈，行气力猛，苦泄下行，偏入肝胆，能疏肝破气，散结止痛，消积化滞，主治肝郁乳房胀痛或结块，胁肋胀痛，疝气疼痛，食积腹痛，癥瘕积聚等症。

《本草图经》："主气滞，下食，破积结及膈气。"

《本草纲目》："治胸膈气逆，胸痛，小腹疝痛，消乳肿，疏肝胆，泻肺气。""青橘皮，其色青气烈，味苦而辛，治之以醋，所谓肝欲散，急食辛以散之，以酸泄之，以苦降之也。"

《本草汇言》："青橘皮，破滞气，削坚积之药也。……此剂苦能泄，辛能散引能辟邪消瘴，运行水谷，诚专功也。"

十一、经行头痛

1. 病案

张某，女，29岁，9月7日初诊。

主诉：月经期头痛2年余，加重3月。

现病史：患者自述3年前自生孩子后，经常身体感觉困乏无力，头晕目眩，心悸失眠。近2年来每次月经来潮即头隐隐痛伴头晕，持续到月经干净后5～6天头痛才慢慢缓解。痛剧时只能服止痛药如去痛片或芬必得胶囊来缓解头痛，没有治本，下次来月经时仍会头痛。近3个月经行头痛更加严重，经同事介绍到我处就诊。就诊时正值月经来潮第2天。

症见：前额头痛且晕胀，神疲乏力，面色苍白，倦怠懒言，喜闭目养神，月经量少，色淡质稀，纳呆便溏。舌质淡，苔薄白，脉虚弱。

血压 95/60mmHg 克。

西医诊断： 经期头痛。

中医诊断： 经行头痛。

证型： 气血虚弱，脑髓失养。

治则： 益气养血，荣养脑髓。

拟方： 八珍汤加味。

处方： 黄芪 30 克、党参 30 克、熟地 20 克、白芍 20 克、当归 15 克、白术 15 克、茯苓 15 克、川芎 20 克、葛根 20 克、白芷 15 克、阿胶 10 克、龙眼肉 15 克、蔓荆子 10 克、大枣 10 克、炙甘草 10 克。4 剂水煎服，日一剂，早中晚服用。

二诊： 患者自述服用中药 4 剂月经干净，头痛有明显好转，晕胀也有减轻，精神比之前好些。效不更方，原方加制何首乌 15 克，枸杞 15 克，7 剂水煎服，日一剂，早中晚服用。处方如下：

黄芪 30 克、党参 30 克、熟地 20 克、白芍 20 克、当归 15 克、白术 15 克、茯苓 15 克、川芎 20 克、葛根 20 克、白芷 15 克、阿胶 10 克、龙眼肉 15 克、蔓荆子 10 克、大枣 10 克、炙甘草 10 克、制何首乌 15 克、枸杞 15 克。

三诊： 患者自述服用中药后，头晕目眩，困乏无力等症状好转，纳呆便溏改善，原方加鸡血藤 15 克，7 剂水煎服，日一剂，早中晚服用。处方如下：

黄芪 30 克、党参 30 克、熟地 20 克、白芍 20 克、当归 15 克、白术 15 克、茯苓 15 克、川芎 20 克、葛根 20 克、白芷 15 克、阿胶 10 克、龙眼肉 15 克、蔓荆子 10 克、大枣 10 克、炙甘草 10 克、制何首乌 15 克、枸杞 15 克、鸡血藤 15 克。

四诊： 患者自述服用中药后，面色，精神各方面都好，患者要求继续喝中药巩固一下，以防下次来月经头痛。原方继续巩固 14 剂，日一剂，早中晚服用。

另配中药药丸一个疗程（3 个月），以治其本。

五诊: 患者自述这次月经来潮，头不痛也不晕了，月经量较之前多，各方面症状都好，说好久没有来月经这么轻松过了，感觉整个人神清气爽，感谢张医生药到病除。我说："不用谢，这是我的职责"并嘱咐患者服用八珍益母丸以进一步巩固疗效。

半年随访一切正常，未复发。

按: 经行头痛是指每次经期或行经前后，出现以头痛为主要症状，经后消失。多发于行经妇女。本病属西医学经前期紧张综合征出现头痛者可参照本病辨证治疗。本病主要发病机理是气血、阴精不足，经行之后，气血阴精更亏，清窍失养所致；或由痰、瘀之邪，值经期随冲气上逆，邪气上扰清窍致痛。常见的分型有气血虚弱、阴虚阳亢、瘀血阻滞和痰湿中阻。

以头痛伴随月经周期性发作为本平凡辨证要点，治疗以调理气血为大法，实证者行气活血以止痛，虚证者补气养血以止痛。

本患者经行头痛源于产后体虚血亏，经久身体未能复元。而致月经来潮时经血流失血虚更甚，血少上荣头部不足则经行头痛，血虚而冲任匮乏则月经量少，色淡质稀，血虚心神失养则心悸失眠，神疲乏力。用八珍汤加味，气血双补，方中用党参、白术、茯苓、甘草四君子汤益气健脾，补气则可"气生血长"，健脾则可纳谷并促其气血生化有源；茯苓还可健脾宁心安神；当归、川芎、白芍、熟地为四物汤生血补血；加黄芪、大枣助四君子健脾补气；葛根、白芷引经药可以引药到前额止头痛；蔓荆子清利头目止痛；熟地、制何首乌、枸杞养肝血，滋肾精；鸡血藤活血补血；阿胶、龙眼肉、大枣协同四物汤而补血。气血得补，血虚得以纠正，脑髓得养，月经来潮时气血运行，头痛则愈。

经行头痛是月经病中常见病症之一，临床用药时我会适当加入引经药，可收到事半功倍的效果。如前额痛多属阳明，加葛根、白芷；两侧偏头痛，属少阳加柴胡、川芎，蔓荆子；头顶痛属厥阴，加藁本、吴茱萸、川芎；后头痛属太阳，加羌活、独活、藁本。所谓"头痛不离川芎"在临床治疗经行头痛我都会加川芎，川芎是治疗头痛的效药。

痛时昏重，呕恶痰涎，加半夏、天麻、苍术、制胆星；痛时畏风，头冷欲裹，加当归、吴茱萸、细辛、鹿角片、肉桂。头痛缓解后及平时，应养血柔肝以治本。

2. 常用中药

（1）葛根

出自《神农本草经》，为豆科植物野葛或甘葛藤的干燥根。秋、冬二季采挖，野葛多趁鲜切成厚片或小块，干燥；甘葛藤习称"粉葛"，多除去外皮，用硫黄熏后，稍干，截段或再纵切两半，干燥。生用，或煨用。性味甘、辛，凉。归脾、胃经。解肌退热，透疹，生津止渴，升阳止泻。

本品甘辛性凉，轻扬升散，具有发汗解表，解肌退热之功。外感表证发热，无论风寒与风热，均可选用本品。治疗风热感冒，发热、头痛等症，可与薄荷、菊花、蔓荆子等辛凉解表药同用。若风寒感冒，邪郁化热，发热重，恶寒轻，头痛无汗，目疼鼻干，口微渴，苔薄黄等症，常配伍柴胡、黄芩、白芷、羌活等药，如柴葛解肌汤。

既能辛散发表以退热，又长于缓解外邪郁阻、经气不利、筋脉失养所致的颈背强痛，故风寒感冒，表实无汗，恶寒，项背强痛者，常与麻黄、桂枝等同用，如葛根汤；若表虚汗出，恶风，项背强痛者，常与枝枝、白芍等配伍，如桂枝加葛根汤。

因味辛性凉，有发表散邪，解肌退热，透发麻疹之功，故可用治麻疹初起，表邪外束，疹出不畅，常与升麻、芍药、甘草等同用，如升麻葛根汤。若麻疹初起，已现麻疹，但疹出不畅，见发热咳嗽，或乍冷乍热者，可配伍牛蒡子、荆芥、蝉蜕、前胡等药，如葛根解肌汤。

本品甘凉，于清热之中，又能鼓舞脾胃清阳之气上升，而有生津止渴之功。用治热病津伤口渴，常与芦根、天花粉、知母等同用。治疗消渴证属阴津不足者，可与天花粉、鲜地黄、麦门冬等清热养阴生津药配伍。

《名医别录》："疗伤寒中风头痛，解肌发表，出汗，开腠理，疗金疮，止痛，胁风痛。""生根汁，疗消渴，伤寒壮热。"

《药性论》："治天行上气，呕逆，开胃下食，主解酒毒，止烦渴。熬屑治金疮，治时疾解热。"

（2）蔓荆子

出自《神农本草经》，为马鞭草科植物单叶蔓荆或蔓荆的干燥成熟果实。性味辛、苦，微寒。归膀胱、肝、胃经。疏散风热，清利头目。

本品辛能散风，微寒清热，轻浮上行，解表之力较弱，偏于清利头目、疏散头面之邪。故风热感冒而头昏头痛者，较为多用，常与薄荷、菊花等疏散风热、清利头目药同用。若风邪上攻之偏头痛，常配伍川芎、白芷、细辛等祛风止痛药。

本品疏散风热，清利头目，可用治风热上攻，目赤肿痛，目昏多泪，常与菊花、蝉蜕、白蒺藜等祛风明目药同用。

诸子皆降，唯蔓荆子独升。药性升发，可上达头目，可与黄芪、人参、升麻、葛根等补气升阳药同用，还治疗中气不足，清阳不升，耳鸣耳聋。

《神农本草经》："主筋骨间寒热，湿痹拘挛，明目，坚齿，利九窍，去白虫。"

《名医别录》："去长虫，主风头痛，脑鸣，目泪出。益气，令人光泽脂致。"

《医林纂要》："散热，祛风，兼能燥湿。"

十二、经行泄泻

1. 病案

胡某，女，37岁，9月15日初诊。

主诉：经期腹泻2年余，加重2月。

现病史：患者自述2年来每逢月经来潮，即发腹泻，有时一日3～4

次，有时一日 4～5 次，月经止泄泻止。曾吃中西药治疗，稍有缓解，但是没有治本，还是反复发作，经亲戚介绍到我处就诊。近 2 月经行腹泻肠鸣更加严重，一日 6～7 次，拉肚子拉的整个人没劲很难受，经行量多，色淡，有时感觉胃寒，伴脘腹胀满，神疲肢软，饮食减少，面色萎黄，带下量多，色白，舌淡红，苔白，脉濡缓。

西医诊断：经期腹泻。

中医诊断：经行泄泻。

证型：脾虚湿盛。

治则：健脾益气渗湿。

拟方：参苓白术散合理中汤加减。

处方：党参 30 克、炒白术 20 克、砂仁 10 克（后下）、茯苓 20 克、黄芪 30 克、桔梗 10 克、煨葛根 20 克、白扁豆 20 克、山药 15 克、莲子肉 10 克、陈皮 15 克、干姜 10 克、薏苡仁 20 克、炙甘草 10 克。7 剂水煎服，日一剂，早中晚服用。

二诊：患者自述喝了中药后，来月经没有腹泻肠鸣，大便虽溏，一日 2～3 次，次数减少，食欲增加，白带绵绵，有腰酸，经期停药，月经干净后，改方如下：

党参 20 克、炒白术 20 克、砂仁 10 克（后下）、茯苓 20 克、黄芪 30 克、桔梗 10 克、煨葛根 20 克、白扁豆 20 克、山药 15 克、莲子肉 10 克、陈皮 15 克、干姜 10 克、薏苡仁 20 克、甘草 10 克、杜仲 10 克、续断 10 克、芡实 15 克、海螵蛸 15 克、肉豆蔻 15 克。10 剂水煎服，日一剂，早中晚服用。

三诊：患者自述喝了中药后，面色好转，胃寒，腰酸，白带等各方面症状好转，由于工作原因要去外地出差 10 天左右，不是很方便喝汤药，就嘱咐她吃参苓白术丸。

四诊：患者出差回来说，张医生您开的药方子效果好，各方面症状都好转，我想再巩固一下，以免下次来月经腹泻，处方如下：

党参 20 克、炒白术 20 克、砂仁 10 克（后下）、茯苓 20 克、黄芪 30 克、桔梗 10 克、煨葛根 20 克、白扁豆 20 克、山药 15 克、莲子肉 10 克、陈皮 15 克、薏苡仁 20 克、甘草 10 克、肉豆蔻 15 克。7 剂水煎服，日一剂，早中晚服用。

五诊：患者自述月经来潮，没有腹泻，大便正常，各方面症状都好，整个人都有精神多了。嘱咐患者月经干净后原方巩固 15 剂，另配中药药丸一个疗程（3 个月），以治其本，防其复发。

半年后随访一切正常，未复发。

按：每值经行前后或经期，大便溏薄，甚或水泻，日解数次，经净自止者，称为"经行泄泻"。《汪石山医案》称之为"经行而泻"。《叶氏女科证治》称为"经来泄泻"。西医学经前期综合征出现泄泻者，可参照辨证治疗。本病以每逢月经来潮即发生泄泻为辨证要点。本病属虚证者多，泻而兼脘腹胀满者属脾虚，兼腰酸肢冷者属肾虚，亦有肝强侮脾，出现虚实夹杂证候者。

该患者脾虚失运，经行气血下注血海，脾气益虚，不能运化水湿，湿渗大肠，则大便泄泻，便溏；脾阳不振，则神疲肢软，脾阳虚气血化源不足，则经色淡红，脾阳虚中焦虚寒，则胃寒；脾气虚不能摄血，冲任不固，则月经量多；脾虚运化失司，脘腹胀满；脾虚生湿，湿注下焦，损伤带脉，带脉失约，故带下量多。用参苓白术散合理中汤，方中党参、白术、茯苓、山药、甘草健脾益气；黄芪增强补气之功；白扁豆、薏苡仁、莲子肉健脾化湿；砂仁和胃理气；桔梗载药上行；党参、白术、干姜、甘草是理中汤，温中健脾，散寒除湿；杜仲、续断滋肝补肾壮腰；芡实、海螵蛸止白带；肉豆蔻温中涩肠止泻；煨葛根增强止泻之功；全方使脾气健运，水精四布，自无泄泻之疾。

2. 常用中药

（1）山药

出自《神农本草经》，为薯蓣科植物薯蓣的根茎。主产于河南省，湖南、江南等地亦产。习惯认为河南（怀庆府）所产者品质最佳，故有"怀山药"之称。霜降后采挖，刮去粗皮，晒干或烘干，为"毛山药"；或再加工为"光山药"。性味甘，平。归脾、肺、肾经。补脾养胃，生津益肺，补肾涩精。

山药性味甘平，能补脾益气，滋养脾阴。多用于脾气虚弱或气阴两虚，消瘦乏力，食少，便溏；或脾虚不运，湿浊下注之妇女带下。唯其亦食亦药，"气轻性缓，非堪专任"，对气虚重证，常嫌力量不足。如治脾虚食少便溏的参苓白术散，治带下的完带汤，本品皆用作人参、白术等药的辅助药。因其含有较多营养成分，又容易消化，可作成食品长期服用，对慢性久病或病后虚弱羸瘦，需营养调补而脾运不健者，则是佳品。

本品又能补肺气，兼能滋肺阴。其补肺之力虽较和缓，但对肺脾气阴俱虚者，补土亦有助于生金。适用于肺虚咳喘，可与脾肺双补之太子参、南沙参等品同用，共奏补肺定喘之效。

山药还能补肾气，兼能滋养肾阴，对肾脾俱虚者，其补后天亦有助于充养先天。适用于肾气虚之腰膝酸软，夜尿频多或遗尿，滑精早泄，女子带下清稀及肾阴虚之形体消瘦，腰膝酸软，遗精等症。不少补肾名方，如肾气丸、六味地黄丸中，都配有本品。

本药可治消渴之气阴两虚证，既补脾肺肾之气，又补脾肺肾之阴，常与黄芪、天花粉、知母等品同用。麸炒可增强补脾止泻作用。

《神农本草经》："补中，益气力，长肌肉。"

《本草纲目》："益肾气，健脾胃。"

《本草正》："第其气轻性缓，非堪专任，故补脾肺必主参、术，补肾水必君萸、地，涩带浊须破故同研，固遗泄伏菟丝相济。"

（2）薏苡仁

出自《神农本草经》，为禾本科植物薏苡的干燥成熟种仁。我国大部分地区均产，其性味甘、淡，凉。归脾、胃、肺经。利水消肿，渗湿，健脾，除痹，清热排脓。

本品淡渗甘补，既利水消肿，又健脾补中。常用于脾虚湿盛之水肿腹胀，小便不利，多与茯苓、白术、黄芪等药同用；治水肿喘急，与郁李仁汁煮饭服食；治脚气浮肿可与防己、木瓜、苍术同用。渗除脾湿，健脾止泻，尤宜治脾虚湿盛之泄泻，常与人参、茯苓、白术等合用，如参苓白术散。

薏苡仁渗湿除痹，能舒筋脉，缓和拘挛。常用治湿痹而筋脉挛急疼痛者，与独活、防风、苍术同用，如薏苡仁汤；若治风湿久痹，筋脉挛急，用薏苡仁煮粥服，如薏苡仁粥；本品药性偏凉，能清热而利湿，配杏仁、白豆蔻、滑石，可治湿温初起或暑湿邪在气分，头痛恶寒，胸闷身重者，如三仁汤。

本品还可清肺肠之热，排脓消痈。治疗肺痈胸痛，咳吐脓痰，常与苇茎、冬瓜仁、桃仁等同用，如苇茎汤；治肠痈，可与附子、败酱草、丹皮合用，如薏苡附子败酱散。清利湿热宜生用，健脾止泻宜炒用。《神农本草经》："主筋急拘挛，不可屈伸，风湿痹，下气。"

《本草纲目》："薏苡仁，阳明药也，能健脾益胃。虚则补其母，故肺痿、肺痈用之。筋骨之病，以治阳明为本，故拘挛筋急、风痹者用之。土能胜水除湿，故泄泻、水肿用之。"

十三、经行浮肿

1. 病案

肖某，女，31岁，已婚，11月13日初诊。

主诉：来月经身肿半年余。

现病史：患者自述平时月经基本正常，但是半年前出现经前和经期面目四肢浮肿，按之没指，月经量适中，色淡红，纳差，大便稀溏，神疲乏力，腰背酸胀，白带多，舌淡，苔白腻，边有齿痕，脉沉缓。经某医院检查血、尿常规正常，曾打针输液、吃药，疗效不佳，经朋友介绍到我处寻求中医治疗。

西医诊断：经期浮肿。

中医诊断：经行浮肿。

证型：脾肾阳虚，气化不利。

治则：温肾化气，健脾利水。

拟方：肾气丸合苓桂术甘汤合五皮饮加减。

处方：熟地 30 克、山药 15 克、山茱萸 15 克、泽泻 15 克、茯苓 15 克、丹皮 10 克、党参 15 克、黄芪 15 克、桂枝 10 克、白术 15 克、制附子 10 克（先煎）、猪苓 10 克、大腹皮 10 克、桑白皮 10 克、陈皮 10 克、生姜皮 10 克。7 剂水煎服，日 1 剂，早中晚服用。

二诊：患者自述服用中药后，面浮肢肿减轻，仍觉得神疲乏力，口淡无味，大便稀溏，腰背酸胀。处方如下：

熟地 30 克、山药 15 克、山茱萸 15 克、泽泻 15 克、茯苓 15 克、丹皮 10 克、党参 15 克、黄芪 15 克、桂枝 10 克、白术 15 克、制附子 10 克（先煎）、猪苓 10 克、大腹皮 10 克、桑白皮 10 克、陈皮 10 克、生姜皮 10 克、杜仲 10 克、鸡血藤 15 克、白扁豆 15 克。7 剂水煎服，日 1 剂，早中晚服用。

三诊：患者自述服用中药后，身肿已消退，纳食增加，腰背酸胀改善，大便较之前好转，白带稍多。处方如下：

熟地 30 克、山药 15 克、山茱萸 15 克、泽泻 15 克、茯苓 15 克、丹皮 10 克、党参 15 克、黄芪 15 克、桂枝 10 克、白术 15 克、制附子 10 克（先煎）、猪苓 10 克、陈皮 10 克、杜仲 10 克、白扁豆 15 克、海螵蛸 15 克、土茯苓 15 克、萆薢 10 克。7 剂水煎服，日 1 剂，早中晚服用。

四诊：患者服用中药后，纳食香，精神好，腰背酸胀、大便、白带等各方面症状均愈。另配中药药丸一个疗程（3 个月），以治其本，以巩固疗效。

半年后访问，患者称服用中药后经前和经期都未发浮肿，一切正常。

按：经行浮肿，中医病名。是指以经期或行经前后，周期性出现面睑或手肘脚踝浮肿为主要表现的月经期疾病，称为"经行浮肿"，或称"经来遍身浮肿"，相当于经前期综合征。本病若及时治疗，一般预后良好。本病重在辨其虚实。若经行面浮肢肿，按之没指，为脾肾阳虚之征；若经行肢体肿胀，按之随手而起，则为肝郁气滞。虚者，治以温肾健脾化湿，化气行水消肿；实者，治以行气活血，利水消肿。

凡浮肿之症，莫不由脾，肾两脏相干为病，脾虚则土不制水而反克，肾虚则水无所主而妄行，故经云，"肾为胃关，关门不利，故聚水而从其类也。"故经行浮肿之由，亦责之于脾肾两脏。况经本于肾，脾为气血生化之源。若素本脾虚或肾虚，值经期经血下注，脾肾益虚，水湿无以运化，泛溢为肿。亦有因气滞血瘀，气不行水而出现经行肿胀。脾主运化水湿，肾主水，若素体脾虚或肾虚，值经期经血下注冲任，脾肾益虚，水湿无以运化则泛溢为肿。脾肾阳虚，水湿泛溢，则面浮肢肿，按之没指；脾虚失运，则纳差，大便稀溏；腰为肾之腑，肾虚，则腰酸胀；脾肾阳虚，水湿失运，则带下多；方用肾气丸合苓桂术甘汤合五皮饮加减治疗。肾气丸温肾化气行水；苓桂术甘汤健脾利水；五皮饮加强理气健脾，利水消肿；全方共凑温肾化气，健脾利水消肿之功效。

2. 常用中药

（1）茯苓

出自《神农本草经》。为多孔菌科真菌茯苓的干燥菌核。寄生于松科植物赤松或马尾松等树根上。产云南者称"云苓"，质较优。多于7～9月采挖。挖出后除去泥沙，堆置"发汗"后，摊开晾至表面干燥，再"发汗"，反复数次至现皱纹、内部水分大部散失后，阴干，称为"茯苓个"。取之浸润后稍蒸，及时切片，晒干；或将鲜茯苓按不同部位切制，阴干，生用。性味甘、淡，平。归心、脾、肾经。利水消肿，渗湿，健脾，宁心。

本品味甘而淡，甘则能补，淡则能渗，药性平和，既可祛邪，又可扶正，利水而不伤正气，实为利水消肿之要药。可用治寒热虚实各种水肿。治疗水湿内停所致之水肿、小便不利，常与泽泻、猪苓、白术、桂枝等同用，如五苓散；治脾肾阳虚水肿，可与附子、生姜同用，如真武汤；用于水热互结，阴虚小便不利水肿，与滑石、阿胶、泽泻合用，如猪苓汤。

茯苓善渗泄水湿，使湿无所聚，痰无由生，可治痰饮之目眩心悸，配以桂枝、白术、甘草同用，如苓桂术甘汤；若饮停于胃而呕吐者，多和半夏、生姜合用，如小半夏加茯苓汤。本品能健脾渗湿而止泻，尤宜于脾虚湿盛泄泻，可与山药、白术、薏苡仁同用，如参苓白术散；茯苓味甘，善入脾经，能健脾补中，常配以人参、白术、甘草，治疗脾胃虚弱，倦怠乏力，食少便溏，如四君子汤

本品益心脾而宁心安神。常用治心脾两虚，气血不足之心悸，失眠，健忘，多与黄芪、当归、远志同用，如归脾汤；若心气虚，不能藏神，惊恐而不安卧者，常与人参、龙齿、远志同用，如安神定志丸。

《神农本草经》："主胸胁逆气，忧恚惊邪恐悸，心下结痛，寒热，烦满，咳逆，口焦舌干，利小便。久服安魂、养神、不饥、延年。"

《世补斋医书》："茯苓一味，为治痰主药，痰之本，水也，茯苓可以行水。痰之动，湿也，茯苓又可行湿。"

附药

茯苓皮，为茯苓菌核的黑色外皮。性能同茯苓。功效利水消肿。应用长于行皮肤水湿，多治皮肤水肿。

茯神，为茯苓菌核中间带有松根的部分。性能同茯苓。功效宁心安神，应用专治心神不安、惊悸、健忘等。

（2）大腹皮

出自《开宝本草》，为棕榈科植物槟榔的干燥果皮。又名槟榔衣。冬季至次春采收未成熟的果实，煮后干燥，纵剖两瓣，剥取果皮，习称"大腹皮"；春末至秋初采收成熟果实，煮后干燥，剥取果皮，打

松，晒干，习称"大腹毛"。性味辛，微温。归脾、胃、大肠、小肠经。行气宽中，利水消肿。

本品辛能行散，主入脾胃经，能行气导滞，为宽中利气之捷药。治食积气滞之脘腹痞胀，嗳气吞酸、大便秘结或泻而不爽，可与山楂、麦芽、枳实等同用；若治湿阻气滞之脘腹胀满，可与藿香、陈皮、厚朴等同用。

本品味辛，能开宣肺气而行水消肿，可治水肿胀满，脚气浮肿，小便不利。治疗水湿外溢，皮肤水肿，小便不利，可与茯苓皮、五加皮等同用，如五皮饮；若治脚气肿痛，二便不通，可与桑白皮、木通、牵牛子等同用。

《本草纲目》，"降逆气，消肌肤中水气浮肿，脚气壅逆，瘴疟痞满，胎气恶阻胀闷。"

《本草经疏》："方龙谭曰，主一切冷热之气上攻心腹，消上下水肿之气四体虚浮，大肠壅滞之气二便不利，开关膈痰饮之气阻塞不通，能疏通下泄，为畅达脏腑之剂。"

《本经逢原》："槟榔性沉重，泄有形之积滞，腹皮性轻浮，散无形之滞气。故痞满胀，水气浮肿，脚气壅逆者宜之。惟虚胀禁用，以其能泄真气也。"

十四、经行情志异常

1. 病案

张某，女，36岁，已婚，7月1日初诊。

主诉：月经期情志异常1年余。

现病史：患者自述平时工作紧张，性格比较急躁，经常因为一点小事就着急发脾气。1年前逐渐出现月经前一周左右烦躁易怒，伴头晕头胀，抑郁焦虑，失眠多梦，口干口苦，胸闷胁胀，经期尤甚，月经后症状减轻，情绪逐渐平稳。月经有时提前2天左右，有时退后2天左右，月经量时多时少，偶有小血块，每次行经4～5天，小便偏黄，大便干，舌红苔偏黄，舌边有小瘀点，脉弦数。曾就诊于西医院诊断为"经前期综合征"，服用西药症状不减，又服用抗焦虑药，吃药期间症状有缓解，不吃就又发作了，听人说西药吃多了对身体不好，经朋友介绍到我处中医治疗。

西医诊断：经前期综合征。

中医诊断：经行情志异常。

证型：肝气郁结，肝火扰神。

治则：疏肝泻火，镇心安神。

拟方：龙胆泻肝汤加减。

处方：柴胡10克、黄芩10克、郁金10克、当归10克、生地15克、香附15克、栀子10克、泽泻15克、车前子10克（包煎）、龙胆草10克、生龙骨30克、生牡蛎30克、酸枣仁15克、夜交藤15克、合欢皮15克、琥珀粉3克（冲）、甘草10克。7剂水煎服，日1剂，早中晚服用。

二诊：患者自述服用中药后，烦躁、头晕头胀，口干口苦、较前减轻，月经来潮，量少，有血块。处方如下：

柴胡10克、香附15克、郁金10克、当归10克、丹皮10克、白芍15克、茯苓15克、白术10克、栀子10克、薄荷10克（后下）、生龙骨30克、生牡蛎30克、琥珀粉3克（冲）、合欢皮15克、夜交藤15克、甘草10克、益母草15克、丹参15克。7剂水煎服，日1剂，早中晚服用。

三诊：患者服用中药后，烦躁易怒、伴头晕头胀、口干口苦消失；失眠多梦、抑郁焦虑、胸闷胁胀等症状明显减轻，处方如下：

柴胡10克、香附15克、郁金10克、当归10克、丹皮10克、白芍15克、茯苓15克、白术10克、薄荷10克（后下）、生龙骨30克、生牡蛎30克、琥珀粉3（冲）、合欢皮15克、夜交藤15克、甘草10克、丹参15克。7剂水煎服，日1剂，早中晚服用。

四诊： 患者自述服用中药后各方面症状都好，以上方继续服用7剂，之后另配中药药丸一个疗程（3个月），以治其本，以进一步巩固疗效。

嘱咐患者于月经前10天开始服用汤药方，服至月经来潮经净为一个周期，连续服用3个月经周期，患者经前烦躁抑郁焦虑情绪等症状基本消失而愈。

半年后随访，一切正常。

按： 每值经前或经期出现烦躁易怒，或情志抑郁，悲伤欲哭，坐卧不宁，经后又复如常人者，称为"经行情志异常"。本病属西医学经前期紧张综合征范畴。

经行情志异常的主要病机可分为肝气郁结，痰火上扰，心血不足，其中肝气郁结最为常见。肝有疏泄之功，气机条达，则心情就舒畅；反之则易于抑郁。情志抑郁会影响肝气疏泄，使肝失条达，肝气郁结。经前冲气偏盛，肝气挟冲气上逆，扰乱心神，则情志异常，而见精神抑郁焦虑，烦躁易怒；经后冲气渐平，逆火随血去而减，故经净情绪平稳如常人。患者肝郁气结郁而化火，肝火上炎，则头晕头胀，口干口苦，肝火扰神，魂不守舍，则失眠多梦，先用龙胆泻肝丸加减治疗，然后用丹栀逍遥丸，最后用逍遥丸巩固和月经周期治疗方法善后。方中柴胡、香附疏肝理气；郁金清心解郁；龙胆草、黄芩、栀子清肝泻火；泽泻、车前子清利湿热；当归、生地滋阴养血；当归、丹皮、白芍以养血柔肝，补肝阴以抑上亢之肝阳；生龙骨、生牡蛎、琥珀粉镇心安神定志；酸枣仁、夜交藤、合欢皮解郁养心安神；甘草和中，调和诸药；全方先疏肝泻火，镇心安神，后疏肝解郁理气善后而愈。

2. 常用中药

（1）首乌藤

为蓼科植物何首乌的干燥藤茎。性味甘，平。归心、肝经。 养血安神，祛风通络。

本品味甘，入心、肝二经，能补养阴血，养心安神，适用于阴虚血少之失眠多梦，心神不宁，头目眩晕等症，常与合欢皮、酸枣仁、柏子仁等养心安神药同用；若失眠而阴虚阳亢者，可与珍珠母、龙骨、牡蛎等潜阳安神药配伍。

本品养血祛风，通经活络止痛，用治血虚身痛，风湿痹痛。血虚身痛，常与鸡血藤、当归、川芎等配伍；风湿痹痛，常与羌活、独活、桑寄生、秦艽等祛风湿、止痹痛药同用。

本品有祛风湿止痒之功，治疗风疹疥癣等皮肤瘙痒症，常与蝉蜕、浮萍、地肤子、蛇床子等同用，煎汤外洗，共收祛风止痒之效。

《本草纲目》："风疮疥癣作痒，煎汤洗浴，甚效。"

《本草从新》："补中气，行经络，通血脉，治劳伤。"

《本草正义》："治夜少安寐。"

（2）合欢皮

出自《神农本草经》，为豆科植物合欢的干燥树皮。性味甘，平。归心、肝、肺经。解郁安神，活血消肿。

本品性味甘平，入心、肝经，善解肝郁，为悦心安神要药，适宜于情志不遂，忿怒忧郁，烦躁失眠，心神不宁等症，能使五脏安和，心志欢悦，以收安神解郁之效。可单用或与柏子仁、酸枣仁、首乌藤、郁金等安神解郁药配伍应用。

本品入心、肝血分，能活血祛瘀，续筋接骨，故可用于跌打损伤，筋断骨折，血瘀肿痛之症，如用合欢皮配麝香、乳香研末，温酒调服治跌打仆伤，损筋折骨。亦可与桃仁、红花、乳香、没药、骨碎补等活血疗伤，续筋接骨药配伍同用。

合欢树的花或花蕾为合欢花。性味甘，平。归心、肝经。功能解郁安神。适用于虚烦不眠、抑郁不舒、健忘多梦等症。

《神农本草经》："主安五脏，和心志，令人欢乐无忧。"

《日华子本草》："煎膏，消痈肿，续筋骨。"

《本草纲目》："和血，消肿，止痛。"

十五、绝经前后诸证（更年期综合征）

1. 病案

病案一

杨某，女，47岁，已婚，9月26日初诊。

主诉： 月经不规则半年余，阴道出血淋沥不尽20余天。

现病史： 患者自述近半年来月经不规则，周期先后不定，经期6～9天，比以往经期延长3～4天，经量比前减少近一半。曾吃西药的激素药治疗，疗效不佳，经同事介绍到我处寻求中医治疗。

症见： 月经不规则，周期先后不定，经期延长，近20多天来阴道少量出血，咖啡色样，有小血块，精神萎靡，形寒肢冷，腰膝冷痛，纳呆，大便溏薄，夜尿多，带下清稀，舌淡胖，边有齿印，苔薄白，脉沉细无力。

西医诊断： 围绝经期综合征。

中医诊断： 绝经前后诸证。

证型： 肾阳虚，冲任不固。

治则： 温肾扶阳，益气固冲止血。

拟方： 右归丸合理中丸加减。

处方： 熟地30克、山药15克、山茱萸15克、枸杞15克、鹿角胶10克（烊化）、菟丝子15克、黄芪30克、党参30克、当归10克、杜仲15克、肉桂10克、制附子10克（先煎）、炒白术15克、炒艾叶10克、炮姜10克、棕榈炭10克、补骨脂10克、炙甘草10克。

五剂水煎服，日一剂，早中晚服用。

二诊： 患者自述服用中药第3剂就没有什么血了，还有一点点血丝，服完5剂药基本都干净了，形寒肢冷、腰痛较之前有所减轻，但仍感大便偏稀。温肾扶阳，佐以温中健脾，处方如下：

熟地 30 克、山药 15 克、山茱萸 15 克、枸杞 15 克、鹿角胶 10 克（烊化）、菟丝子 15 克、黄芪 30 克、党参 20 克、当归 10 克、杜仲 15 克、肉桂 10 克、制附子 10 克（先煎）、炒白术 15 克、补骨脂 10 克、炙甘草 10 克、干姜 10 克、茯苓 15 克、砂仁 10 克。7 剂水煎服，日 1 剂，早中晚服用。

三诊： 患者自述服用中药后，形寒肢冷、腰冷痛明显减轻，纳食增加，大便改善，仍感夜尿多，带下稍多。温肾扶阳，固精缩尿止带，处方如下：

熟地 30 克、山药 15 克、山茱萸 15 克、枸杞 15 克、鹿角胶 10 克（烊化）、菟丝子 15 克、黄芪 30 克、党参 20 克、当归 10 克、杜仲 15 克、肉桂 10 克、制附子 10 克（先煎）、炒白术 15 克、补骨脂 10 克、炙甘草 10 克、茯苓 15 克、乌药 15 克、益智仁 15 克、海螵蛸 15 克、芡实 10 克。7 剂水煎服，日 1 剂，早中晚服用。

四诊： 患者自述服用中药后，腰不痛了，也没有以前那么怕冷了，纳食、大便正常，精气神也好多了，夜尿、带下明显改善。处方如下：

熟地 30 克、山药 15 克、山茱萸 15 克、枸杞 15 克、鹿角胶 10 克（烊化）、菟丝子 15 克、黄芪 30 克、党参 20 克、当归 10 克、杜仲 15 克、肉桂 10 克、制附子 10 克（先煎）、炒白术 15 克、补骨脂 10 克、炙甘草 10 克。14 剂水煎服，日 1 剂，早中晚服用。

五诊： 患者自述月经推迟 2 天来潮，经量较之前增加，无血块，经期 5 天干净，各方面症状都好。嘱咐患者继续服用 14 剂，另配中药药丸一个疗程（3 个月），以治其本，进一步巩固疗效。

半年随访一切正常。

病案二

林某，女，48 岁，已婚，7 月 18 日初诊。

主诉： 月经不规则伴烘热汗出 1 年余。

现病史： 患者自述 1 年来月经先后无定期，经量时多时少，伴烘热汗出，忽冷忽热，头晕耳鸣，燥热，腰背冷痛。经某医院诊断为"更年期综合征",曾吃中西药治疗,当时有所缓解,后面又复发了,经朋友介绍到我处就诊。

症见: 月经紊乱,先后无定期,经量时多时少,时有烘热,面颊发红,自觉热自胸中上冲头脑,随之汗出而消失,每日发作数次,忽冷忽热,有时头晕耳鸣,健忘,燥热、心烦少寐,腰膝冷痛,时有便秘,舌淡,苔薄,脉沉弱。

西医诊断: 更年期综合征。

中医诊断: 绝经前后诸证。

证型: 肾阴阳俱虚,冲任失调。

治法: 阴阳双补,调补冲任。

拟方: 二仙汤合二至丸加味。

处方: 仙灵脾15克、仙茅15克、巴戟15克、当归15克、知母10克、黄柏15克、栀子10克、珍珠母30克(先煎)、女贞子15克、旱莲草15克、杜仲15克、菟丝子20克、何首乌15克、龙骨20克、牡蛎20克、酸枣仁30克、夜交藤30克、合欢皮30克、生地20克。7剂水煎服,日1剂,早中晚服用。

二诊: 患者自述服用中药后,烘热汗出、头晕耳鸣、燥热、心烦失眠等症状减轻,仍有腰膝酸痛。处方如下:

仙灵脾15克、仙茅15克、巴戟15克、当归15克、知母10克、黄柏15克、栀子10克、珍珠母30克(先煎)、女贞子15克、旱莲草15克、杜仲15克、菟丝子20克、何首乌15克、龙骨20克、牡蛎20克、酸枣仁30克、夜交藤30克、合欢皮30克、生地20克、续断10克、丹参20克。7剂水煎服,日1剂,早中晚服用。

三诊: 患者自述服用中药后,各方面症状明显减轻,处方如下:

仙灵脾15克、仙茅15克、巴戟15克、当归15克、知母10克、黄柏15克、珍珠母30克(先煎)、女贞子15克、旱莲草15克、杜仲15克、菟丝子20克、何首乌15克、龙骨20克、牡蛎20克、酸枣仁30克、夜交藤30克、生地20克、丹参20克。7剂水煎服,日

1剂，早中晚服用。

四诊：患者自述服用中药后，月经延后3天来潮，经量适中，经期5天干净，各方面症状都好，诸证均愈。经期停药，月经干净后，另配中药药丸一个疗程（3个月），以治其本，杜其复发。

半年后随访一切正常。

按：妇女绝经后出现烘热面赤，进而汗出，精神倦怠，烦躁易怒，头晕目眩，耳鸣心悸，失眠健忘，腰背酸痛，手足心热，或伴有月经紊乱等与绝经有关的症状，称"经断前后诸证"，又称"经绝前后诸证"。这些证候常参差出现，发作次数和时间无规律性，病程长短不一，短者数月，长者可迁延数年以至十数年不等。本病相当于西医学更年期综合征，双侧卵巢切除或放射治疗后双侧卵巢功能衰竭者，也可出现更年期综合征的表现。

本病的发生与绝经前后的生理特点有密切关系。妇女49岁前后，肾气由盛渐衰，天癸由少渐至衰竭，冲任二脉气血也随之而衰少，在此生理转折时期，受内外环境的影响，如素体阴阳有所偏胜偏衰，素性抑郁，宿有痼疾，或家庭、社会等环境改变，易导致肾阴阳失调而发病。"肾为先天之本"，又"五脏相移，穷必及肾"，故肾阴阳失调，每易波及其他脏腑，而其他脏腑病变，久则必然累及于肾，故本病之本在肾，常累及心、肝、脾等多脏、多经，致使本病证候复杂。

病案一患者绝经前后，肾气渐衰，肾虚封藏失职，冲任不固，不能约制经血，则月经不规则；肾阳虚惫，命门火衰，阳气不能外达，经脉失于温煦，故形寒肢冷，精神萎靡；腰为肾之府，肾阳虚则腰膝冷痛；肾阳虚，失于温煦，不能蒸腾，膀胱气化无力，则夜尿多；水湿内停，下注冲任，损伤带脉，约固无力，故带下量多；肾阳虚不能温运脾土，则纳呆便溏；方用右归丸合理中丸加减。方中熟地、山茱萸、山药滋肾养血、填精益髓；附子、肉桂温肾壮阳，补益命门温阳；鹿角胶血肉有情之品，补命火，温督脉，固冲任；菟丝子、杜仲温补肝肾壮腰；当归、枸杞养血柔肝益冲任；黄芪、党参补气摄血；炮姜、炒艾叶温经止血；棕榈炭增强止血之功；茯苓、白术健脾祛湿；干姜温中焦脾胃，助阳祛湿；补骨脂温肾助阳，温脾止泻；海螵蛸、芡实益肾固精，除湿止带；乌药、益智仁、山药缩泉丸补肾固精缩尿；甘草益气和中，调和诸药；全方共奏温肾扶阳，益气固冲，温中健脾之功。

病案二患者适值更年期，肾气渐衰，冲任虚损，精血不足，而致肾之阴阳失调。肾阴阳俱虚，冲任失调，月经紊乱，经量时多时少；阴阳失衡，营卫不和，则忽冷忽热，烘热汗出；肾虚精亏，脑髓失养，则头晕耳鸣，健忘；肾阳不足，失于温煦，则腰膝冷痛；阴阳平衡失调扰神，则心烦不寐；方用二仙汤合二至丸加味治疗。方中仙灵脾、仙茅、巴戟天、菟丝子温补肾阳调补冲任；女贞子、旱莲草滋肝肾之阴；何首乌补肾育阴；当归养血和血；生地配当归滋阴养血通便；珍珠母、知母、黄柏、栀子、丹参清热凉血，滋肾坚阴；酸枣仁、夜交藤、合欢皮养心安神定志；杜仲、续断补肾壮腰膝；龙骨牡蛎滋阴潜阳敛汗。全方共奏温阳补肾，滋阴降火，潜阳敛汗，调补冲任之功。

2. 常用中药

（1）女贞子

出自《神农本草经》，为木犀科植物女贞的成熟果实。性味甘、苦，凉。归肝、肾经。滋补肝肾，乌须明目。

本品性偏寒凉，能补益肝肾之阴，适用于肝肾阴虚所致的目暗不明、视力减退、须发早白、眩晕耳鸣、失眠多梦、腰膝酸软、遗精、消渴及阴虚内热之潮热、心烦等证。常与墨旱莲配伍，即二至丸。阴虚有热，目微红羞明，眼珠作痛者，宜与生地黄、石决明、谷精草等滋阴清肝明目之品同用。肾阴亏虚消渴者，宜与生地、天冬、山药等滋阴补肾之品同用。阴虚内热之潮热心烦者，宜与生地、知母、地骨皮等养阴、清虚热之品同用。

《本草纲目》："强阴，健腰膝，变白发，明目。"

《本草备要》："益肝肾，安五脏，强腰膝，明耳目，乌须发，补风虚，除百病。"

（2）何首乌

出自《日华子本草》，为蓼科植物何首乌的块根。秋后茎叶枯萎时或次年未萌芽前掘取其块根。削去两端，洗净，切片，晒干或微烘，称生首乌；若以黑豆煮汁拌蒸，晒后变为黑色，称制首乌。性味苦、甘、涩，微温。归肝、肾经。制用：补益精血。生用：解毒，截疟，润肠通便。

可治精血亏虚、头晕眼花、须发早白、腰膝酸软、遗精、崩带。制首乌功善补肝肾、益精血、乌须发，治血虚萎黄，失眠健忘，常与熟地黄、当归、酸枣仁等同用。与当归、枸杞子、菟丝子等同用，治精血亏虚，腰酸脚弱、头晕眼花、须发早白及肾虚无子如七宝美髯丹；亦常配伍桑椹子、黑芝麻、杜仲等，用治肝肾亏虚，腰膝酸软，头晕目花，耳鸣耳聋，如首延寿丹。

生首乌有截疟、解毒、润肠通便之效，若疟疾日久，气血虚弱，可用生首乌与人参、当归、陈皮、煨姜同用，如何人饮；若瘰疬痈疮、皮肤瘙痒，可配伍夏枯草、土贝母、当归等药；也可与防风、苦参、薄荷同用煎汤洗，治遍身疮肿痒痛；若年老体弱之人血虚肠燥便秘，可润肠通便，与肉苁蓉、当归、火麻仁等同用。

《日华子本草》："味甘久服令人有子，治腹藏宿疾，一切冷气及肠风。"

《开宝本草》："主瘰疬，消痈肿，疗头面风疮，五痔，止心痛，益血气，黑髭鬓，悦颜色，久服长筋骨，益精髓，延年不老；亦治妇人产后及带下诸疾。"

《本草纲目》："能养血益肝，固精益肾，健筋骨，乌髭发，为滋补良药，不寒不燥，功在地黄、天冬诸药之上。"

十六、带下病（阴道炎、附件炎、盆腔积液）

1. 病案

病案一

周某，女，30 岁，5 月 27 日初诊。

主诉： 带下量多 1 年余，加重 2 天。

现病史： 患者自诉 1 年前带下量多色黄气味臭秽，并外阴瘙痒，伴小腹疼痛，某医院妇科检查诊断为霉菌性阴道炎、盆腔炎、宫颈中度糜烂，用西药激素药和阴道栓剂治疗，症状有所缓解。后上述情况反复发作，不能吃火锅、吃辣的食物，吃了就复发了，西药吃的药、栓剂、洗剂、输液等治疗也只是缓解，没有治本，总是反复的发作。经我的一个老患者介绍来我处就诊。

症见： 带下量多，如豆腐渣样，色黄，粘稠，气味臭秽，外阴瘙痒，小腹及右侧少腹疼痛，不喜揉按，胸闷纳呆，口舌咽干，小便短赤，大便黏滞难解，舌质红，苔黄腻，脉滑数。

西医诊断： 阴道炎、盆腔炎合并宫颈糜烂。

中医诊断： 带下过多。

证型： 湿热下注证。

治则： 清热利湿止带。

拟方： 止带方加减。

处方： 茯苓 15 克、猪苓 15 克、车前子 15 克、泽泻 15 克、茵陈 15 克、丹皮 15 克、栀子 10 克、赤芍 10 克、黄柏 15 克、土茯苓 30 克、苍术 15 克、川牛膝 10 克、薏苡仁 30 克、苦参 15 克、蒲公英 15 克、鱼腥草 10 克、萆薢 20 克、乌贼骨 15 克、川楝子 10 克、延胡索 10 克、甘草 10 克。

10 剂水煎服，日一剂，早中晚服用。

另据患者具体情况配制丸子一个疗程，以治其本。

二诊：患者自诉喝了中药以后，带下量明显减少，白带也不像以前有豆腐渣样了，带下偏黄有改善，外阴瘙痒症状有减轻，偶尔还有一点痒，方已起效，原方加白鲜皮10，败酱草10克。

处方：茯苓15克、猪苓15克、车前子15克、泽泻15克、茵陈15克、丹皮15克、栀子10克、赤芍10克、黄柏15克、土茯苓30克、苍术15克、川牛膝10克、薏苡仁30克、苦参15克、蒲公英15克、鱼腥草10克、萆薢20克、乌贼骨15克、川楝子10克、延胡索10克、白鲜皮10克、败酱草10克、甘草10克。

10剂水煎服，日一剂，早中晚服用。

三诊：患者自诉吃了中药以后，症状都明显好转，说好久没有这么舒服的感觉了，太感谢张医生了，我说不客气，这是我们的职责，效不更方，原方继续巩固15剂，杜其复发。1个月后患者复查一切正常。

病案二

廖某，女，35岁，已婚，10月6日初诊。

主诉：带下量多半年余，加重1月。

现病史：患者自述1年前因意外怀孕，行人工流产术，术后10天左右带下分泌物增多，色白。曾打过消炎针，当时稍有缓解，后面又发作了。近1个月带下分泌物明显较之前增多，经亲戚介绍到我处就诊。

症见：带下量多，色白，清冷，稀薄如水，绵绵不断，腰痛如折，形寒肢冷，小腹冷感，小便频数清长，夜间尤甚，大便溏薄，舌质淡，苔薄白，脉沉迟。

西医诊断：附件炎。

中医诊断：带下过多。

证型：肾阳虚证。

治则：温肾助阳，固涩止带。

拟方：内补丸加减。

处方：熟地 30 克、黄芪 30 克、桑螵蛸 20 克、鹿茸 10 克、潼蒺藜 10 克、菟丝子 15 克、补骨脂 15 克、金樱子 15 克、山药 15 克、煅龙骨 20 克（先煎）、煅牡蛎 20 克（先煎）、肉桂 10 克、制附子 10 克（先煎）、芡实 15 克、海螵蛸 20 克、乌药 15 克、益智仁 15 克、杜仲 15 克、茯苓 15 克。7 剂水煎服，日 1 剂，早中晚服用。

二诊：患者自述服用中药后，带下量减少，小便次数减少，腰疼有所减轻仍感疼痛，便溏。拟方如下：

熟地 30 克、黄芪 30 克、桑螵蛸 20 克、鹿茸 10 克、潼蒺藜 15 克、菟丝子 15 克、补骨脂 15 克、金樱子 15 克、山药 15 克、煅龙骨 20 克（先煎）、煅牡蛎 20 克（先煎）、肉桂 10 克、制附子 10 克（先煎）、芡实 15 克、海螵蛸 20 克、乌药 15 克、益智仁 15 克、杜仲 15 克、茯苓 15 克、续断 10 克、肉豆蔻 10 克。7 剂水煎服，日 1 剂，早中晚服用。

三诊：患者自述服用中药后，带下量明显减少，小便次数减少，没有夜尿，腰痛明显减轻，形寒肢冷，小腹冷感改善，大便正常。拟方如下：

熟地 30 克、黄芪 30 克、桑螵蛸 20 克、鹿茸 10 克、潼蒺藜 15 克、菟丝子 15 克、金樱子 15 克、山药 10 克、煅龙骨 20 克（先煎）、煅牡蛎 20 克（先煎）、肉桂 10 克、制附子 10 克（先煎）、芡实 15 克、海螵蛸 20 克、乌药 10 克、益智仁 10 克、杜仲 15 克。7 剂水煎服，日 1 剂，早中晚服用。

四诊：患者自述服用中药后，带下等各方面症状均已愈。效不更方，原方继续服用 7 剂，另配中药药丸一个疗程（3 个月），以进一步巩固疗效。

半年随访，一切正常，未复发。

病案三

田某，女，28 岁，9 月 12 日初诊。

主诉：带下量多半年余，伴小腹不适。

现病史： 患者自述带下量多，色黄半年余，伴小腹不适。平时分泌物多，近半年加重，外阴、阴道瘙痒，经某医院妇科检查：盆腔见2.5cm×1.3cm液性暗区，诊断为"细菌性阴道炎，盆腔积液"。曾输液打针、吃消炎药和阴道上药，治疗当时症状有所缓解，过后还是反复发作，经同事介绍到我处就诊。

症见： 带下量多，色黄白相兼，质黏稠有气味，外阴瘙痒，伴小腹坠痛不适，性生活、月经前后，脉弦滑。

西医诊断： 细菌性阴道炎、盆腔积液。

中医诊断： 带下过多。

证型： 脾虚夹湿热下注。

治则： 健脾除湿，清热止带。

拟方： 完带汤合易黄汤加减。

处方： 党参20克、炒白术30克、炒山药30克、苍术10克、炒荆芥10克、炒芡实10克、茯苓15克、车前子10克、乌贼骨15克、陈皮10克、黄柏15克、土茯苓20克、败酱草15克、薏苡仁20克、苦参10克、甘草10克、泽泻15克。7剂水煎服，日一剂，早中晚服用。

二诊： 患者自述服用中药以后，分泌物减少，阴道瘙痒减轻，食欲增加，小腹有不适，改方如下：

党参20克、炒白术30克、炒山药30克、苍术10克、炒荆芥10克、炒芡实10克、茯苓15克、车前子10克、乌贼骨15克、陈皮10克、黄柏15克、土茯苓20克、败酱草15克、薏苡仁20克、苦参10克、地肤子10克、甘草10克、泽泻15克、延胡索10克。7剂水煎服，日一剂，早中晚服用。

三诊： 患者自述服用中药后月经来潮，经前经后腹痛、阴道瘙痒等症状明显减轻，还有些许气味，嘱咐月经期停药，干净后服药，改方如下：

党参20克、炒白术30克、炒山药30克、苍术10克、炒荆芥10克、炒芡实10克、茯苓15克、车前子10克、乌贼骨15克、陈皮10克、黄柏 15 克、土茯苓 20 克、败酱草 15 克、薏苡仁 20 克、苦参 10 克、地肤子 10 克、甘草 10 克、泽泻 15 克、萆薢 15 克。7 剂水煎服，日一剂，早中晚服用。

四诊：患者自述服用中药后，白带分泌物减少，气味、小腹坠痛、怠倦乏力改善，大便正常。另配中药药丸一个疗程（3 个月），以治其本，以进一步巩固疗效，杜其复发。

3 个月后患者复查阴道炎、盆腔积液都消失而愈。

半年随访一切正常，未复发。

按：带下过多是指带下量明显增多，色、质、气味异常，或伴有局部及全身症状者。古代有"白沃""赤白沥""下白物"等名称。西医学的各类阴道炎、官颈炎、盆腔炎、内分泌功能失调等疾病引起的阴道分泌物异常与中医学带下过多的临床表现相类似时，可参考本病进行辨证论治。

患者一湿热蕴结于下，损伤任带二脉，故带下量多，色黄或如脓，质黏稠，如豆腐渣样，有秽臭，阴痒；湿热蕴结，阻遏气机，则小腹作痛；湿热内盛，阻于中焦，胸闷纳呆；湿热下注膀胱，见小便短赤；湿邪黏滞，阻滞肠腑，见大便黏滞难解；舌红，苔黄腻，脉滑数，均为湿热之征。方中茯苓、猪苓、车前子、苍术、泽泻、利水渗湿止带；赤芍、丹皮清热，凉血活血；黄柏、栀子、茵陈泻火解毒，燥湿止带；土茯苓、薏苡仁、萆薢清热利湿，泄浊止带；苦参、白鲜皮燥湿止痒；蒲公英、鱼腥草、败酱草清热解毒；川楝子、延胡索活血止痛；甘草调和诸药；川牛膝利水通淋，引诸药下行，使热清湿除带自止。

病案二患者肾阳不足，命门火衰，封藏失职，阴液滑脱而下，故带下量多，绵绵不断，质清稀如水；腰为肾之府，故肾虚则腰酸如折；肾阳不足，不能温煦胞宫，故小腹冷痛；阳气不能外达，则畏寒肢冷；肾阳虚不能上温脾阳，则大便溏薄；不能下暖膀胱，故小便清长。方用内补丸加减治疗，方中鹿茸壮肾阳，生精髓，补督冲，强筋骨；菟丝子、潼蒺藜、桑螵蛸、金樱子温肾益精，固精缩尿止带；附子、肉桂助鹿茸温补肾阳；杜仲、续断滋肝补肾壮腰；黄芪益气升阳，摄纳津液；茯苓渗湿健脾；山药、益智仁、乌药缩泉丸补肾缩尿；海螵蛸、芡实收涩止带；煅龙骨牡蛎增强固涩止带；全方共奏温肾助阳，固涩止带之功。

古语云："治带必先祛湿，祛湿必先理脾"。病案三患者脾气虚弱，运化失司，湿邪下注，损伤任带，使任脉不固，带脉失约而为带下过多，脾虚中阳不振，则倦怠乏力；脾虚失运，则纳少便溏；脾虚湿蕴化热，带下黄白相兼，质粘稠，有气味，外阴瘙痒。方用完带汤合易黄汤，方中党参、白术、山药、甘草益气健脾；苍术、陈皮燥湿健脾，行气和胃；泽泻、车前子利湿清热，令湿浊从小便分利；土茯苓、薏苡仁、萆薢清热利湿、泄浊止带；黄柏、败酱草清热解毒；苦参燥湿止痒；延胡索加强止痛之效；炒芡实、乌贼骨固涩止带；全方共奏健脾除湿，清热止带之功。

2. 常用中药

（1）薏苡仁

出自《神农本草经》，为禾本科植物薏苡的干燥成熟种仁。性味甘、淡，凉。归脾、胃、肺经。有利水消肿，渗湿，健脾，除痹，清热排脓之功效。

本品淡渗甘补，既利水消肿，又健脾补中。常用于脾虚湿盛之水肿腹胀，小便不利，多与茯苓、白术、黄芪等药同用；治脚气浮肿可与防己、木瓜、苍术同用。本品能渗除脾湿，健脾止泻，尤宜治脾虚湿盛之泄泻，常与人参、茯苓、白术等合用，如参苓白术散。

薏苡仁渗湿除痹，能舒筋脉，缓和拘挛。常用治湿痹而筋脉挛急疼痛者，与独活、防风、苍术同用，如薏苡仁汤；若治风湿久痹，筋脉挛急，用薏苡仁煮粥服，如薏苡仁粥；本品药性偏凉，能清热而利湿，配杏仁、白豆蔻、滑石，可治湿温初起或暑湿邪在气分，头痛恶寒，胸闷身重者，如三仁汤。

本品清肺肠之热，排脓消痈。治疗肺痈胸痛，咳吐脓痰，常与苇茎、冬瓜仁、桃仁等同用，如苇茎汤；治肠痈，可与附子、败酱草、丹皮合用，如薏苡附子败酱散。

清利湿热宜生用，健脾止泻宜炒用。

《神农本草经》："主筋急拘挛，不可屈伸，风湿痹，下气。"

《本草纲目》："薏苡仁，阳明药也，能健脾益胃。虚则补其母，故肺痿、肺痈用之。筋骨之病，以治阳明为本，故拘挛筋急、风痹者用之。土能胜水除湿，故泄泻、水肿用之。"

（2）苍术

出自《神农本草经》，为菊科植物茅苍术或北苍术的干燥根茎。前者主产于江苏、湖北、河南等地，以产于江苏茅山一带者质量最好，故名茅苍术。性味辛，苦，温。归脾、胃、肝经。燥湿健脾，祛风散寒。

本品苦温燥湿以祛湿浊，辛香健脾以和脾胃。对湿阻中焦，脾失健运而致脘腹胀闷，呕恶食少，吐泻乏力，舌苔白腻等症，最为适宜。常与厚朴、陈皮等配伍，如平胃散。若脾虚湿聚，水湿内停的痰饮或外溢的水肿，则同利水渗湿之茯苓、泽泻、猪苓等同用，如胃苓汤。若湿热或暑湿证，则可与清热燥湿药同用。

本品辛散苦燥，长于祛湿，故痹证湿胜者尤宜，可与薏苡仁、独活等祛风湿药同用，如薏苡仁汤。若湿热痹痛，可配石膏、知母等清热泻火药，如白虎加苍术汤，或与黄柏、薏苡仁、牛膝配伍合用，用于湿热痿证，即四妙散。若与龙胆草、黄芩、栀子清热燥湿药同用，可治下部湿浊带下、湿疮、湿疹等。

本品辛香燥烈，能开肌腠而发汗，祛肌表之风寒表邪，又因其长于胜湿，故以风寒表证挟湿者最为适宜。常与羌活、白芷、防风等同用，如神术散。此外，本品尚能明目，用于夜盲症及眼目昏涩。可单用，或与羊肝、猪肝蒸煮同食。

《神农本草经》："主风寒湿痹，死肌痉疸。作煎饵久服，轻身延年不饥。"

《名医别录》："主头痛，消痰水，逐皮间风水结肿，除心下急满及霍乱吐下不止，暖胃消谷嗜食。"

《本草纲目》："治湿痰留饮……脾湿下流，浊沥带下，滑泄肠风。"

十七、不孕症

1.病案

病案一

李某，女，35 岁，已婚，3 月 29 日初诊。

主诉：婚后 5 年未孕。

现病史：患者自述结婚以后生一女儿，女儿一岁左右时，连续流产 2 次，其中有一次是自然流产。女儿 5 岁时，家里人商量说再怀个二胎，夫妻二人正常同居，但是一直都没有怀孕。经某医院 B 超检查子宫内膜偏薄，子宫附件其他还好，老公检查正常。5 年多了都没有怀孕，担心自己年龄越来越大越是怀不上了，听朋友说中医治疗不孕症效果好，就介绍到我处就诊。现症：近 2 年来，月经量少，约比以往量少一半，日用不足一片卫生巾，月经推后，有时 45 天左右来一次，有时 50 几天来一次，经色淡暗，性欲淡漠，小腹怕冷，腰膝酸软，精神疲乏，时头晕，带下量多，清稀如水，手足不温，小便清长，舌淡黯，苔白，脉沉细。

西医诊断：不孕症

中医诊断：不孕症。

证型：肾阳虚弱，气血不足。

治则：温肾暖宫，调补冲任。

拟方：温胞饮加减。

处方：巴戟天 10 克、补骨脂 15 克、菟丝子 15 克、肉桂 10 克、杜仲 10 克、白术 15 克、山药 10 克、制附子 10 克、人参 10 克、芡实 10 克、紫河车 10 克、鹿角胶 10 克、茯苓 15 克、当归 10 克、川芎 10 克、熟地 20 克、白芍 10、香附 10 克、益母草 20 克、山茱萸 10 克、炙甘草 10 克。7 剂水煎服，日一剂，早中晚服用。

另配中药药丸一个疗程（3 个月），以治其本。

二诊：患者自述服用中药以后，小腹怕冷、腰膝酸软、精神好转，白带稍微还有一点多，原方加海螵蛸 15 克，继续服用 10 剂。

三诊：患者自述服用中药以后，带下量多，手足不温等各方面症状都有好转，效不更方，原方减去制附子继续服用 10 剂。

四诊：患者自述服用中药后，来月经量比之前多了，经期也正常了，原方继续巩固 15 剂。

3 个月后，患者来电告之效果很好，所以又不间断的喝了 2 个多月，月经来的也很正常，本次月经推迟，去检查怀孕了！

病案二

王某，女，31 岁，4 月 2 日初诊。

主诉：结婚 3 年未孕。

现病史：患者自诉结婚 3 年，同居，未避孕，但没有怀孕，男方身体检查正常。月经时间经常推后，间隔 1 个半月来月经，有时间隔 2～3 月才来月经，时有痛经，月经量少，色暗淡，形体肥胖，有时头晕，时感胸闷，喉间有痰，神疲思睡，带下量多，色质白粘无臭，小便正常，大便不实，舌体胖大，苔白腻，舌边有齿痕，脉弦滑。

检查 B 超：子宫大小正常，双侧卵巢内可见数个卵泡（提示多囊卵巢综合征），激素六项检查指标不正常。

西医诊断：多囊卵巢综合征。

中医诊断：不孕症。

证型：痰湿阻滞。

治则：燥湿化痰，行滞调经。

拟方：苍附导痰丸加减。

处方：苍术 20 克、法半夏 15 克、陈皮 15 克、胆南星 15 克、香附 20 克、枳壳 15 克、茯苓 15 克、浙贝母 15 克、炒神曲 10 克、益母草 15 克、炒白术 15 克、黄芪 15 克、党参 10 克、当归 15 克、延胡索 10 克、丹参 15 克、仙灵脾 10 克、巴戟天 10 克、川芎 10 克、瓜蒌 10 克、甘草 10 克。

10 剂水煎服，日一剂，分三次服用。

另配中药药丸一个疗程（3 个月），以治其本。

二诊：诉服用中药以后喉间有痰的症状减轻，月经量比之前的量增加，痛经也好转了，没有以前那么痛了，感觉精神也比之前好了，不会像以前那样容易疲劳了，效不更方，继续服用 10 剂。

三诊：诉服用中药以后喉间的痰感觉没有了，头晕的症状也没有了，精气神好，也没有以前那么犯困想睡了，大便也正常了，白带比之前要好一点，但还有些许多，形体比之前瘦了一点。

上方去延胡索，加芡实 10 克、海螵蛸 15 克、金樱子 10 克，10 剂水煎服，日一剂，分三次服用。

经治疗 3 个多月以后，患者自诉各方面症状都很好！形体也比之前瘦了，因患者情况基本已恢复正常，可停药。嘱调畅情志生活规律，心态放好，为怀孕做好准备。

又过了 2 个半月后检查已怀孕。

这中间还有一段小插曲。有一天患者的老公气势汹汹的来找我，说："张医生，我老婆在你这里治疗，吃中药的时候月经都调理正常了，为什么现在月经推迟半个月了还没有来呢？怎么月经又不正常了呢？"我跟患者老公说："你不要着急，先去检查一下看看，可能怀孕了。"他听我一说，赶紧带着老婆去检查。果不其然，检查完了跑到我这里来，手里还提着一袋水果，满脸笑容的对我说："张医生啊！你太神了，医术太高明了，我老婆真的怀孕了，非常感谢您！您就是我家的恩人呐！"我说："不客气！这是我们作为医生的职责。"后来患者还介绍了一个不孕症的患者，到我这里看病。

病案三

刘某，女，29岁，7月3日初诊。

主诉：结婚4年余未孕。

现病史：患者自述婚后4年余未孕，有正常夫妻生活，一直月经不调，月经周期延后，35～60日不等，经期乳房、小腹胀痛。经某医院检查诊断为"多囊卵巢综合征"，老公检查正常。曾吃西药"达英35"治疗，自觉吃这个西药就乳房胀痛明显，又改吃西药"优思明"，吃药期间月经正常，不吃就又不正常了，经朋友介绍到我处寻求中医治疗。

症见：月经周期延后，35～60日不等，量少，色暗，时有血块，经前胸胁、乳房胀痛，烦躁，寐差，纳少，经行小腹胀痛，舌红，苔薄白，脉弦。

西医诊断：多囊卵巢综合征、月经稀少。

中医诊断：不孕症、月经后期。

证型：肝气郁结，冲任失调。

治则：疏肝解郁，调理冲任。

拟方：开郁种玉汤加减。

处方：当归15克、白芍20克、茯苓15克、玫瑰花15克、丹皮10克、白术10克、柴胡15克、郁金10克、王不留行15克、益母草30克、香附20克、青皮10克、栀子10克、鸡血藤30克、川芎10克、陈皮10克、砂仁10克（后下）、川牛膝10克、酸枣仁15克、延胡索10克、甘草10克。7剂水煎服，日1剂，早中晚服用。

另配中药药丸一个疗程（3个月），以治其本。

二诊：患者自述服用中药后，月经较上次延后10天来潮，经量较上次有所增加，经前胸胁、乳房胀痛减轻，烦躁失眠改善。处方如下：

当归15克、白芍20克、茯苓15克、玫瑰花15克、丹皮10克、白术10克、柴胡15克、郁金10克、王不留行15克、益母草30克、香附20克、青皮10克、鸡血藤30克、川芎10克、陈皮10克、砂仁10克（后下）、川牛膝10克、酸枣仁15克、延胡索10克、甘草

10 克。7 剂水煎服，日 1 剂，早中晚服用。

三诊：患者自述服用中药以后，心情舒畅多了，烦躁失眠消失，纳食增加，处方如下：

当归 15 克、白芍 20 克、茯苓 15 克、玫瑰花 15 克、丹皮 10 克、白术 10 克、柴胡 10 克、郁金 10 克、王不留行 15 克、益母草 30 克、香附 20 克、青皮 10 克、鸡血藤 30 克、川芎 10 克、川牛膝 10 克、延胡索 10 克、甘草 10 克。7 剂水煎服，日 1 剂，早中晚服用。

四诊：患者自述服用中药以后，各方面症状改善，要求继续巩固疗效，原方 14 剂，水煎服，日 1 剂，早中晚服用。

五诊：患者很高兴的说，这次月经周期延后 3 天来潮，色红，量适中，无血块，胸胁、乳房、小腹都无胀痛，各方面症状都好。嘱咐患者原方加减继续服用 1 月，以进一步巩固疗效。

3 个月后患者来电报喜说已经怀孕，一切正常。

按：女子婚后夫妇同居 2 年以上，配偶生殖功能正常，未避孕而未受孕者，或曾孕育过，未避孕又 2 年以上未再受孕者，称为"不孕症"，前者称为"原发性不孕症"，后者称为"继发性不孕症"。古称前者为"全不产"，后者为"断绪"。西医学认为女性原因引起的不孕症，主要与排卵功能障碍、盆腔炎症、盆腔肿瘤和生殖器官畸形等疾病有关。

男女双方在肾气盛，天癸至，任通冲盛的条件下，女子月事以时下，男子精气溢泻，两性相合，便可媾成胎孕，可见不孕主要与肾气不足，冲任气血失调有关。临床常见有肾虚、肝郁、痰湿、血瘀等类型。

第一例患者已产一女，可知为继发性不孕，其经色淡暗，性欲淡漠，小腹怕冷，腰膝酸软，手足不温，小便清长，脉沉细为肾阳亏虚，同时症见精神疲乏，时头晕，带下量多，清稀如水，苔白，是脾虚湿泛。

肾阳不足，命门火衰，冲任失于温煦，不能摄精成孕，故致不孕；阳虚气弱，不能生血行血，冲任空虚，血海不按时满，故使月经后期，量少色淡，甚则闭经；肾阳虚，气化失常，水湿内停，伤及任带，故带下量多；肾阳不足，命门火衰，胞脉失煦，故腰膝酸软，腹冷肢寒，性欲冷淡；肾阳不足，气化失常，故小便清长。温胞饮方出《傅青主女科》，方中巴戟天、补骨脂、菟丝子、杜仲、温肾助阳益精气；肉桂、附子补益命门，温肾助阳暖宫；人参、白术、茯苓益气健脾并除湿；当归、川芎、熟地、山茱萸，白芍补益气血，滋补肝肾；香附、益母草行气活血调经，为妇科之要药；鹿角胶、紫河车为血肉有情之品，温肾填精；山药、芡实、海螵蛸补肾涩精而止带。全方共奏温肾助阳暖宫，填精助孕之效。

病例二西医诊断为多囊卵巢综合征。多囊卵巢综合征是青春期及育龄期女性最常见的妇科内分泌疾病之一，以持续无排卵、雄激素过多和胰岛素抵抗力为主要特征，并伴有生殖功能障碍及糖脂代谢异常。临床表现有月经紊乱、肥胖、多毛、痤疮、黑棘皮、不孕及孕后流产等。中医学无此病名，根据其临床特征及表现，归属于"不孕""月经过少""月经后期""闭经""癥瘕"等范畴本病案患者是由于痰湿之邪阻滞于冲任，气血运行受阻，血海不能按时充盈，故月经后期、量少甚至闭经；痰湿内阻胞宫，则不能摄精成孕；脾虚痰湿不化，下注冲任，则带下量多；痰湿内困，清阳不升，浊阴不降，则头晕胸闷，喉间痰多；痰湿泛溢肌肤，则形体肥胖，留滞于经髓，则肢倦神疲，而导致不孕。方中苍术、茯苓、神曲健脾祛湿消积；半夏、胆南星、浙贝母、陈皮燥湿化痰理气；香附、川芎、理气行滞调经；当归、丹参、益母草、延胡索养血活血化瘀止痛调经；黄芪、党参，白术、巴戟天、仙灵脾健脾补肾，瓜蒌宽胸，甘草调和诸药。全方燥湿化痰，理气活血调经，以助怀孕。

古代医家指出"求子之道，莫如调经"种子必先调经。病案三患者肝气郁结，疏泄失常，冲任失和，故婚久不孕；气机不畅，血海蓄溢失常，故月经周期延后，量少；气郁血滞，则经色暗，有血块；足厥阴肝经循少腹布胁肋，肝失条达，经脉不利，故经前胸胁、乳房胀痛；肝郁气滞，血行不畅，"不痛则痛"，故经行腹痛；情志不畅，郁久化热，故烦躁失眠。诊断为肝郁不孕，月经后期，用傅青主之开郁种玉汤加减治疗。方中当归、白芍养血柔肝；白术、茯苓健脾培土；牡丹皮凉血活血；柴胡、郁金、香附疏肝理气解郁；栀子清泄肝热；鸡血藤、益母草补血活血调经；王不留行、川芎行气活血通经；陈皮、砂仁健脾和胃；青皮、玫瑰花理气解郁行滞；川牛膝引血下行；延胡索增强止痛之效；甘草调和诸药；全方共奏疏肝解郁健脾，调理冲任，养血调经种子之功。

2. 常用中药

（1）紫河车

出自《本草拾遗》，为健康产妇的胎盘。性味甘、咸，温。归肺、肝、肾经。补肾益精，养血益气。

本品补肾阳，益精血，可用于肾阳不足，精血衰少诸证，单用有效，亦可与补益药同用。若与龟板、杜仲、牛膝等同用，可用治肾阳虚衰，精血不足之足膝无力、目昏耳鸣、男子遗精、女子不孕等。

本品尚补益气血，可单用本品研粉服。或用鲜品煮烂食之，或随证与人参、黄芪、当归、熟地等同用，可治气血不足诸证。如产后乳汁缺少、面色萎黄消瘦、体倦乏力等，

可补肺气，益肾精，纳气平喘，单用有效，亦可与补肺益肾，止咳平喘药配人参、蛤蚧、冬虫夏草、胡桃肉、五味子等同用，可治肺肾两虚之咳喘。

鹿茸与紫河车皆能补肾阳，益精血，为滋补强壮之要药。鹿茸补阳力强，为峻补之品，用于肾阳虚之重证；且使阳生阴长，而用于精血亏虚诸证；紫河车养阴力强，而使阴长阳生，兼能大补气血，用于气血不足，虚损劳伤诸证。

《本草拾遗》："治血气羸瘦，妇人劳损，面黑干皮黑，腹内诸病渐瘦悴者。"

《本草纲目》："治男女一切虚损劳极，癫痫失志恍惚，安神养血，益气补精。"

《本草经疏》："人胞乃补阴阳两虚之药，有反本还原之功。然而阴虚精涸，水不制火，发为咳嗽吐血，骨蒸盗汗等证，此属阳盛阴虚，法当壮水之主，以制阳光，不宜服此并补之剂。以耗将竭之阴也。"

（2）芡实

出自《神农本草经》，为睡莲科植物芡的成熟种仁。性味甘、涩，平。归脾、肾经。益肾固精，健脾止泻，除湿止带。

本品甘涩收敛，善能益肾固精。治肾虚不固之腰膝酸软，遗精滑精者，常与金樱子相须而用，为水陆二仙丹；亦可与莲子、莲须、牡蛎等配伍，如金锁固精丸。既能健脾除湿，又能收敛止泻。可用治脾虚湿盛，久泻不愈者，常与白术、茯苓、扁豆等药同用。益肾健脾、收敛固涩、除湿止带，为治疗带下证之佳品。治脾肾两虚之带下清稀，常与党参、白术、山药等药同用。本案用此药，既可益肾，又可止带，一药多用，诚为妙也。

芡实与莲子，二者同科属，均为甘涩平，主归脾、肾经。均能益肾固精、补脾止泻、止带，其补中兼涩，主治肾虚遗精、遗尿；脾虚食少、泄泻；脾肾两虚之带下等。但芡实益脾肾固涩之中，又能除湿止带，故为虚、实带下证之常用药物。

《神农本草经》："主治湿痹腰脊膝痛，补中，除暴疾，益精气，强志，令耳目聪明。"

《本草纲目》："止渴益肾，治小便不禁，遗精，白浊，带下。"

《本草求真》："味甘补脾，故能利湿，而使泄泻腹痛可治，……味涩固肾，故能闭气，而使遗带小便不禁皆愈。"

十八、女子性冷淡

1.病案

胡某，女，37岁，已婚，10月27日初诊。

主诉：性欲淡漠 2 年余。

现病史：患者自述孕 4 产 2，做过 2 次人工流产术，2 年前生二胎，产后开始性欲低下，性活动时阴道干涩，不润滑，阴中寒冷，性交毫无快感，渐致性欲淡漠，不愿交合，老公经常抱怨，夫妻感情渐淡，月经推后，量少色淡，平时畏寒肢冷，神疲乏力，腰膝酸软，尿清而频，少腹冷痛，白带量多，大便稀溏，舌淡，苔白滑，脉沉迟无力。

西医诊断：性冷淡。

中医诊断：阴冷。

证型：肾阳亏虚，肾精不足。

治法：温肾助阳，补益肾精。

拟方：金匮肾气丸加减。

处方：熟地 30 克、补骨脂 15 克、鹿角胶 10 克、菟丝子 15 克、杜仲 15 克、巴戟天 10 克、山茱萸 15 克、肉桂 10 克、制附子 10 克、白术 15 克、山药 20 克、紫河车 10 克、芡实 20 克、茯苓 15 克、人参 10 克、当归 10 克、小茴香 6 克、炙甘草 10 克。7 剂水煎服，日 1 剂，早中晚服用。

另配中药药丸一个疗程（3 个月），以治其本。

二诊：患者自述服用中药后，觉得较之前欲望有所提高。畏寒肢冷，小腹冷痛等症状减轻，有腰酸、带下量稍多。处方如下：

熟地 30 克，补骨脂 15 克、鹿角胶 10 克、菟丝子 15 克、杜仲 15 克、巴戟天 10 克、山茱萸 15 克、肉桂 10 克、制附子 10 克、白术 15 克、山药 20 克、紫河车 10 克、芡实 20 克、茯苓 15 克、人参 10 克、当归 10 克、小茴香 6 克、炙甘草 10 克、桑寄生 10 克、海螵蛸 15 克。7 剂水煎服，日 1 剂，早中晚服用。

三诊：患者自述服用中药后，觉得性欲较之前明显有欲望。畏寒肢冷，小腹冷痛，腰酸等明显改善，带下减轻，有尿频。处方如下：

熟地 30 克、补骨脂 15 克、鹿角胶 10 克、菟丝子 15 克、巴戟天 10 克、山茱萸 15 克、肉桂 6 克、制附子 6 克、白术 15 克、山药 15 克、芡实 20 克、茯苓 15 克、党参 20 克、当归 10 克、小茴香 6 克、炙甘草 10 克、海螵蛸 15 克、益智仁 10 克、乌药 10 克。7 剂水煎服，日 1 剂，早中晚服用。

四诊：患者自述服用中药后，月经推后 2 天来潮，月经量较之前多，颜色较之前红，5 天月经干净。性欲较之前明显有欲望，畏寒肢冷，小腹冷痛，腰酸等症状消失，尿频，带下较之前明显改善，大便正常，精神好，为进一步巩固疗效，上方加减继续服用 1 月余。

半年后随访，月经正常，性生活和谐，夫妻感情好。

按：性感异常是以无性欲要求，性欲冷淡和性感不足为主要临床表现，故属中医学中"阴冷"范畴。"阴冷"《金匮要略·妇人杂病脉证并治》谓之"阴寒"。指妇人自觉阴部寒冷，甚则冷及小腹，尻股间者，本病每可导致性欲低下，甚至不孕。

《医宗金鉴·妇科心法要决》云："妇人阴冷，皆由风寒乘虚客于子脏，久之血凝气滞，多变他证，且艰于受孕。"又《景岳全书·妇人规》云："妇人阴冷，有寒证，有热证，寒由阳虚真寒证也。"因此，本病病因有虚、实二类，虚者为肾阳虚衰，实者为风寒湿痰外袭或肝经湿热郁阻气机所致。治疗时应辨别虚实，分清寒热，虚寒宜温阳补肾，实寒宜温经散寒，湿痰宜燥湿化痰，湿热宜清热利湿，肝郁则宜舒肝解郁。并结合精神疗法，可获满意疗效。

患者因多产损伤肾阳肾气肾精，导致肾气、肾阳、肾精的亏虚。下元虚寒，冲任胞脉失于温煦，故阴户寒冷，小腹冷痛，性欲淡漠；肾阳不足，畏寒肢冷，神疲乏力，大便稀溏；肾与膀胱相表里，肾气虚，膀胱气化不利则尿频，水湿不化则带下量多；肾精亏虚损及冲任，冲任阴血不足，不能濡养，则阴道干涩，性欲淡漠。肾精亏虚不能化生血液，则出现月经推后，量少色淡，肾精亏虚不能滋养腰膝，则腰膝酸软。方中巴戟天、补骨脂、菟丝子、补益肾精；肉桂、附子、鹿角胶能培补肾中之元阳，温里祛寒；桑寄生、杜仲强腰膝；紫河车温肾填精，益气养血；当归养血活血；益智仁温补肾阳，收敛精气，乌药温肾散寒，山药补肾固精，三药合用肾虚得补，寒气得散，补肾固精缩尿；小茴香散寒止痛；海螵蛸、芡实固肾气而化湿浊止带；茯苓、白术、山药、人参健脾胃补气，以后天养先天。全方共奏温肾助阳、补益肾精之功效而愈。

2. 常用中药

（1）补骨脂

出自《药性论》，为豆科植物补骨脂的成熟果实。性味苦、辛，温。归肾、脾经。补肾壮阳，固精缩尿，温脾止泻，纳气平喘。

本品苦辛温燥，善壮肾阳暖水脏，常与菟丝子、胡桃肉、沉香等同用，治肾虚阳痿，如补骨脂丸；与杜仲、胡桃肉同用，治肾虚阳衰，风冷侵袭之腰膝冷痛等，如青娥丸。

本品兼有涩性，善补肾助阳，固精缩尿，单用有效，亦可随证配伍它药。如治滑精，以补骨脂、青盐等分同炒为末服；单用本品炒，为末服，治小儿遗尿，如破故纸散；与小茴香等分为丸，治肾气虚冷，小便无度，如破故纸丸。

本品能壮肾阳、暖脾阳、收涩以止泻，与肉豆蔻、生姜、大枣为丸，如二神丸；或上方加吴茱萸、五味子，均治五更泄如四神丸。

本品补肾助阳，纳气平喘，可治肾不纳气，虚寒喘咳，多配伍胡桃肉、蜂蜜等，可治虚寒性喘咳，如治喘方；或配人参、木香等治疗虚喘痨嗽。

《药性论》："治男子腰疼膝冷囊湿，逐诸冷顽痹，止小便利，腹中冷。"

《开宝本草》："治五劳七伤，风虚冷，骨髓伤败，肾冷精流及妇人血气堕胎。"

《本草经疏》："补骨脂，能暖水脏，阴中生阳，壮火益土之要药也。"

（2）桑寄生

出自《神农本草经》，为桑寄生科植物桑寄生的干燥带叶茎枝。

性味苦、甘，平。归肝、肾经。祛风湿，补肝肾，强筋骨，安胎。

本品苦能燥，甘能补，祛风湿又长于补肝肾、强筋骨，对痹证日久，伤及肝肾，腰膝酸软，筋骨无力者尤宜，常与独活、杜仲、牛膝、桂心等同用，如独活寄生汤。

崩漏经多，妊娠漏血，胎动不安，可用本品补肝肾，养血而固冲任，安胎。治肝肾亏虚，月经过多，崩漏，妊娠下血，胎动不安者，每与阿胶、续断、当归、香附等配伍，如桑寄生散；或配阿胶、续断、菟丝子，如寿胎丸。

此外，本品尚能降血压，可用于高血压病。

《神农本草经》："主腰痛，小儿背强，痈肿，安胎，充肌肤，坚发齿，长须眉。"

《名医别录》："主金疮，去痹，女子崩中，内伤不足，产后余疾，下乳汁。"

《本草蒙筌》："凡风湿作痛之症，古方每用独活寄生汤煎调。川续断与桑寄生气味略异，主治颇同，不得寄生，即加续断。"

十九、产后恶露不绝

1. 病案

陈某，女，28岁，已婚，8月21日初诊。

主诉： 产后恶露淋沥不尽1月余。

现病史： 患者自述于7月正常顺产生一男婴，产后恶露淋沥不止，量时多时少，至今已40多天，伴小腹疼痛、时感坠痛，纳食少，便溏，平时白带多，舌暗红，有瘀点，苔薄，脉沉涩。曾打消炎针，疗效不佳，经朋友介绍到我处就诊。

西医诊断： 恶露不尽。

中医诊断： 产后恶露不绝。

证型：产后血瘀，中气不足。

治则：化瘀止痛，益气摄血。

拟方：生化汤合四君子汤加味。

处方：当归30克、桃仁10克、川芎10克、炮姜6克、续断10克、蒲黄炭10克、黄芪20克、五灵脂10克、鸡血藤15克、香附10克、党参20克、炒白术15克、茯苓15克、益母草15克、茜草炭10克、炙甘草6克。7剂水煎服，日1剂，早中晚服用。

二诊：患者自述服用中药第4剂时，有血块排出，腹痛减轻，之后恶露量减少，7剂服完，血性恶露已止，白带稍多，偶尔感觉小腹有隐痛。处方如下：

当归15克、川芎10克、炮姜6克、续断10克、黄芪20克、五灵脂10克、蒲黄10克、香附10克、党参20克、炒白术20克、茯苓15克、炙甘草6克、芡实10克、海螵蛸15克。7剂水煎服，日1剂，早中晚服用。

三诊：患者自述服用中药后，恶露消失，食欲增加，带下、大便、小腹痛等症状均愈。嘱咐患者原方继续服用3剂，另配中药药丸一个疗程（3个月），以治其本。

3月后随访，一切正常。

按：产后恶露持续3周以上，仍淋漓不尽者，称为"恶露不绝"，又称"恶露不尽""恶露不止"。本病相当于西医学产后晚期出血。

本病机理主要为冲任不固：恶露乃血所化，出于胞中而源于血海，气虚冲任不固，或血热损伤冲任，或血瘀冲任，血不归经，均可导致恶露不绝。辨证应以恶露的量、色、质、气味等辨别寒、热、虚、实。如恶露量多，色淡，质稀，无臭气者，多为气虚；色红或紫，粘稠而臭秽者，多为血热；色黯有块者，多为血瘀。当然也要结合全身症状。治疗应遵循虚者补之、瘀者攻之、热者清之的原则分别施治，且不可轻用固涩之剂，以致助邪，变生他病。

患者产后40多天恶露仍未排净，伴小腹痛，"不通则痛"，属瘀血为患。产后瘀血未能尽下，阻滞脉络，则小腹疼痛，血不能循其常道，则离经下溢而致恶露淋沥不止；脾虚中气不足，运化无力，收摄无权，则纳差、白带多；方用生化汤合四君子汤加味。方中当归养血活血，化瘀生新；川芎活血行气；桃仁活血祛瘀；炮姜温经止痛；炙甘草调和药性；蒲黄、五灵脂、鸡血藤、益母草活血祛瘀止痛；香附行气，以增强和血化瘀之力，党参、白术、茯苓、甘草四君子汤健脾益气；黄芪加强补气之效；海螵蛸、芡实固涩止带；蒲黄炭、茜草炭化瘀止血；全方共奏活血化瘀益气，有补有通，瘀血得去，恶露即止。

2. 常用中药

（1）蒲黄

出自《神农本草经》，为香蒲科植物水烛香蒲、东方香蒲或同属植物的干燥花粉。夏季采收蒲棒上部的黄色雄性花序，晒干后碾轧，筛取细粉，生用或炒用。性味甘，平。归肝、心包经。止血，化瘀，利尿。

本品甘平，长于收敛止血，兼有活血行瘀之功，为止血行瘀之良药，有止血不留瘀的特点，对出血证无论属寒属热，有无瘀滞，均可应用，但以属实夹瘀者尤宜。用治吐血、衄血、咯血、尿血、崩漏等，可单用冲服，亦可配伍其它止血药同用。体轻行滞，能行血通经，消瘀止痛，凡跌打损伤、痛经、产后疼痛、心腹疼痛等瘀血作痛者均可运用，尤为妇科所常用。如治跌打损伤，单用蒲黄末，温酒服；若治心腹疼痛、产后瘀痛、痛经等，常与五灵脂同用，如失笑散。

本品既能止血，又能利尿通淋，故可用治血淋尿血，常配生地、冬葵子同用，如蒲黄散。

止血多炒用，化瘀、利尿多生用。

《神农本草经》："主心腹膀胱寒热，利小便，止血，消瘀血。久服轻身益气力。"

《本草汇言》："蒲黄，血分行止之药也，主诸家失血。至于治血之方，血之上者可清，血之下者可利，血之滞者可行，血之行者可止。凡生用则性凉，行血而兼消；炒用则味涩，调血而兼止也。""蒲黄，性凉而利，能洁膀胱之原，清小肠之气，故小便不通，前人所必用也。"

《药品化义》："蒲黄，专入脾经。若诸失血久者，炒用之以助补脾之药，摄血归源，使不妄行。又取体轻行滞，味甘和血，上治吐血咯血，下治肠红崩漏。但为收功之药，在失血之初，用之无益。若生用亦能凉血消肿。"

（2）茜草

出自《神农本草经》，为茜草科植物茜草的干燥根及根茎。主产于安徽、江苏、性味苦，寒。归肝经。具有凉血化瘀止血，通经之功效。

其味苦性寒，善走血分，既能凉血止血，又能活血行血，故可用于血热妄行或血瘀脉络之出血证，对于血热夹瘀的各种出血证，尤为适宜。

单用本品为末煎服，治吐血不止；若治衄血，可与艾叶、乌梅同用；治血热崩漏，常配生地、生蒲黄、侧柏叶等；若与黄芪、白术、山茱萸等同用，也可用于气虚不摄的崩漏下血；治尿血，常与小蓟、白茅根等同用。

本品尤其能通经络，行瘀滞，故可用治经闭、跌打损伤、风湿痹痛等血瘀经络闭阻之证，尤为妇科调经要药。单用本品酒煎服，或配桃仁、红花、当归等同用，治血滞经闭；可单味泡酒服，或配三七、乳香、没药等同用治，跌打损伤；单用浸酒服，或配伍鸡血藤、海风藤、延胡等同用，也可治痹证。

止血炒炭用，活血通经生用或酒炒用。

《神农本草经》："主寒湿风痹，黄疸，补中。"

《本草纲目》："茜根，气温行滞，味酸入肝而咸走血，手足厥阴血分之药也，专于行血活血。俗方用治女子经水不通，以一两煎酒服之，一日即通，甚效。"

《医林纂要》："茜草，色赤入血分，泻肝则血藏不瘀，补心则血用而能行，收散则用而不费，故能剂血气之平，止妄行之血而祛瘀通经，兼治痔瘘疮疡扑损。"

二十、产后身痛

1.病案

马某，女，27 岁，9 月 16 日初诊。

主诉： 产后身体疼痛 3 月余。

现病史： 患者自述 3 个月前正常顺产生下一女婴，产后房间空调温度过低，疏于护理，随即出现全身关节酸胀、疼痛、麻木，尤以双侧肩关节为甚，伴自汗，因老公上班，自己独自一人带小孩，比较劳累，也没有休息好，肩、肘关节疼痛逐渐加重。经中西医及针灸治疗，效果不佳，经朋友介绍前来就诊。

症见： 产后身体关节疼痛、麻木，双侧肩关节、肘关节酸胀疼痛为甚，伴自汗，面色萎黄，时头晕，腰膝酸困，睡眠欠佳，二便尚调，舌质黯淡，舌苔薄白，边有齿痕，脉沉细。

西医诊断： 产后身痛。

中医诊断： 产后身痛。

证型： 气血虚弱，经络阻滞。

治则： 益气补血，通络止痛。

拟方： 黄芪桂枝五物汤加味

处方： 黄芪 30 克、桂枝 10 克、白芍 10 克、炒白术 15 克、熟地 15 克、当归 15 克、党参 30 克、羌活 10 克、姜黄 10 克、桑枝 10 克、赤芍 10 克、鸡血藤 30 克、桃仁 10 克、红花 10 克、秦艽 10 克、丹参 20 克、川芎 10 克、延胡索 10 克、生姜 15 克、大枣 4 枚、炙甘草 10 克。7 剂水煎服，日一剂，早中晚服用。嘱咐患者不吃生冷食物，勿劳累，注意休息好。

二诊：患者自述服用中药后，自汗消失，肩、肘关节疼痛麻木减轻，有腰酸胀痛。处方如下：

黄芪 30 克、桂枝 10 克、白芍 10 克、炒白术 15 克、熟地 15 克、当归 15 克、党参 30 克、羌活 10 克、姜黄 10 克、桑枝 10 克、赤芍 10 克、鸡血藤 30 克、桃仁 10 克、红花 10 克、秦艽 10 克、丹参 20 克、川芎 10 克、延胡索 10 克、生姜 15 克、大枣 4 枚、炙甘草 10 克、桑寄生 10 克。7 剂水煎服，日一剂，早中晚服用。

三诊：患者自述服用中药后，身体肩关节、肘关节酸胀疼痛，腰酸胀痛明显减轻，偶尔有时麻木，头晕。处方如下：

黄芪 30 克、桂枝 10 克、白芍 10 克、炒白术 15 克、熟地 15 克、当归 15 克、党参 30 克、羌活 10 克、姜黄 10 克、桑枝 10 克、鸡血藤 30 克、桃仁 10 克、红花 10 克、秦艽 10 克、川芎 10 克、延胡索 10 克、生姜 10 克、大枣 4 枚、炙甘草 10 克、桑寄生 10 克、天麻 10 克。7 剂水煎服，日一剂，早中晚服用。

四诊：患者自述服用中药后，身体关节、酸胀疼痛、麻木明显改善，头晕明显减轻。另配中药药丸一个疗程（3 个月），以治其本，巩固疗效。

随访诸症痊愈，一切正常。

按：产褥期内，出现肢体、关节酸痛、麻木、重著者，称为"产后身痛"，亦称"遍身痛""产后关节痛"。本病类似于西医学风湿、类风湿引起的关节痛。本病的发生与产后营血亏虚或风寒湿邪稽留有关。

产后病的治疗应根据多虚多瘀特点，本着勿拘于产后，亦勿忘于产后的原则，结合病情辨证论治，产后多虚，应以大补气血为主，产后多瘀，当佐以治血行瘀。产后身痛的发生与产后营血亏虚或风寒湿邪稽留有关。产后多虚多瘀，素体血虚，产后失血过多，阴血亏虚，四肢百骸筋脉关节失养则肢体麻木、酸痛。产后恶露去少，瘀血留滞于经络，筋骨之间，气血运行受阻，故使身痛。产后百节空虚，卫表不固，腠理不密，起居不慎，风寒湿邪乘虚而入，客于经络，关节肌肉，经脉痹阻，则气血运行不畅，瘀滞作痛。

本患者产后气血虚弱，湿邪乘虚而入，客于经络，关节肌肉，经脉痹阻，则气血运行不畅，瘀滞作痛。方用黄芪桂枝五物汤加味治疗，方中重用黄芪益气固表，补益卫气，加党参、白术增强补气之功；桂枝温通血脉，白芍养血补血；当归、丹参养血活血；鸡血藤补血活血通络；桃仁、红花、川芎活血化瘀通络止痛；桑寄生、熟地黄填精益髓，强壮筋骨；羌活、桑枝善治肩膀上肢疼痛，舒经活络止痛；姜黄活血行气、温通经脉止痛；秦艽除湿止痹痛；延胡索增强止痛之功；生姜温阳散寒；大枣益气补中，化生气血，并调和诸药；全方共奏益气补血，通络止痛之功效。

2. 常用中药

（1）秦艽

出自《神农本草经》，为龙胆科植物秦艽、麻花秦艽、粗茎秦艽或小秦艽的干燥根。前三种按性状不同分别习称"秦艽"和"麻花艽"，后一种习称"小秦艽"。性味辛、苦，平。归胃、肝、胆经。祛风湿，通络止痛，退虚热，清湿热。

本品辛散苦泄，质偏润而不燥，为风药中之润剂。风湿痹痛，筋脉拘挛，骨节酸痛，无问寒热新久均可配伍应用。其性偏寒，兼有清热作用，故对热痹尤为适宜，多配防己、牡丹皮、络石藤、忍冬藤等；若配天麻、羌活、当归、川芎等，可治风寒湿痹，如秦艽天麻汤。

本品既能祛风邪，舒筋络，又善"活血荣筋"，可用于中风半身不遂，口眼㖞斜，四肢拘急，舌强不语等，单用大量水煎服即能奏效。若与升麻、葛根、防风、芍药等配伍，可治中风口眼㖞斜，言语不利，恶风恶寒者，如秦艽升麻汤；与当归、熟地、白芍、川芎等同用，可治血虚中风者，如秦艽汤。

本品能退虚热，除骨蒸，亦为治虚热要药。治骨蒸日晡潮热，常与青蒿、地骨皮、知母等同用，如秦艽鳖甲散；若与人参、鳖甲、柴胡等配伍，可治肺痿骨蒸劳嗽，如秦艽扶羸汤；治小儿疳积发热，多与薄荷、炙甘草相伍，如秦艽散。本品苦以降泄，还能清肝胆湿热而退黄，可与茵陈蒿、栀子、大黄等配伍。

此外，本品尚能治痔疮、肿毒等。

《神农本草经》："主寒热邪气，寒湿风痹，肢节痛，下水，利小便。"

《名医别录》："疗风无问久新，通身挛急。"

《冯氏锦囊秘录》："秦艽风药中之润剂，散药中之补剂，故养血有功。中风多用之者，取祛风活络，养血舒筋。盖治风先治血，血行风自灭耳。"

（2）鸡血藤

出自《本草纲目拾遗》，为豆科植物密花豆的藤茎。性味苦、微甘，温。归肝、肾经。行血补血，调经，舒筋活络。

本品苦而不燥，温而不烈，行血散瘀，调经止痛，性质和缓，同时又兼补血作用，凡妇人血瘀及血虚之月经病证均可应用，可治月经不调、痛经、闭经。治血瘀之月经不调、痛经、闭经，可配伍当归、川芎、香附等同用；治血虚月经不调、痛经、闭经，则配当归、熟地、白芍等药用。

本品行血养血，舒筋活络，为治疗经脉不畅，络脉不和病证的常用药，治风湿痹痛，手足麻木，肢体瘫痪及血虚萎黄。如治风湿痹痛，肢体麻木，可配伍祛风湿药，如独活、威灵仙、桑寄生等药；治中风手足麻木，肢体瘫痪，常配伍益气活血通络药，如黄芪、丹参、地龙等药；治血虚不养筋之肢体麻木及血虚萎黄，多配益气补血药之黄芪、当归等药用。

《本草纲目拾遗》："其藤最活血，暖腰膝，已风瘫。""壮筋骨，已酸痛，和酒服……治老人气血虚弱，手足麻木，瘫痪等证；男子虚损，不能生育及遗精白浊……妇人经血不调，赤白带下；妇人干血劳及子宫虚冷不受胎。"

《饮片新参》："去瘀血，生新血，流利经脉。治暑痧，风血痹症。"

《现代实用中药》："为强壮性之补血药，适用于贫血性之神经麻痹症，如肢体及腰膝疼痛，麻木不仁等。又用于妇女月经不调，月经闭止等。有活血镇痛之效。"

二十一、产后缺乳

1. 病案

彭某，女，28 岁，已婚，5 月 19 日初诊。

主诉： 产后乳汁过少半月余。

现病史： 患者自述剖宫产术后半月乳汁几乎全无，产后 2～3 天时有乳汁较少，乳汁清稀，后面就完全没有了，产前体检基本正常，但试产时间较长，最终未能正常分娩，行剖宫产术，术中出血较多。乳房柔软不胀，面色少华，神疲乏力，食欲不振，大便稀溏，舌淡，苔薄白，脉细弱。

西医诊断： 缺乳。

中医诊断： 产后缺乳。

证型： 气血两虚证。

治则： 补气养血，通络泌乳。

拟方： 通乳丹加味。

处方： 党参 30 克、黄芪 30 克、当归 20 克、麦冬 10 克、通草 10 克、桔梗 6 克、炒白术 15 克、茯苓 15 克、木通 1 克、大枣 10 克、王不留行 15 克、路路通 10 克。7 剂水煎服，日 1 剂，早中晚服用。另用猪蹄煎汤分服。

二诊： 患者自述服用汤药第 5 剂有乳汁了，7 剂服完，乳汁增多，大便偏稀，处方如下：

党参 30 克、黄芪 30 克、当归 20 克、麦冬 10 克、通草 20 克、桔梗 6 克、炒白术 15 克、茯苓 15 克、木通 1 克、大枣 10 克、王不留行 15 克、路路通 10 克、炒白扁豆 15 克。7 剂水煎服，日 1 剂，早中晚服用。另用猪蹄煎汤分服。

患者来电说服用中药和猪蹄汤之后，乳汁明显增多，食欲增加，大便正常，精气神等都好。嘱咐患者中药汤剂可以停服，猪蹄继续煎汤服用。另配中药膏滋一个疗程（3个月），以治其本。

按：缺乳，指产妇在哺乳期内，乳汁量甚少或全无，又称"产后乳汁不行""乳汁不足""乳汁不通""乳无汁""乳汁不下"。

早在隋代《诸病源候论》即列有"产后乳无汁候"，认为其病因系"既产则血水俱下，津液暴竭，经血不足"。唐代《备急千金药方》共有21首下乳方。宋《三因极一病证方论》指出产后缺乳"有气血盛而壅闭不行者。有血少气弱涩而不行者。虚当补之，涩当疏之"。为后世研究缺乳提供了治疗原则。乳汁来自气血，为水谷精微所化生，赖气以运行和控制。"无气则乳无以化，无血则乳无以生"。

患者行剖宫产，术中出血量多，致气血两虚；气血虚少，乳汁化源不足，无乳可下，则乳少，乳汁清稀，甚则乳汁全无；乳汁不充，乳腺空虚，则乳房柔软，无胀感；气虚血少，不能上荣，则面色少华，神疲乏力；阳气不振，脾失健运，则食欲不振。方用通乳丹加味治疗，方中党参、黄芪补气，当归、麦冬养血滋阴增液，通草和气宣络；桔梗、木通利气通络，加上桔梗可以引药归经，带领药效直达胸中；因关木通有毒，不可用量过大，或用川木通，因患者产后，故用1克以取其通利之性。白术、茯苓健脾益气，使气血生化有源；炒白扁豆健脾化湿；大枣补脾益气生津；路路通、王不留行通络下乳；猪蹄系血肉有情之品，养精血又通乳。全方有补气益血、疏通经络之效，使气血充足，乳汁自生。

2.常用中药

（1）王不留行

出自《神农本草经》，为石竹科植物麦蓝菜的成熟种子。性味苦，平。归肝、胃经。主活血通经，下乳消痈，利尿通淋。

本品善于通利血脉，活血通经，走而不守，用于经行不畅、痛经及经闭，常配当归、川芎、香附、红花等药用。治妇人难产，或胎死腹中，可配酸浆草、五灵脂、刘寄奴等药同用。

本品归肝、胃经，走血分，苦泄宣通，行而不留，能行血脉，通乳汁，为治疗产后乳汁不下常用之品，常与穿山甲等同用，如涌泉散；若与黄芪、当归或当归、猪蹄同用若治产后气血亏虚，乳汁稀少。取本品活血消痈、消肿止痛之功，亦常用治乳痈肿痛，可配蒲公英、夏枯草、瓜蒌等。

本品性善下行，能活血利尿通淋，善治多种淋证，常与石韦、瞿麦、冬葵子等同用。

《神农本草经》："主金疮，止血逐痛。出刺，除风痹内寒。"

《本草纲目》："利小便。""王不留行能走血分，乃阳明冲任之药，俗有'穿山甲、王不留，妇人服了乳长流'之语，可见其性行而不住也。"

《本草新编》："王不留行，乃利药也，其性甚急，下行而不上行者也。凡病逆而上冲者，用之可降，……但其性过速，宜暂而不宜久，又不可不知也。"

（2）通草

出自《本草拾遗》，为五加科植物通脱木的干燥茎髓。秋季割取茎。裁成段，趁鲜时取出茎髓，理直，晒干，切片，生用。性味甘、淡、微寒。归肺、胃经。可利尿通淋，通气下乳。

本品气寒味淡而体轻，入太阴肺经，引热下降而利小便，既通淋，又消肿。尤宜于热淋之小便不利，淋沥涩痛，与冬葵子、滑石、石韦同用，用于石淋，可与金钱草、海金沙等同用；用于血淋，可与石韦、白茅根、蒲黄等同用；用于水湿停蓄之水肿证，可配猪苓、地龙、麝香，共研为末，米汤送服。

本品入胃经，通胃气上达而下乳汁。且味甘淡，多用于产后乳汁不畅或不下，与穿山甲、甘草、猪蹄同用，如通乳汤。

《日华子本草》谓其"明目，退热，催生，下胞，下乳。"

《医学启源》："通阴窍涩不利，利小便，除水肿，癃闭，五淋。"

通草、木通名称不同，气味有别。但今之木通，古书称为"通草"。今之通草，古书称为"通脱木"，读书时当知区别，不可混淆。

二十二、乳癖（乳腺增生、乳腺结节）

1. 病案

胡某，女，35岁，职员，已婚，3月20日初诊。

主诉：双侧乳房肿块疼痛2年余，加重5天。

现病史：患者自诉双侧乳房肿块疼痛2年余，随月经周期而加重，经某医院检查诊断为双侧乳腺增生、乳腺结节多发，左乳腺结节较大者为1.2×0.6cm，右乳结节较大者为1.0×0.7cm，曾服用中、西药治疗，有时好些有时发作，疗效不显著。5天前因与人发生口角争执生气，乳房胀痛又发作了去某医院复查，乳腺结节均较之前增大，左乳腺结节较大者为1.62×1.15cm，右乳腺结节较大者为1.45×1.23cm。西药除手术之外，没有别的有效治法，只是让患者定期复查。患者担心乳腺结节不断增大而恶变，经朋友介绍到我处就诊。

症见：乳房肿块胀痛，随喜怒消长，伴有胸闷胁胀，善郁易怒，失眠多梦，心烦口苦，苔薄黄，脉弦滑。

西医诊断：乳腺结节。

中医诊断：乳癖。

证型：肝郁气滞，痰瘀互结。

治则：疏肝理气，化痰散结。

拟方：逍遥蒌贝散加减。

处方：柴胡15克、瓜蒌15克、浙贝母15克、白芍15克、当归10克、白芥子10克、延胡索10克、丝瓜络10克、香附10克、青皮10克、法半夏15克、胆南星10克、生牡蛎30克、茯苓10克、白术15克、夏枯草 15 克、玄参 10 克、丹参 15 克、皂角刺 10 克、三棱 10 克、莪术 10 克、醋鳖甲 20 克、昆布 15 克、海藻 15 克、路路通 10 克、黄芪 30 克、陈皮 10 克。

7 剂水煎服，日一剂，早中晚服用。

另配中药药丸一个疗程（3 个月），以治其本。

二诊：患者自诉服用中药以后，乳房胀痛减轻，自感乳腺结节包块有所缩小，其他状转也有所改善，原方继续服用 7 剂，日一剂，早中晚服用。

处方如下：

柴胡 15 克、瓜蒌 15 克、浙贝母 15 克、白芍 15 克、当归 10 克、白芥子 10 克、延胡索 10 克、丝瓜络 10 克、香附 10 克、青皮 10 克、法半夏 15 克、胆南星 10 克、生牡蛎 30 克、茯苓 10 克、白术 15 克、夏枯草 15 克、玄参 10 克、丹参 15 克、皂角刺 10 克、三棱 10 克、莪术 10 克、醋鳖甲 20 克、昆布 15 克、海藻 15 克、路路通 10 克、黄芪 30 克、陈皮 10 克。

三诊：患者自诉服用中药以后，乳房胀痛的症状明显改善，自感乳腺结节包块明显比之前缩小，数量也变少了。效不更方，原方继续服用 10 剂，日一剂，早中晚服用。

四诊：患者自诉喝了中药以后，来月经乳房没有像以前那样胀痛了，原来没有喝中药之前来月经前就开始乳房胀痛了，现在这个症状消失了，乳腺结节包块也感觉缩小了很多，只有一点点了。继续巩固服用 20 剂，日一剂，早中晚服用。

3 个月后，患者来电说一切正常，去医院检查了乳腺增生结节都消失而愈。

按：乳腺增生是以乳房有形状大小不一的肿块，疼痛，与月经周期相关为主要表现的乳腺组织的良性增生性疾病。一年四季均可发生。好发于 25 ~ 45 岁妇女，约占全部乳腺疾病的 75%，是临床上最常见的乳房疾病。

患者忧思恼怒，郁结伤肝，肝失调达，女子乳头属肝，乳房属胃，肝气失疏，乳络不畅，致经前乳房胀痛。气为血之帅，气滞日久必致血瘀，肝郁脾虚，脾湿不运，痰浊内停，气滞、血瘀、痰凝，故见乳腺增生结节包块。用逍遥蒌贝散加减，柴胡疏肝经之郁滞；青皮、香附、陈皮理气止痛；当归、芍药养血柔肝；瓜蒌、浙贝母、白芥子、法半夏、胆南星、醋鳖甲、海藻、昆布、生牡蛎等化痰软坚散结；茯苓、白术健脾化痰湿；夏枯草、玄参、清肝散结；丹参、三棱、莪术、路路通、皂角刺、丝瓜络活血通经化瘀消癥；黄芪补气以顾护正气。诸药合用，共奏疏肝理气，化痰散结之功，则乳癖可消，胀痛可除。

2. 常用中药

（1）丝瓜络

出自《本草纲目》，为葫芦科植物丝瓜的干燥成熟果实的维管束，切段，生用。性味甘，平。归肺、胃、肝经。

本品善祛风通络，以络通络，唯药力平和，多入复方中应用。治风湿痹痛，筋脉拘挛，肢体麻痹，常与秦艽、防风、当归、鸡血藤等配伍。能入肝活血通络，常用于气血瘀滞之胸胁胀痛，多配柴胡、香附、瓜蒌皮、郁金等。

丝瓜络体轻通利，善通乳络，治产后乳少或乳汁不通者，常与王不留行、路路通、穿山甲、猪蹄等同用；治乳痈肿痛，每与蒲公英、浙贝母、瓜蒌、青皮等配伍。丝瓜络内服与外敷，治疗急性乳腺炎有明显效果。

《本草纲目》："能通人脉络脏腑，而去风解毒，消肿化痰，祛痛杀虫，治诸血病。"

《本草再新》："通经络，和血脉，化痰顺气。"

（2）路路通

出自《本草纲目拾遗》，为金缕梅科植物枫香树的干燥成熟果序，生用。性味苦，平。归肝、肾经。可祛风活络，利水，通经。

本品"大能通十二经穴"，既能祛风湿，又能舒筋络，通经脉。善治风湿痹痛，麻木拘挛者，常与伸筋草、络石藤、秦艽等配伍；若气血瘀滞，脉络痹阻，中风后半身不遂，可与黄芪、川芎、红花等同用。本品能通行经脉而散瘀止痛，治跌打损伤，瘀肿疼痛，常配桃仁、红花、苏木等。本品味苦降泄，能通经利水消肿，治水肿胀满，多与茯苓、猪苓、泽泻等同用。本品能疏理肝气而通经，治气滞血瘀之经少不畅或经闭，小腹胀痛，常与当归、川芎、茺蔚子等配伍。

本品能通经脉，下乳汁，常配穿山甲、王不留行、青皮等，治乳汁不通，乳房胀痛，或乳少之证。还能祛风止痒，用于风疹瘙痒，可与地肤子、刺蒺藜、苦参等配伍，内服或外洗。

《本草纲目拾遗》："辟瘴却瘟，明目，除湿，舒筋络拘挛，周身痹痛，手脚及腰痛，焚之嗅其烟气皆愈。""其性大能通十二经穴，故《救生苦海》治水肿胀用之，以其能搜逐伏水也。"

《岭南采药录》："治风湿流注疼痛，及痈疽肿毒。"

二十三、癥瘕（子宫肌瘤、附件囊肿、卵巢囊肿）

1. 病案

病案一

王某，女，37岁，5月8日初诊。

主诉： 小腹胀痛半年余，伴经期延长，加重2月。

现病史： 患者自述小腹胀痛半年余，每至经期加重，月经量多，经期延长，有时经期延长9～10天，有时经期延长12～14天才干净。近2月疼痛加重，医院B超检查，提示子宫有多个低回声光团，其中较大的一个为4.5cm×3.6cm×2.3cm低回声光团，右侧附件区见2.6cm×1.8cm的无回声团，盆腔见液性暗区，范围约2.5cm×1.6cm，西医诊断：多发子宫肌瘤，右侧附件囊肿，盆腔积液。由于患者不愿意做手术，曾经中西药物治疗，效果不显著。听朋友说她自己就是子宫肌瘤手术治疗后 1 年左右又复发了，后来吃中药好的，更加坚定不做手术的决心，经朋友介绍到我处就诊。

症见：小腹胀痛，经期延后，月经量多，色紫暗有块，胸胁乳房胀痛，面色晦暗，大便时干时稀，舌质暗，边有瘀点，苔薄白，脉弦涩。

西医诊断：子宫肌瘤，附件囊肿，盆腔积液。

中医诊断：癥瘕。

证型：肝郁气滞，痰瘀互结。

治则：疏肝理气，化痰软坚，化瘀消癥。

拟方：柴胡疏肝散、二陈汤、桂枝茯苓丸加减。

处方：柴胡 10 克、当归 10 克、香附 10 克、川芎 10 克、桃仁 10 克、茯苓 15 克、青皮 10 克、法半夏 15 克、生牡蛎 30 克、桂枝 10 克、陈皮 15 克、丹参 30 克、三棱 10 克、莪术 10 克、浙贝母 15 克、醋鳖甲 30 克、丹皮 10 克、赤芍 10 克、胆南星 10 克、白芥子 10 克、水蛭 6 克，延胡索 10 克、甘草 10 克。

7 剂水煎服，日一剂，早中晚服用。

另配中药药丸一个疗程（3 个月），以治其本。

二诊：患者自述服用中药后，月经来潮，量多，有血块排出后腹痛随之减轻，说之前是月经有时经期延长 9 天左右才干净，有时经期延长 12～14 天，不知道这次月经会不会要这么长时间才干净。嘱咐患者经期来潮的前 4 天停药，第 5 天开始服用中药，处方如下：

黄芪 30 克、茜草炭 10 克、桔梗 6 克、白术 15 克、山萸肉 15 克、党参 15 克、煅龙骨 20 克、煅牡蛎 20 克、蒲黄炭 10 克、白芍 10 克、丹参 15 克、棕榈炭 10 克、仙鹤草 15 克、益母草 15 克、三七粉 3 克（冲）、海螵蛸 15 克。

3 剂水煎服，日一剂，早中晚服用。

三诊：患者自述服用第 2 剂中药月经量就少了，喝第 3 剂中药已经就基本干净了，也就是说这次月经 7 天就干净了。腹痛、乳腺胀痛减轻，有腰酸，改方如下：

柴胡 10 克、当归 10 克、川芎 10 克、桃仁 10 克、茯苓 15 克、青皮 10 克、法半夏 15 克、生牡蛎 30 克、桂枝 10 克、陈皮 15 克、丹参 30 克、三棱 10 克、莪术 10 克、浙贝母 15 克、醋鳖甲 30 克、丹皮 10 克、赤芍 10 克、胆南星 10 克、白芥子 10 克、水蛭 6 克、小茴香 6 克、山慈菇 10 克、杜仲 15 克、黄芪 30 克。

7 剂水煎服，日一剂，早中晚服用。

四诊：患者自述服用中药后，乳房胀痛、腰酸等症状改善，有盆腔积液，改方如下：

当归 10 克、川芎 10 克、桃仁 10 克、茯苓 15 克、青皮 10 克、法半夏 15 克、生牡蛎 30 克、桂枝 10 克、陈皮 15 克、丹参 30 克、三棱 10 克、莪术 10 克、浙贝母 15 克、醋鳖甲 30 克、丹皮 10 克、赤芍 10 克、胆南星 10 克、白芥子 10 克、水蛭 6 克、小茴香 6 克、山慈菇 10 克、黄芪 30 克、海藻 15 克、昆布 15 克、益母草 15 克、车前草 15 克。

7 剂水煎服，日一剂，早中晚服用。

五诊：患者自述服用中药后，各方面症状都好转，舌边的瘀点也少了很多，处方如下：

当归 10 克、川芎 10 克、桃仁 10 克、茯苓 15 克、青皮 10 克、法半夏 15 克、生牡蛎 30 克、桂枝 10 克、陈皮 15 克、丹参 30 克、三棱 10 克、莪术 10 克、浙贝母 15 克、醋鳖甲 30 克、丹皮 10 克、赤芍 10 克、胆南星 10 克、白芥子 10 克、水蛭 6 克、小茴香 6 克、山慈菇 10 克、黄芪 30 克、海藻 15 克、昆布 15 克、益母草 15 克、车前草 15 克。14 剂水煎服，日一剂，早中晚服用。

六诊：患者自述服用中药后，月经来潮，各方面症状都好，这次月经量适中，6 天就基本干净了，效不更方，原方继续 14 剂，日一剂，早中晚服用。

七诊：半个月后患者兴高采烈的对我说：张医生吃了你开的中药

后感觉各方面症状都好，同事和朋友都说我脸上气色都变好了，去医院复查，子宫肌瘤和附件囊肿都变小了，盆腔积液没有了我现在非常有信心在您这里治疗，相信后面再吃一段时间的中药就会痊愈的。边说边递给我一张检查单，上面提示子宫肌瘤 1.9cm×1.3cm×0.6cm，附件囊肿 1.2×0.6cm，盆腔积液消失了。患者要求继续服用中药，守前方加减巩固服用近 3 个月后去复查，子宫肌瘤和附件囊肿消失而愈。

随访 1 年，一切正常，未复发。

病案二

周某，女，39 岁，已婚，3 月 9 日初诊。

主诉：少腹疼痛半年余。

现病史：患者自述半年来月经延后 7～10 天，每次来月经少腹冷痛，痛的不能上班要请假在家休息，月经量多，有血块，色黯红，形体偏胖，白带多，质清稀，喜温，手脚冰凉，舌黯淡，有瘀点，苔白偏腻，脉沉弦偏滑。经某医院妇科彩超检查：子宫腺肌症，卵巢囊肿，附件囊肿，左侧卵巢囊肿 3.6cm×4.3cm，附件囊肿 1.6cm×1.3cm。患者不愿意接受手术治疗，听朋友介绍说我这里中医治疗的效果很好，到我处就诊。

西医诊断：子宫腺肌症，卵巢囊肿，附件囊肿。

中医诊断：癥瘕，痛经。

证型：寒凝胞宫，痰湿瘀结。

治则：温经散寒，化痰除湿，活血消癥。

拟方：桂枝茯苓丸合苍附导痰汤加减

处方：茯苓 15、桃仁 10、白芍 15 克、川芎 10 克、干姜 10 克、小茴香 6 克、肉桂 10 克、丹参 30 克、当归 10 克、苍术 15 克、香附 10 克、黄芪 30 克、法半夏 15 克、胆南星 10 克、川牛膝 10 克、橘核 10 克、白芥子 10 克、生牡蛎 30 克、浙贝母 15 克、醋鳖甲 20 克、陈皮 15 克、延胡索 10 克。

10 剂水煎服，日一剂，早中晚服用。

另配中药药丸一个疗程（3 个月），以治其本。

二诊：患者自述服用中药后，四肢渐温，腹痛减轻，白带减少，原方加三棱 10 克、莪术 10 克，10 剂水煎服，日一剂，早中晚服用。处方如下：

茯苓 15、桃仁 10、白芍 15 克、川芎 10 克、干姜 10 克、小茴香 6 克、肉桂 10 克、丹参 30 克、当归 10 克、苍术 15 克、香附 10 克、黄芪 30 克、法半夏 15 克、胆南星 10 克、川牛膝 10 克、橘核 10 克、白芥子 10 克、生牡蛎 30 克、浙贝母 15 克、醋鳖甲 20 克、陈皮 15 克、延胡索 10 克、三棱 10 克、莪术 10 克。

三诊：患者自述服用中药以后，感觉不怕冷了，各方面症状好转，原方肉桂改桂枝，去干姜，加丹皮 10 克，处方如下：

茯苓 15、桃仁 10、白芍 15 克、川芎 10 克、小茴香 6 克、桂枝 10 克、丹参 30 克、丹皮 10 克、当归 10 克、苍术 15 克、香附 10 克、黄芪 30 克、法半夏 15 克、胆南星 10 克、川牛膝 10 克、橘核 10 克、白芥子 10 克、生牡蛎 30 克、浙贝母 15 克、醋鳖甲 20 克、陈皮 15 克、延胡索 10 克、三棱 10 克、莪术 10 克。

守方服用 3 月，月经周期恢复。复查妇科彩超：子宫腺肌症，卵巢囊肿，附件囊肿消失，随访半年月经正常。

按：西医学所认为的子宫肌瘤、附件囊肿、卵巢囊肿、盆腔的炎性包块、子宫内膜异位症、子宫内膜异位症结节性包块、盆腔结核性包块以及陈旧性宫外孕血肿，宫颈囊肿等等皆属中医的癥瘕范畴。

中医辨证将癥瘕分为气滞血瘀证，用香棱丸加减；寒凝血瘀证，用少腹逐瘀汤加减；痰湿瘀结证，用苍附导痰丸合桂枝茯苓丸加减；气虚血瘀证，用四君子汤合桂枝茯苓丸加减；肾虚血瘀证，用肾气丸合桂枝茯苓丸加减；湿热瘀阻证，用大黄牡丹汤加减等等；治疗时要四诊合参，根据患者临床表现症候，辨证开方。

中医治疗癥瘕（子宫肌瘤、囊肿）有其自身的优势，而活血化瘀、软坚散结为中医的治疗大法，根据患者的体质强弱、病之久暂等因素，酌用攻补，或先攻后补，或先补后攻等等，随证施治。需要注意的是，切不可一味猛攻，峻伐，以免损伤正气。

经期治疗：子宫肌瘤患者多表现为月经过多或者经期延长，故经期治疗应以减少出血、促使月经按期结束为目的。非经期治疗：根据患者的症状、肌瘤的大小等情况辨证用药，一是用活血化瘀、软坚散结的方药消散肌瘤，二是照顾兼证，固护正气。用药时尚需注意经期和非经期的不同，标本兼治。

病案一患者肝郁气滞，痰瘀互结，滞于冲任、胞宫、胞脉、积结日久，结为癥瘕；方中柴胡疏肝解郁，香附理气疏肝止痛；川芎活血行气止痛；当归、丹参活血养血；陈皮理气行滞；醋鳖甲、生牡蛎、胆南星、白芥子、浙贝母、法半夏、海藻、昆布化痰软坚散结；青皮破气，三棱、莪术、水蛭破血逐瘀，破肿瘤囊肿；黄芪固护正气；益母草、车前草活血化瘀利水通淋消积液；小茴香可以把药引到小腹部；茯苓、桂枝、赤芍、桃仁、丹皮是桂枝茯苓丸的成分，桂枝温通经脉而行瘀滞；桃仁化瘀消癥；丹皮散血行瘀；芍药养血和血；茯苓消痰利水，渗湿健脾；山慈菇化痰散结增强消癥瘕之功；诸药共奏疏肝理气，化痰软坚散结，活血化瘀消癥。

病案二患者寒凝胞宫，痰湿瘀结，导致子宫腺肌症，卵巢囊肿，附件囊肿。方中肉桂、干姜、小茴香温通经脉而行瘀滞；小茴香还是引经药，引到腹部；桃仁、赤芍、丹参、川芎活血化瘀消癥；丹皮散血行瘀；当归养血和血；茯苓、苍术健脾消痰利湿；陈皮理气健脾，燥湿化痰；川牛膝善于下行，活血通经；香附为气中之血药，气病之总司，女科之主帅，行气止痛之要药，妇科调经之要药；法半夏、胆南星、白芥子、浙贝母化痰散结消癥；生牡蛎、鳖甲软坚散结消癥；橘核理气散结止痛；三棱、莪术，破血逐瘀消癥；黄芪补气固护正气；延胡索加强止痛之效。全方共奏温经散寒，通经止痛，祛痰湿，化瘀消癥之功。

2. 常用中药

（1）桂枝

出自《名医别录》，为樟科植物肉桂的干燥嫩枝。性味辛、甘，温。归心、肺、膀胱经。

功效发汗解肌，温通经脉，助阳化气。

本品辛甘温煦，甘温通阳扶卫，其开腠发汗之力较麻黄温和，而善于宣阳气于卫分，畅营血于肌表，故有助卫实表，发汗解肌，外散风寒之功。对于外感风寒，不论表实无汗、表虚有汗及阳虚受寒者，均宜使用。如治疗外感风寒、表实无汗者，常与麻黄同用，以开宣肺气，发散风寒，如麻黄汤；若外感风寒、表虚有汗者，当与白芍同用，以调和营卫，发汗解肌，如桂枝汤；若素体阳虚、外感风寒者，每与麻黄、附子、细辛配伍，以发散风寒，温助阳气。

桂枝辛散温通，具有温通经脉，散寒止痛之效。如胸阳不振，心脉瘀阻，胸痹心痛者，桂枝能温通心阳，常与枳实、薤白同用，如枳实薤白桂枝汤；若中焦虚寒，脘腹冷痛，桂枝能温中散寒止痛，每与白芍、饴糖等同用，如小建中汤；若妇女寒凝血滞，月经不调，经闭痛经，产后腹痛，桂枝既能温散血中之寒凝，又可宣导活血药物，以增强化瘀止痛之效，多与当归、吴茱萸同用，如温经汤；若风寒湿痹，肩臂疼痛，可与附子同用，以祛风散寒、通痹止痛，如桂枝附子汤。

桂枝既可温扶脾阳以助运水，又可温肾阳、逐寒邪以助膀胱气化，而行水湿痰饮之邪，为治疗痰饮病、蓄水证的常用药。如脾阳不运，水湿内停所致的痰饮病眩晕、心悸、咳嗽者，常与茯苓、白术同用，如苓桂术甘汤；若膀胱气化不行，水肿、小便不利者，每与茯苓、猪苓、泽泻等同用，如五苓散。

能助心阳，通血脉，止悸动。如心阳不振，不能宣通血脉，而见心悸动、脉结代者，每与甘草、人参、麦冬等同用，如炙甘草汤。若阴寒内盛，引动下焦冲气，上凌心胸所致奔豚者，常重用本品，如桂枝加桂汤。

《医学启源》："《主治秘诀》：去伤风头痛，开腠理，解表，去皮肤风湿。"

《本草经疏》："实表祛邪。主利肝肺气，头痛，风痹骨节疼痛。"

《本草备要》："温经通脉，发汗解肌。"

（2）桃仁

出自《神农本草经》，为蔷薇科植物桃或山桃的成熟种子。苦、甘，平。有小毒。归心、肝、大肠经。可活血祛瘀，润肠通便，止咳平喘。

本品味苦，入心肝血分，善泄血滞，祛瘀力强，又称破血药，为治疗多种瘀血阻滞病证的常用药。治瘀血经闭、痛经，常与红花相须为用，并配当归、川芎、赤芍等，如桃红四物汤；治产后瘀滞腹痛，常配伍炮姜、川芎等，如生化汤；治瘀血蓄积之癥瘕痞块，常配桂枝、丹皮、赤芍等药用，如桂枝茯苓丸，或配三棱、莪术等药；若瘀滞较重，须破血逐瘀，可配伍大黄、芒硝、桂枝等药用，如桃核承气汤；治跌打损伤，瘀肿疼痛，常配当归、红花、大黄等药用，如复元活血汤

活血祛瘀以消痈，配清热解毒药，常用治肺痈、肠痈等证。治肺痈可配苇茎，冬瓜仁等药用；治肠痈配大黄、丹皮等药用。因富含油脂，能润燥滑肠，故可用于肠燥便秘证，常配伍当归、火麻仁、瓜蒌仁等。

《神农本草经》："主瘀血，血闭癥瘕，邪气，杀小虫。"

《珍珠囊》："治血结、血秘、血燥，通润大便，破蓄血。"

《本草经疏》："桃仁，性善破血，散而不收，泻而无补。过用之及用之不得其当，能使血下行不止，损伤真阴。"

二十四、HPV 转阴案

1. 病案

病案一

某女，59 岁，2020 年 1 月 1 日初诊。

主诉： 阴道痛，小便灼痛 1 个月。

病史： 患者自述 2019 年 7 月 12 日查出 HPVA9 阳性，经治疗 1 年无变化，现到我诊所求诊。

症见： 近一月来患者感觉阴道痛，偶感胀，憋小便时胀感明显，自觉有东西不舒服，小便灼痛量多，无夜起，易怒，大便日 1～3 次，量多质稀，偶成型。饭量小，纳可，入睡困难，无明显寒热。舌尖红苔白腻，舌下瘀阻严重，脉滑涩。

西医诊断： HPV 阳性。

中医诊断： 阴痛。

证型： 湿热下注。

治则： 清热除湿。

拟方： 五仙散、猪苓汤、六一散、银翘散、八正散加减。

处方： 炒五仙各 10 克、炒酸枣仁 30 克、五味子 10 克、土茯苓 30 克、金银花 15 克、连翘 10 克、甘草 10 克、生龙骨 30 克、生牡蛎 30 克、滑石 30 克、石苇 15 克、瞿麦 15 克、车前子 10 克、泽泻 10 克、远志 12 克、茯神 15 克、栀子 10 克、猪苓 10 克，7 剂，水煎服，日一剂，分三次饭后半小时温服。

同时根据患者体质和病情，配制丸药 3 个月，共同配合治疗。

后来患者按时复诊，吃了二次药报小便灼痛好转，吃了三次药时睡眠好转，小便不痛，只是略有不适，后在此方基础上略作加减，三个月以后复查，HPV 转阴。

病案二

某女，37 岁，2020 年 11 月 21 日。

主诉：患者以 HPV 高危阳性求诊。

病史：患者于 2020 年 10 月 25 日医院检查 2 种高危 HPV 阳性和 12 种高危 HPV 阳性。自述有盆腔积液，小孩 9 个月大，哺乳期。自生完小孩后，白带偏多，色白。食欲好，但食多则腹胀。大便干，几天一次。由于需早出晚归，照顾小孩，故睡不安，多梦，睡眠中手麻木。面部长痘，自觉怕热，声音偏低。

西医诊断：HPV 高危阳性。

中医诊断：腹胀。

证型：气血亏虚、胃强脾弱、食滞化热。

拟方：银翘散、保和丸、增液汤合六磨汤加减化裁。

处方：金银花 15 克、连翘 10 克、法半夏 15 克、茯苓 15 克、陈皮 15 克、炒山楂 10 克、炒神曲 10 克、枳壳 10 克、厚朴 10 克、槟榔 10 克、木香 10 克、生地 30 克、玄参 25 克、麦冬 25 克、生白术 30 克、灵芝 10 克、生龙骨 15 克、生牡蛎 15 克、泽泻 15 克、益母草 15 克。7 剂，一日一剂，一日三次，水煎服。

另：量体裁衣配中药丸子一副，汤药加丸子双管齐下，标本同治！

二诊：患者诸症改善不明显，加强通便、补气血。在上方基础上加枳实、黄芪、当归。

三诊：患者晨起腹痛，便后消失，手麻症状改善。大便情况改善，较顺畅。仍有痘，如熬夜则加重，白带多，色白质稠。在上方基础上加参苓白术散、痛泻要方加减化裁，故去生白术，加炒薏苡仁、炒扁豆、炒白术、炒白芍、防风、乌贼骨。

患者一个多月后到医院检查，所有 HPV 结果都已在正常值。

按：HPV 病毒是人类乳头瘤病毒的缩写，是一种乳多空病毒科的乳头瘤空泡病毒 A 属，是球形 DNA 病毒感染引起的一种性传播疾病。主要类型为 HPV1、2、6、11、16、18、31、33 及 35 型等，HPV16 和 18 型长期感染可能与女性宫颈癌有关。

第一例病案是湿热下注之实证，治以清热祛湿为主，以猪苓汤、八正散为主，合以银翘散以清热解毒，合以六一散以清热利湿，再以五仙散以健脾开胃，培补正气。这个方子包涵了五仙散、猪苓汤、六一散、银翘散、八正散诸方方意，加减化裁而成。因患者睡眠质量不好，故加茯神、远志、炒酸枣仁、五味子以养心安神，加五仙散以健脾开胃，因脾胃乃后天之本，气血生化之源，久病必虚，故我在治疗体虚患者时常加此方，以培补正气。

第二例病案，是产后体虚而兼食积便秘带下，是虚实夹杂之证。该患者即有产后，因照顾孩子的原因，长期睡眠不好，故而总体气血亏虚。又有胃强脾弱，胃强故食欲佳而有食积，脾气虚弱不能运化水液而致水湿下注，故白带多，而脾弱故运化无力，故食多腹胀，津液分配不均，肠道津亏，故大便秘结，糟粕排出不畅，积久化热，热毒上行阳明经，故头面、额头长痘。故方用金银花、连翘清热解毒，保和丸消积健脾，增液汤润肠通便，六磨汤行气除积。

虽都是 HPV 病毒阳性，但由于个人体质不同，所表现的症状也大不相同，而在中医眼中没有 HPV 病毒感染，只有气血阴阳、脏腑功能之强弱，证型之不同，故以同病异治，均收到满意疗效。

中医看的是人，治的是生病的人，而不是病。我从治疗开始就没有让西医检查的结果左右我的治疗思路，我只是按患者叙述的症状和舌脉进行辨证处方。在辨证过程中，既用到了六经辨证也用到了气血津液辨证，也用到了脏腑辨证，用方中既用到了经方，也用到了时方，而且因人因症不同而进行加减，这充分体现了中医的灵活性和变通性，至于 HPV 阳性并不在我考虑的范围内。

《黄帝内经》讲"邪之所凑，其气必虚"，"正气存内，邪不可干。"，HPV 感染人体，主要是因人的正气不足，体内环境适合了 HPV 的生存，如人体环境不适于其生存，HPV 就会自动消失。这也是我在治疗此病时，几乎不用一味专门抗病毒的药物，却能收到满意疗效。不治病而治人，正气恢复，则正复邪去，这正是中医治病的根本。